はじめに

東洋医学の世界には「天人合一《てんじんごういつ》」という思想があります。
天とは自然や宇宙のことであり、人とは人間のことを指し、
人間と自然や宇宙は一つながりであるという考え方です。
自然を大宇宙であるとするならば、人間はそのなかの小宇宙です。
そんな人間の小宇宙の根幹を成しているのが「五臓《ごぞう》」です。

人間は見た目の変化や目に見える症状にばかり気をとられがちですが
そうした悩みの原因は目には見えないからだのなか、
「五臓」つまり、肝《かん》・心《しん》・脾《ひ》・肺《はい》・腎《じん》に根本があります。
「カンにさわる」という言葉があります。
このカンは「癇《かん》」ですが、東洋医学では「肝《かん》」につながります。

イライラしたり怒りっぽくなっているのは
肝《かん》がバランスを崩しているからであり、また腎《じん》が弱ってくると
くすみやむくみ、さらには認知症などの心配が出てきます。
脾《ひ》が疲れてくれれば栄養を吸収できず、下痢をしやすくなることも。
つまり私たちのからだやこころに生じる不調の根本は
五臓から起こるといっても過言ではありません。

そこで、目には見えない五臓をのぞいてみるという気持ちで、
五臓からのサインに気づき、五臓に合ったケアをして、
その働きを活かす。それによって
未病の改善へとつなげることもできるのです。

歯磨きや洗顔と同じように、五臓も磨くほど元気になってきます。
だからこそ、ここからあなたの「臓活」を始めましょう。

東洋医学における「五臓《ごぞう》」について

この本でお話しする「五臓《ごぞう》」とは
生きるのに必要な働きを五つに分類したものであり、
西洋医学における臓器の概念とは異なります。
たとえば「腎《じん》」について。
西洋医学では腎臓という内臓のことですが
東洋医学では発育や生殖など基本的な生理機能をもつことから
大きな意味で「生命力の精《せい》を蓄える場所」と考えられています。

五臓と季節はつながっている

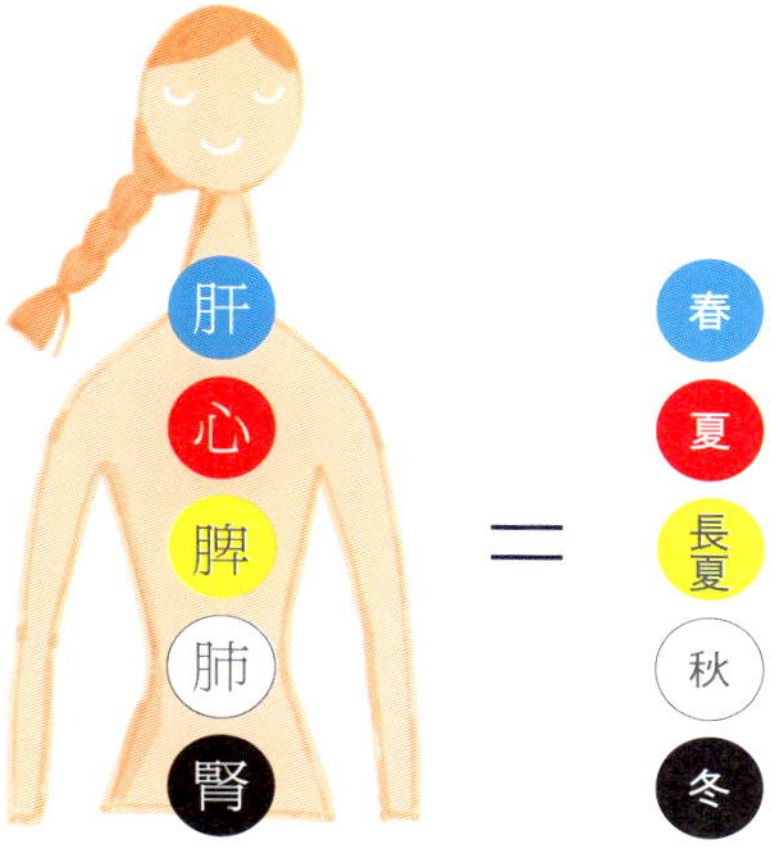

腎《じん》の働きが低下すると、むくみや冷えを招き、
ホルモンにも関わって月経痛や不妊の
原因にもなるとされます。
また、腎《じん》は知能にも関連するため、
腎《じん》が弱ると認知症になるともいわれています。

五臓とはつまり健全に生きるための要《かなめ》なのです。

そして東洋医学では
人間は自然の一部であるとされ、
肝《かん》・心《しん》・脾《ひ》・肺《はい》・腎《じん》それぞれの働きは
季節の流れと連動していると考えられています。

五臓をのぞき、活かす
肝《かん》/心《しん》/脾《ひ》/肺《はい》/腎《じん》
みんなの

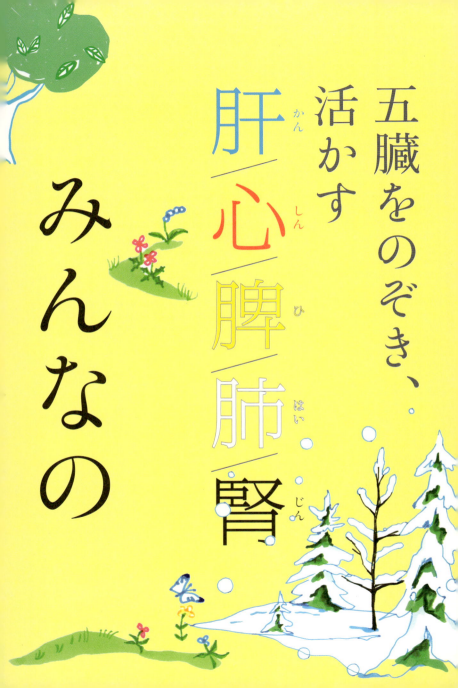

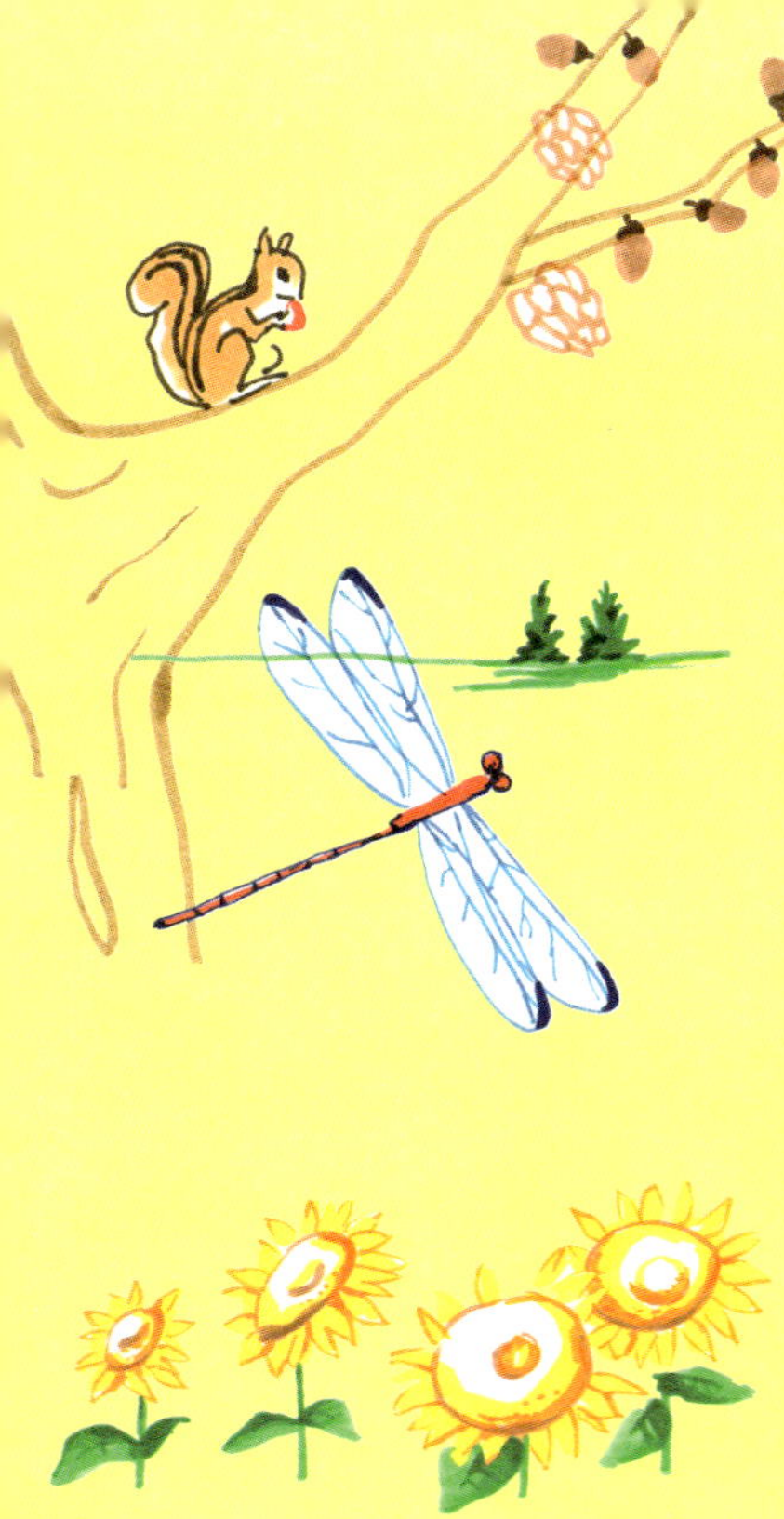

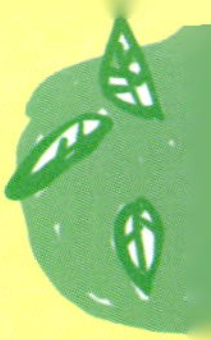

臓《ぞう》活《かつ》

尹生花
YIN SEIKA

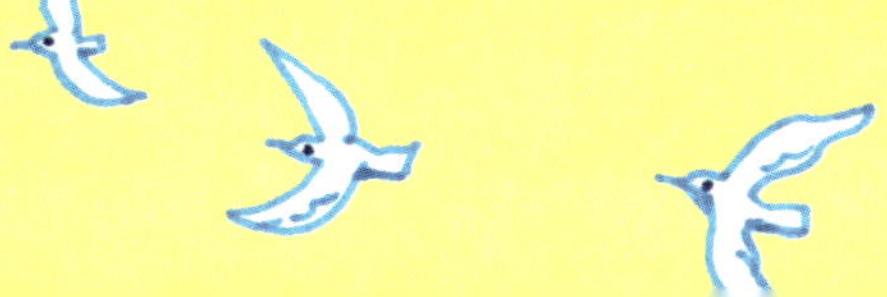

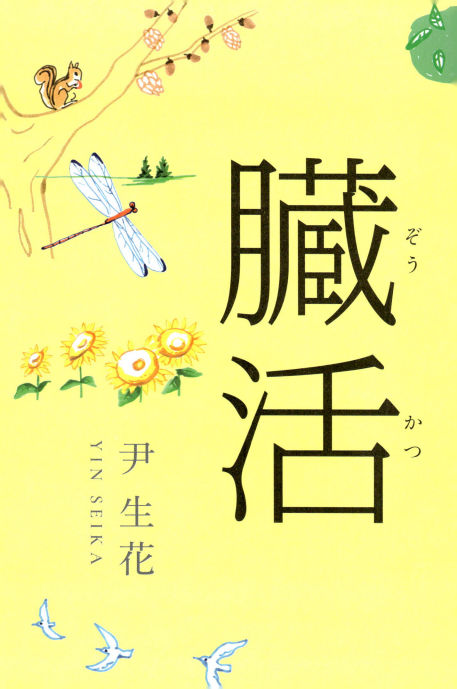

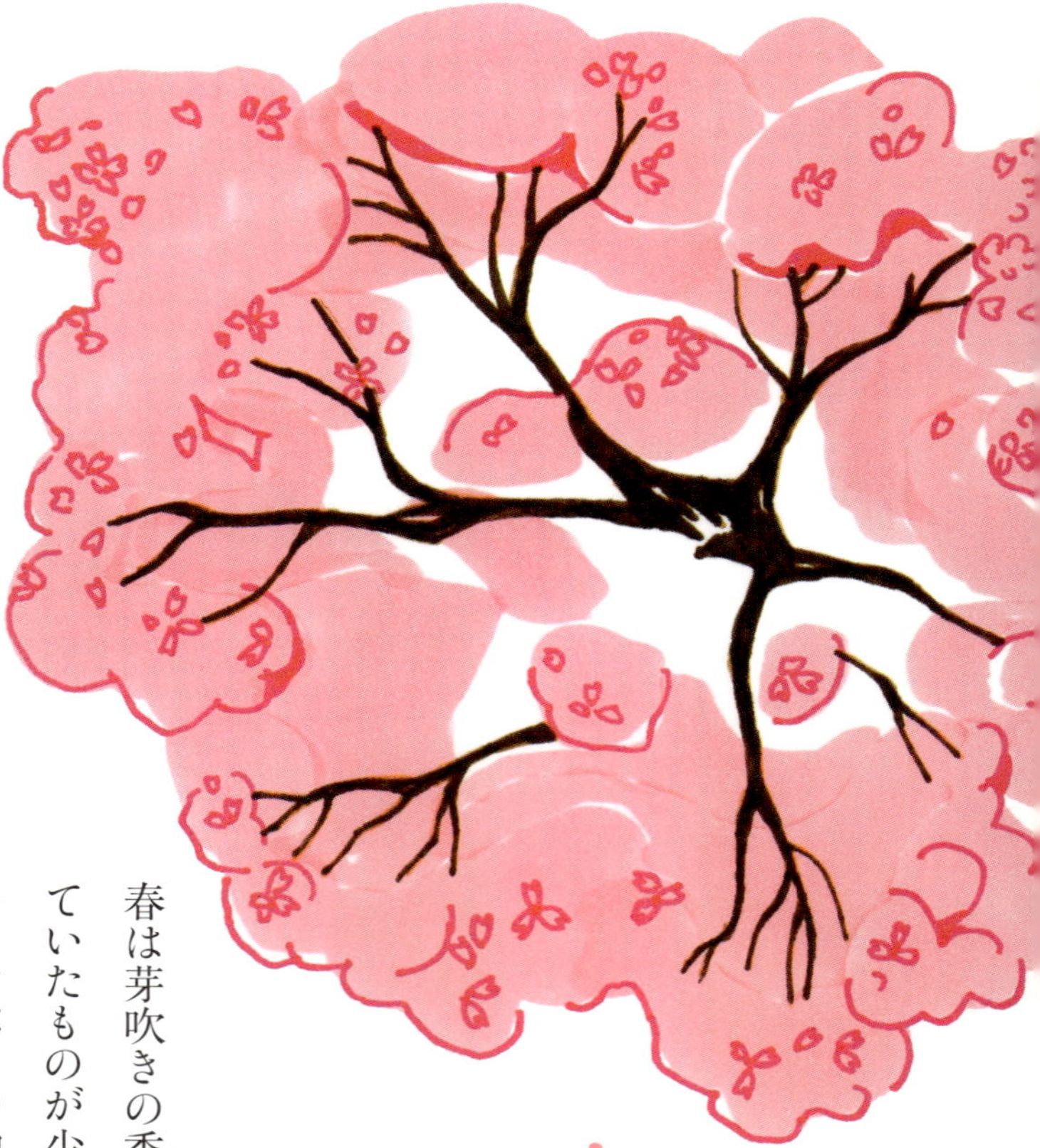

春

春は芽吹きの季節です。冬の間に貯めていたものが少しずつ緩み、自然界にいるすべての動植物が息を吹き返すかのようにのびのびとし始めます。木々

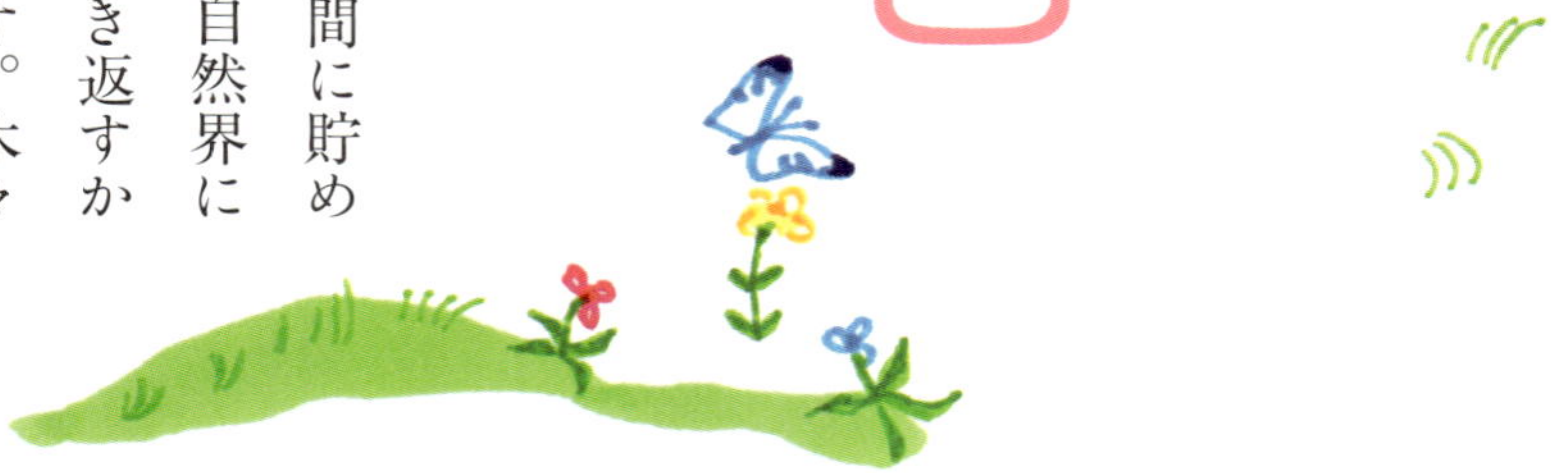

肝《かん》

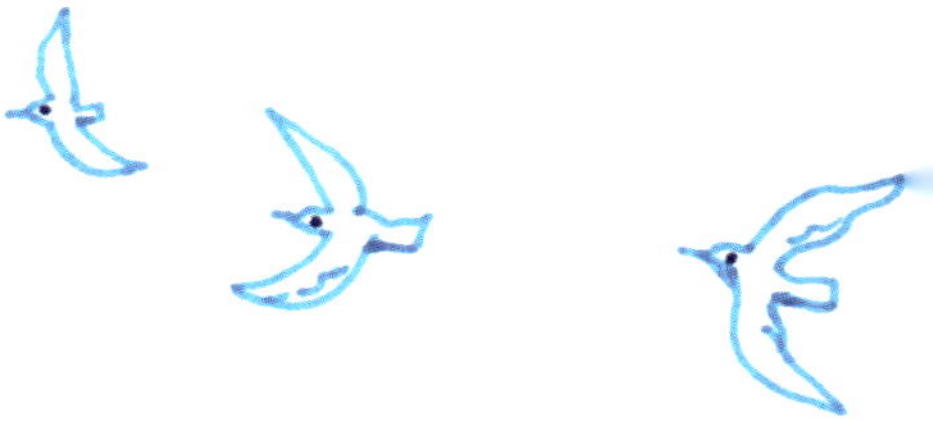

が芽吹くとともに、何かを始めたくなる、悦びを感じる時季でもあります。

肝《かん》には、まるで木の枝が伸びるように、気《き》や血《けつ》の流れを円滑に、のびやかにする働きがあります。また、冬に滞っていたものが排出しやすくなります。怒りっぽくなるなど揺らぎやすい体調や気持ちの安定にも、五臓《ごぞう》の肝《かん》が関係しています。

春は肝《かん》の季節です

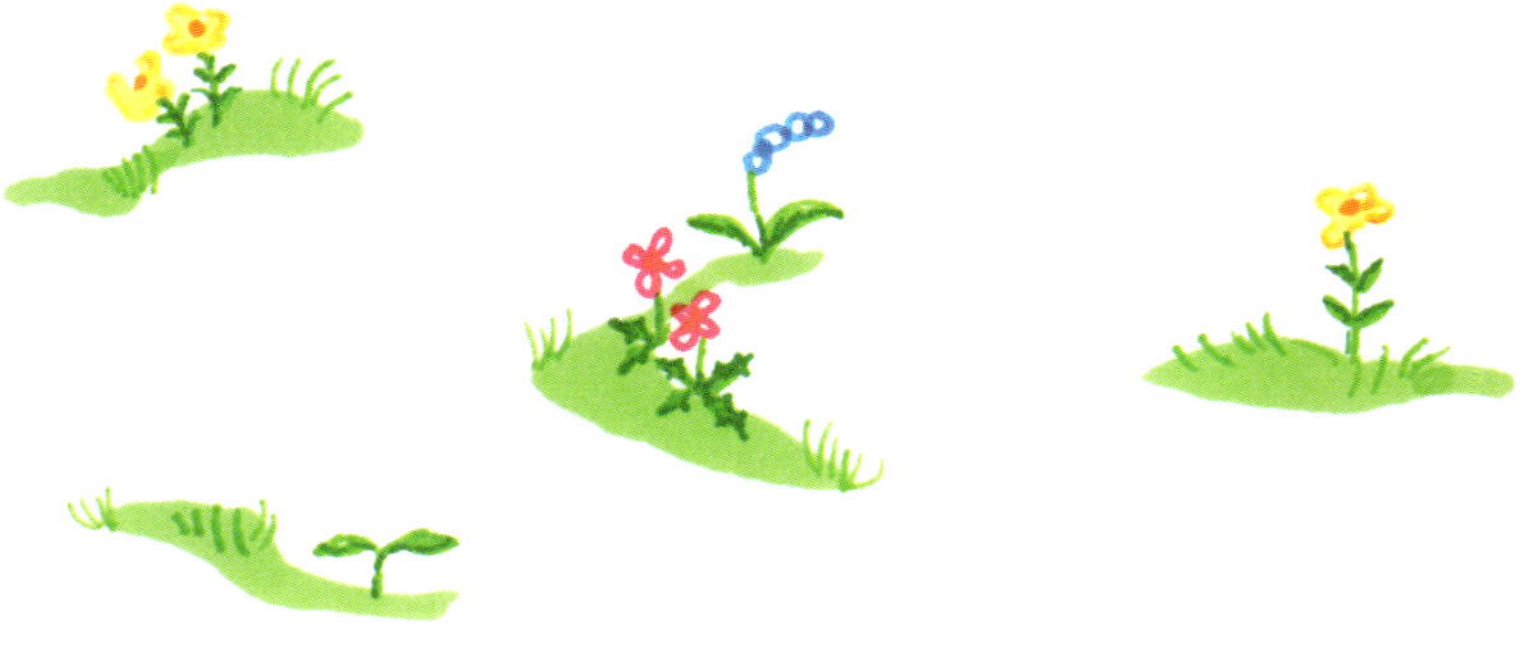

夏は心《しん》の季節です

夏

夏は太陽の光に恵まれ、陽気に満ち溢れます。草木は勢いよく成長し、人間も活動的になる季節です。気温が上がり、熱が増え、東洋医学的に言えば「陽《よう》」が最も強い時季で、エネルギーが巡り渡ります。

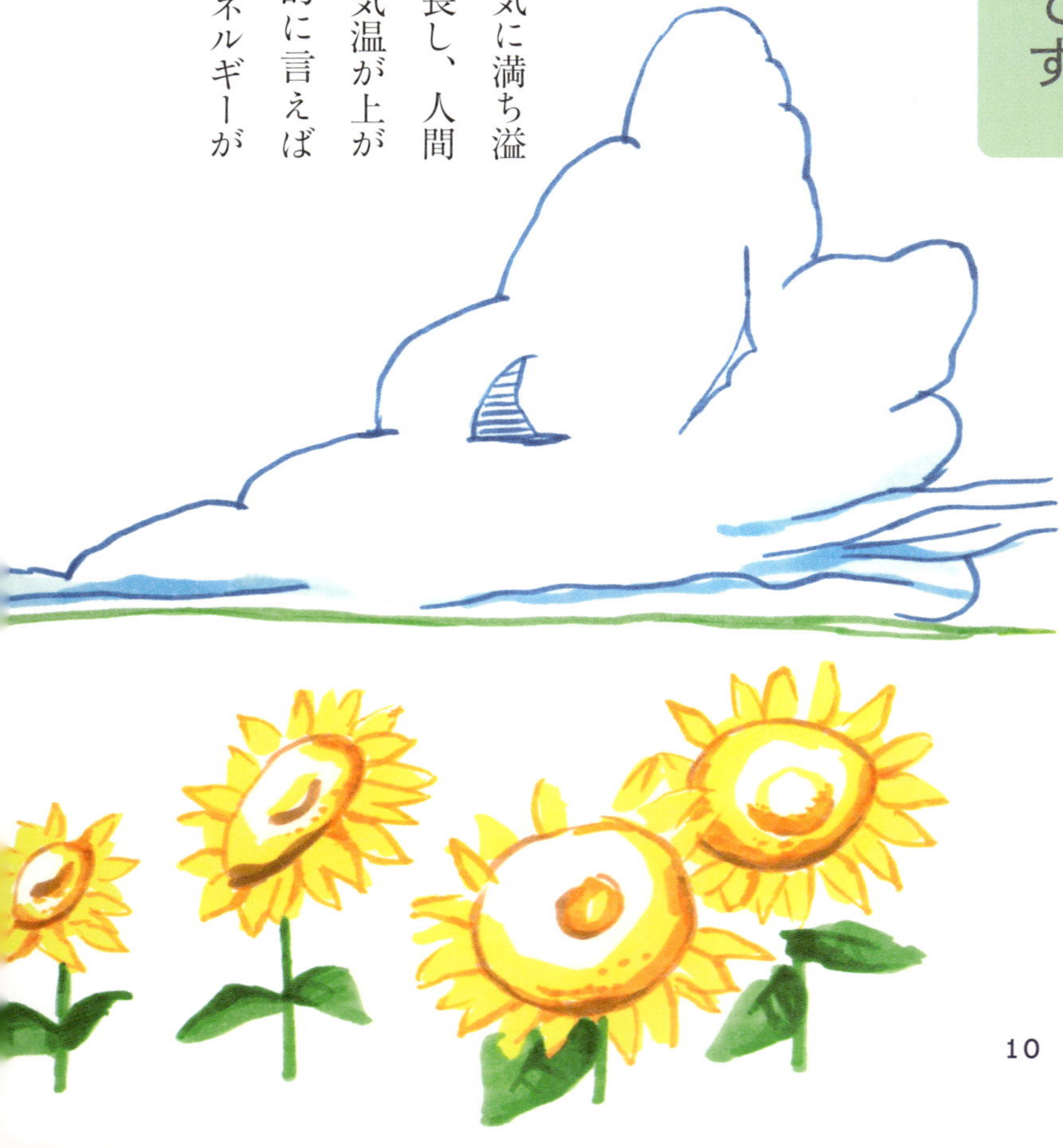

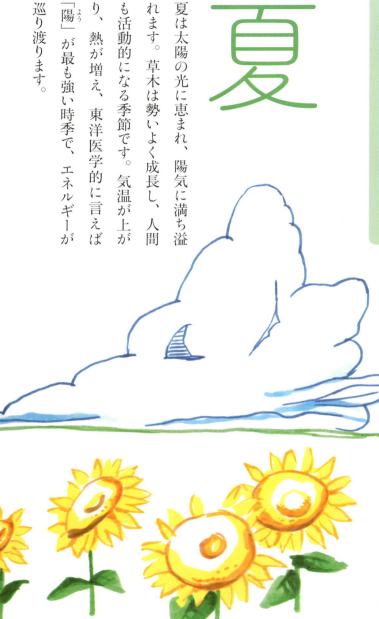

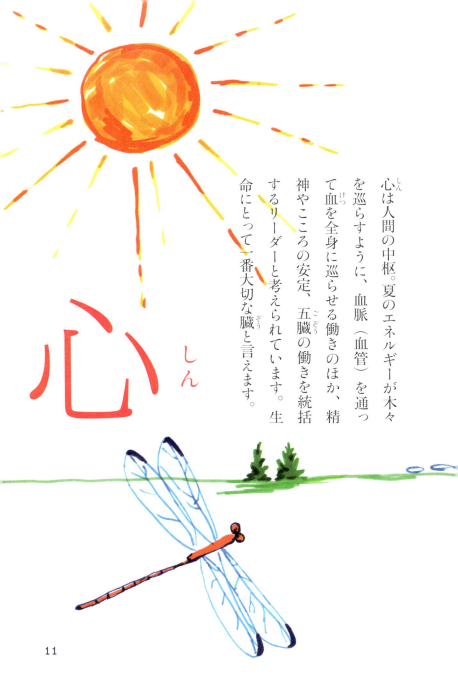

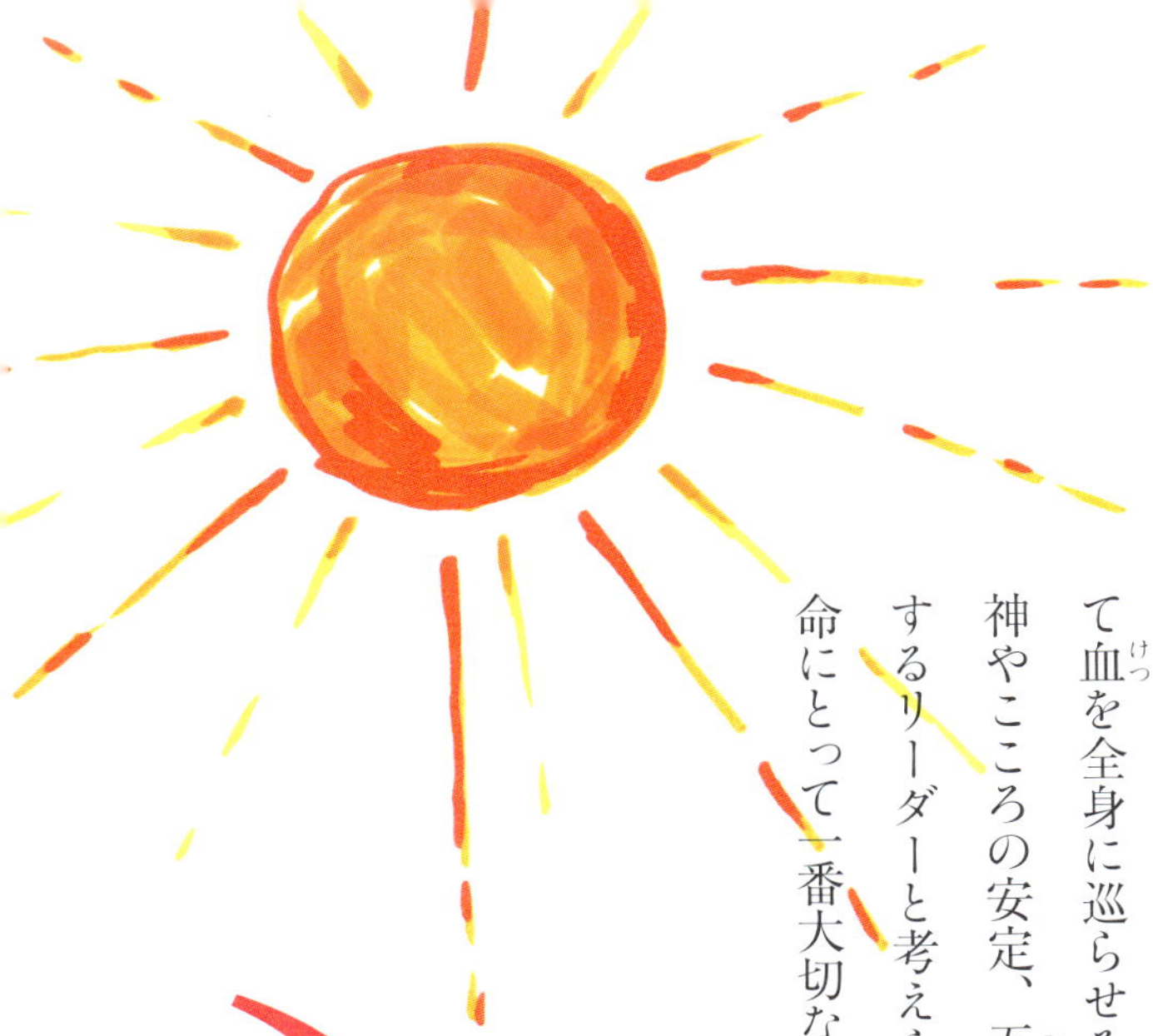

心《しん》

心《しん》は人間の中枢。夏のエネルギーが木々を巡らすように、血脈（血管）を通って血《けつ》を全身に巡らせる働きのほか、精神やこころの安定、五臓《ごぞう》の働きを統括するリーダーと考えられています。生命にとって一番大切な臓《ぞう》と言えます。

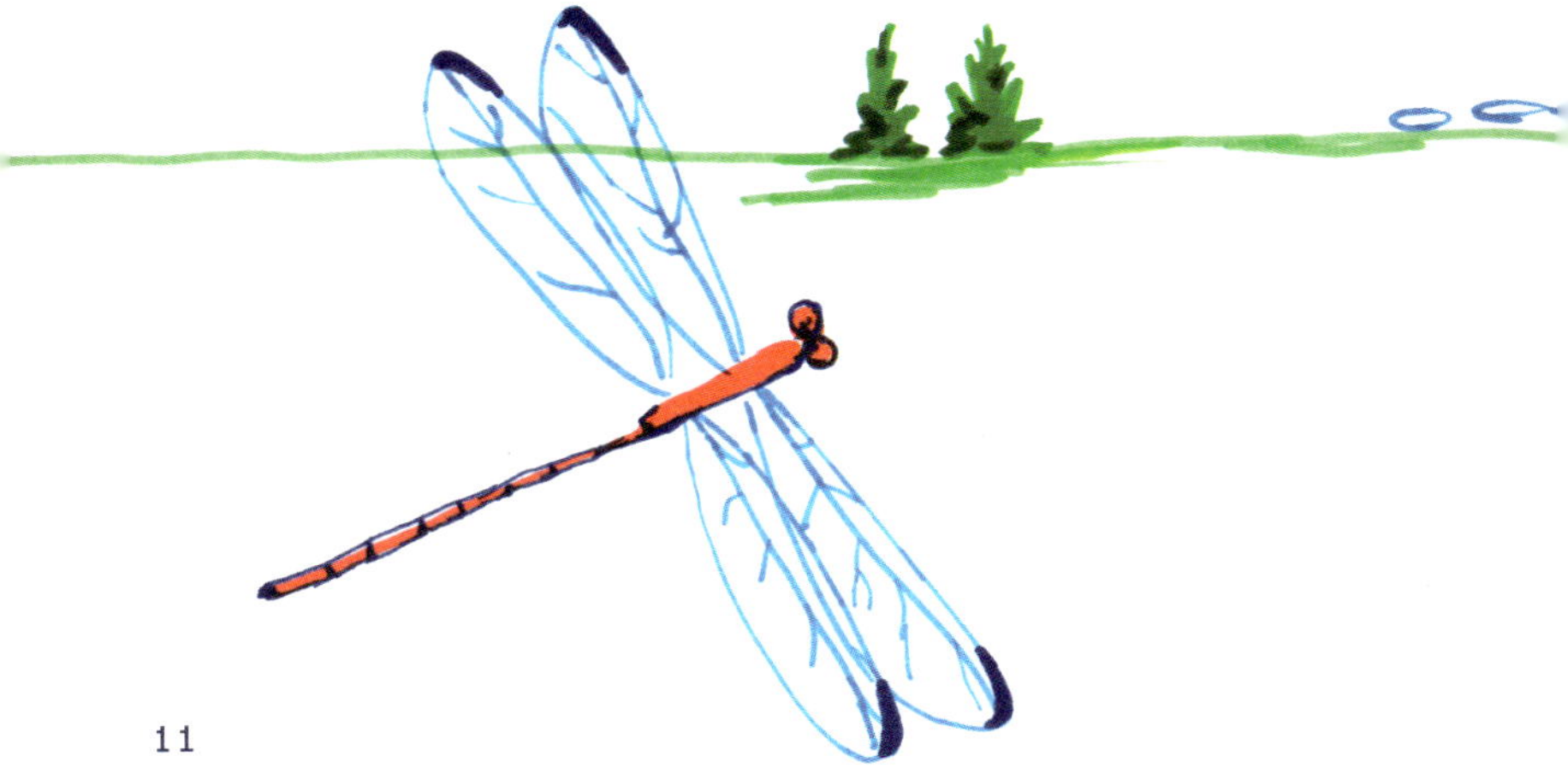

長夏《ちょうか》／梅雨

東洋では夏と秋の間に位置する季節、日本の梅雨もこれに当たります。湿気を含んだ暑さが大地を包み込むこの時季は、湿度や温度が高く、また変動しがちな季節の変わり目。かたく閉じていた蕾《つぼみ》がふわりと花開くように、生命も変化のときを迎えます。

長夏／梅雨は脾《ひ》の季節です

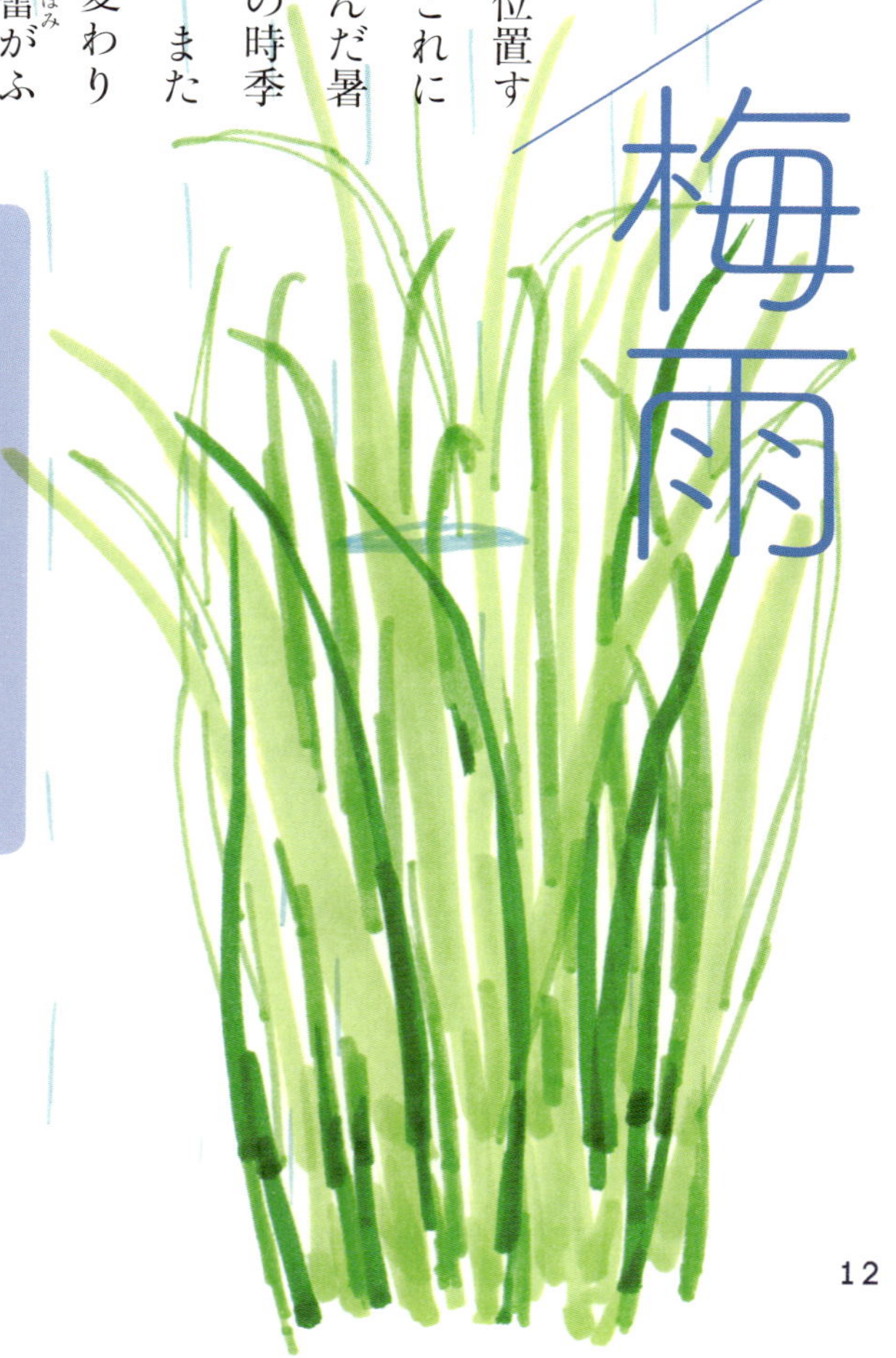

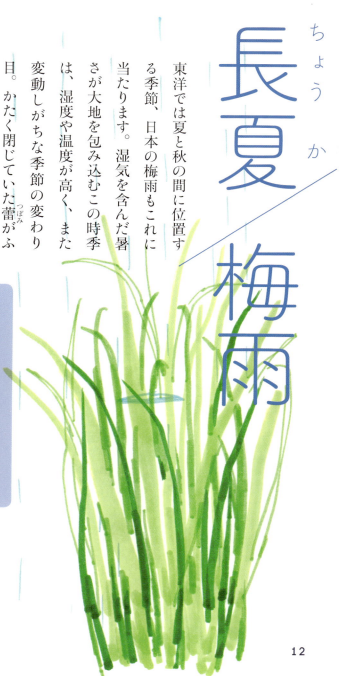

脾《ひ》

脾《ひ》は体内で大切な変化をもたらします。胃《い》とともに飲食物を消化吸収し、必要な物だけを選んでエネルギーになる精《せい》に変えて、他の臓に運びます。また、各季節の変わり目の時節も、脾《ひ》と関係しています。

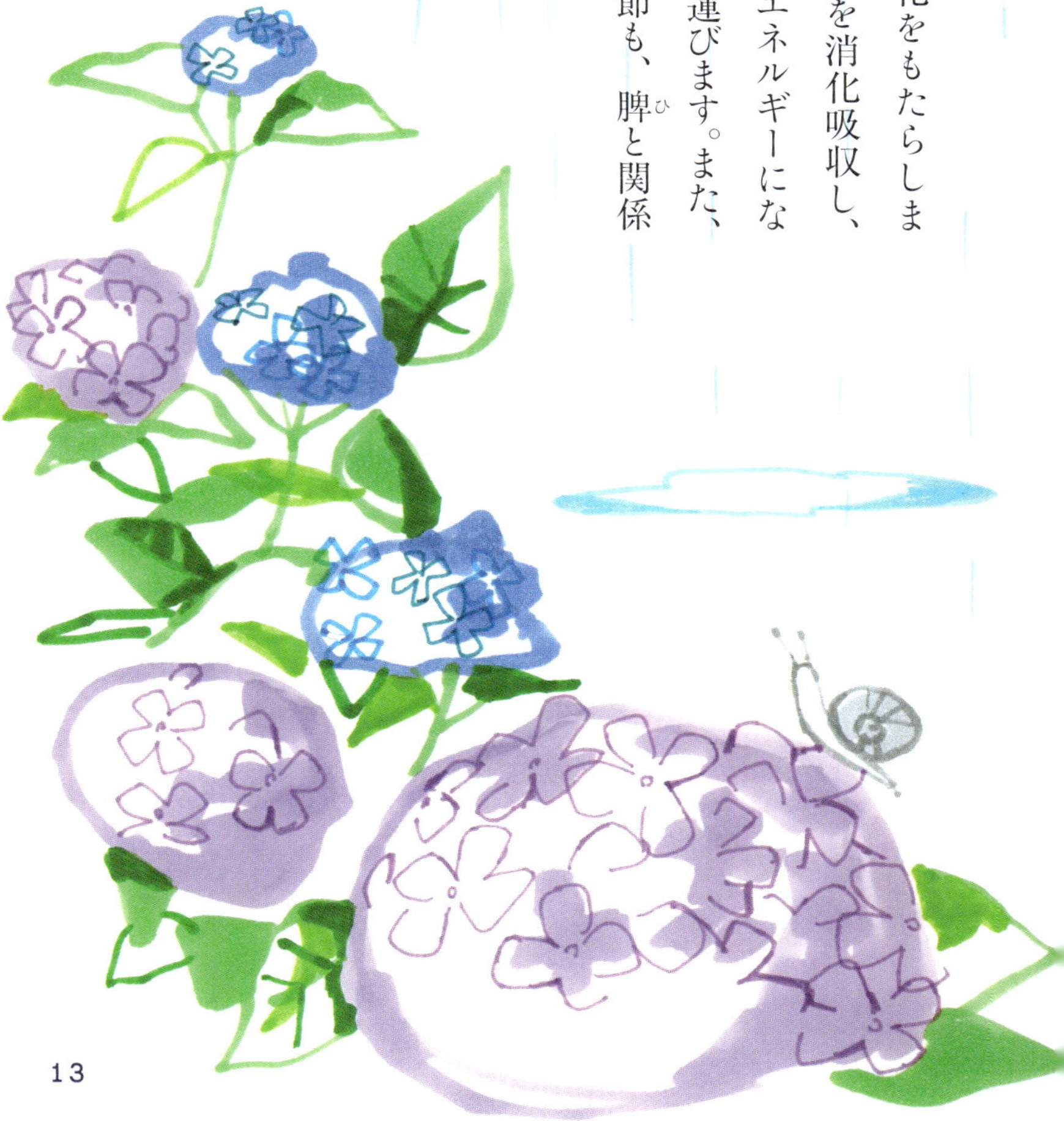

秋

夏の暑さが薄れて涼しくなると、だんだん空気が乾燥し、清涼になってきます。また、植物が実をつける収穫の季節でもあり、木々は実りとともに葉を落として次第に枯れていきます。気温も徐々に下がってきて、大気《き》が落ち着いてくる時季でもあります。

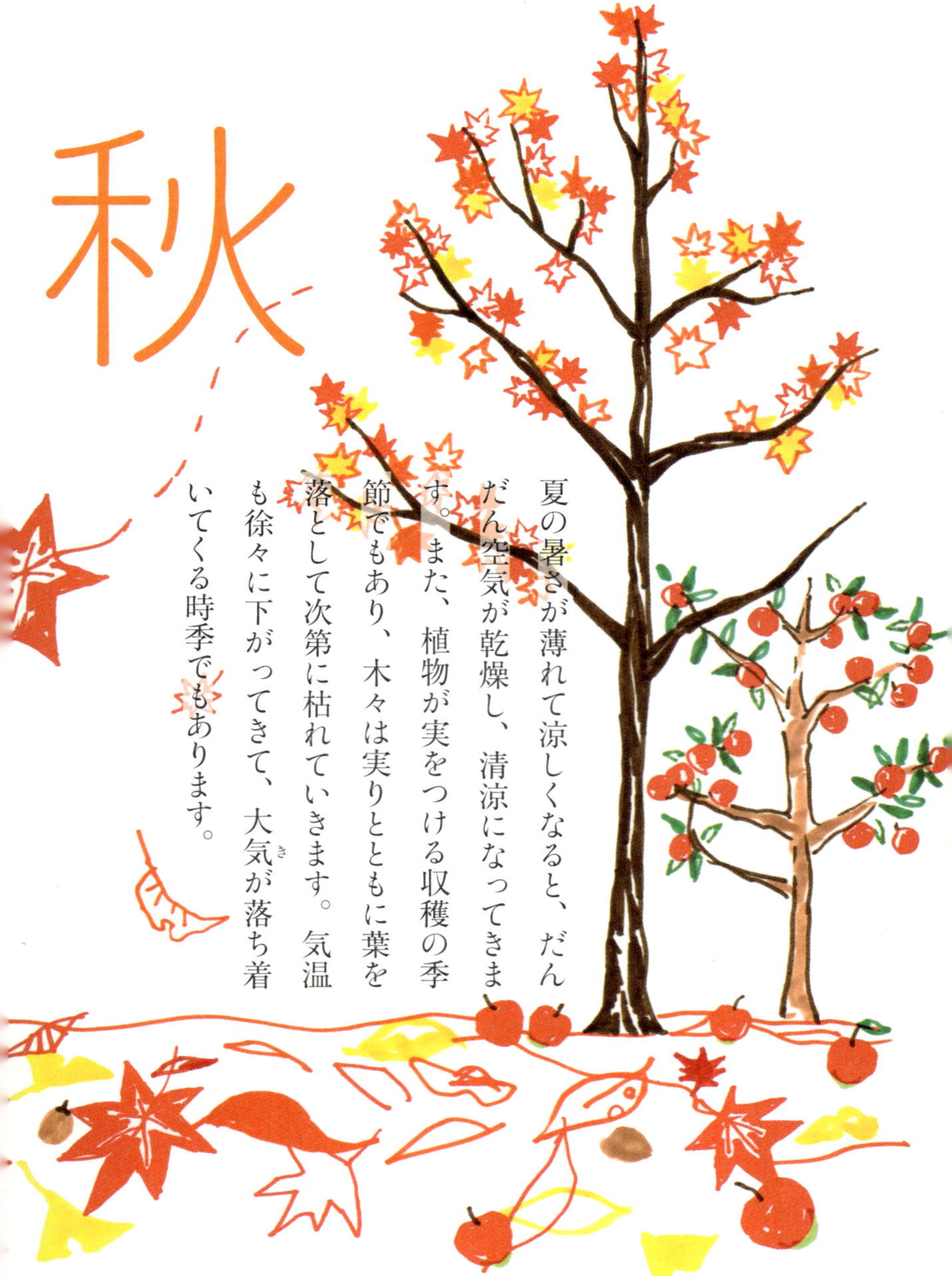

秋は肺《はい》の季節です

肺《はい》

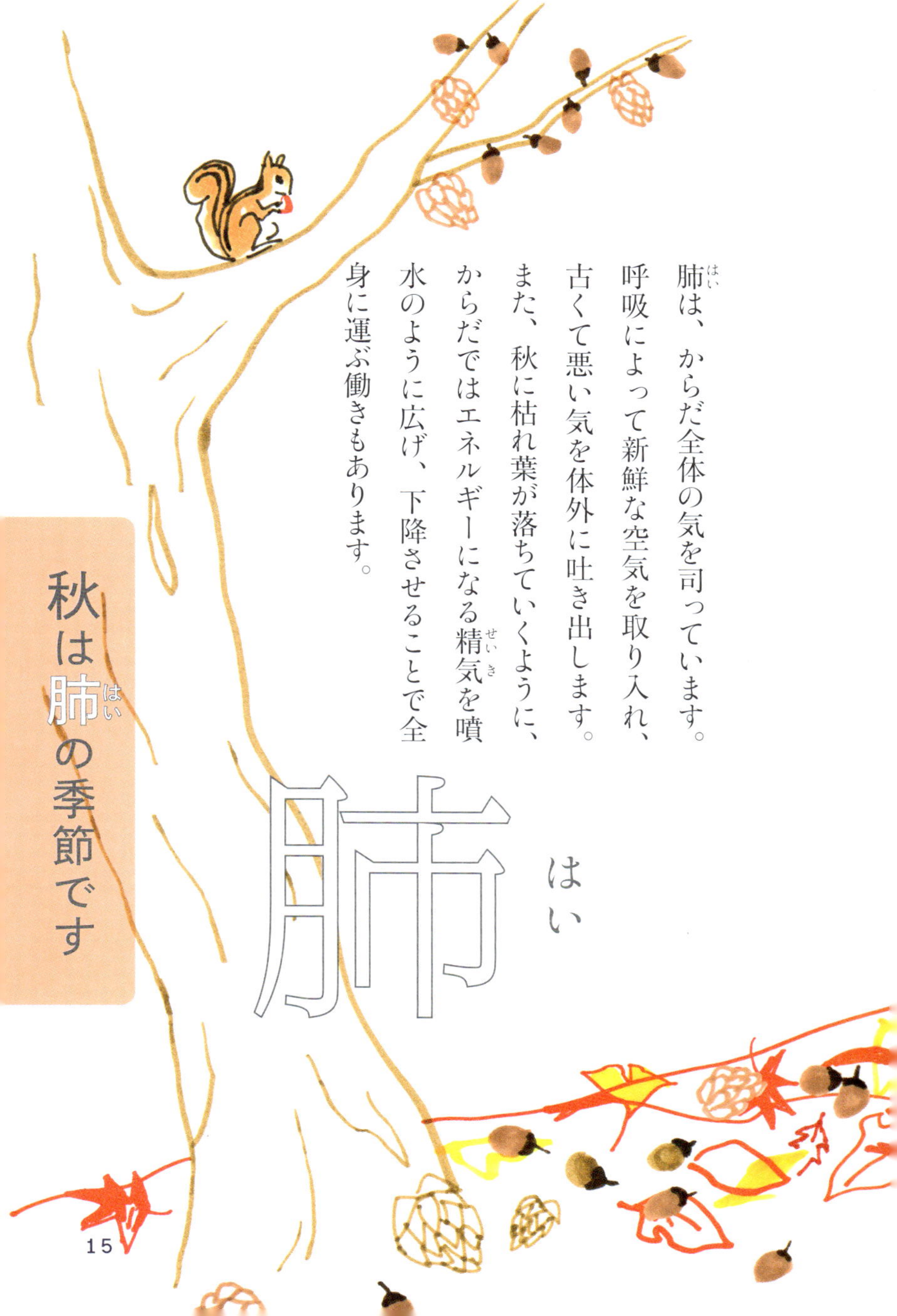

肺《はい》は、からだ全体の気を司っています。呼吸によって新鮮な空気を取り入れ、古くて悪い気を体外に吐き出します。

また、秋に枯れ葉が落ちていくように、からだではエネルギーになる精気《せいき》を噴水のように広げ、下降させることで全身に運ぶ働きもあります。

冬

冬は腎《じん》の季節です

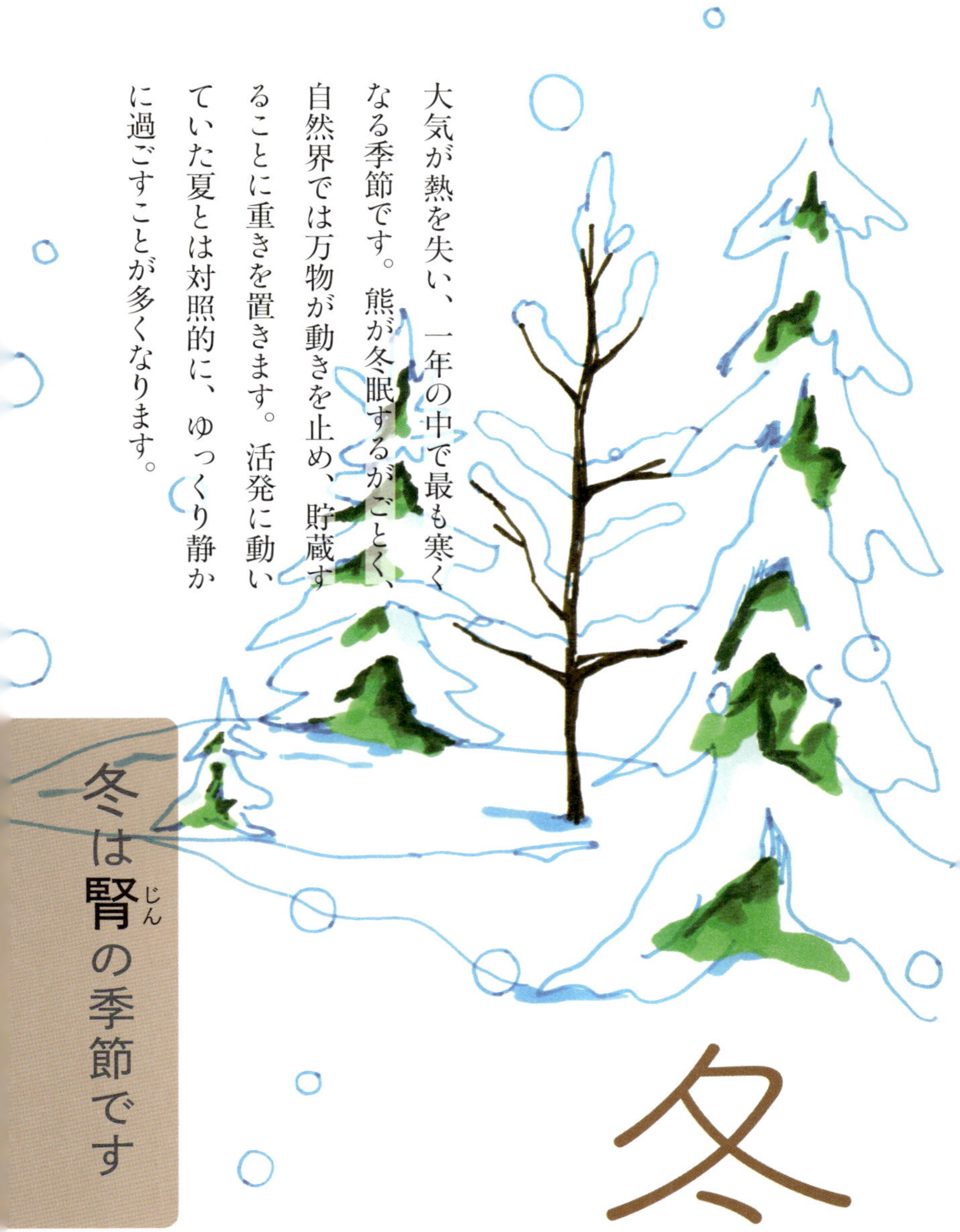

大気が熱を失い、一年の中で最も寒くなる季節です。熊が冬眠するがごとく、自然界では万物が動きを止め、貯蔵することに重きを置きます。活発に動いていた夏とは対照的に、ゆっくり静かに過ごすことが多くなります。

腎《じん》

腎《じん》は「生命力の素」となる精気《せいき》を貯蔵する場所です。また腎《じん》は水の性質をもち、体内に潤いを貯め、老廃物を排出してくれる機能もあります。さらには寒さに負けないよう各臓腑を温める働きも担っています。

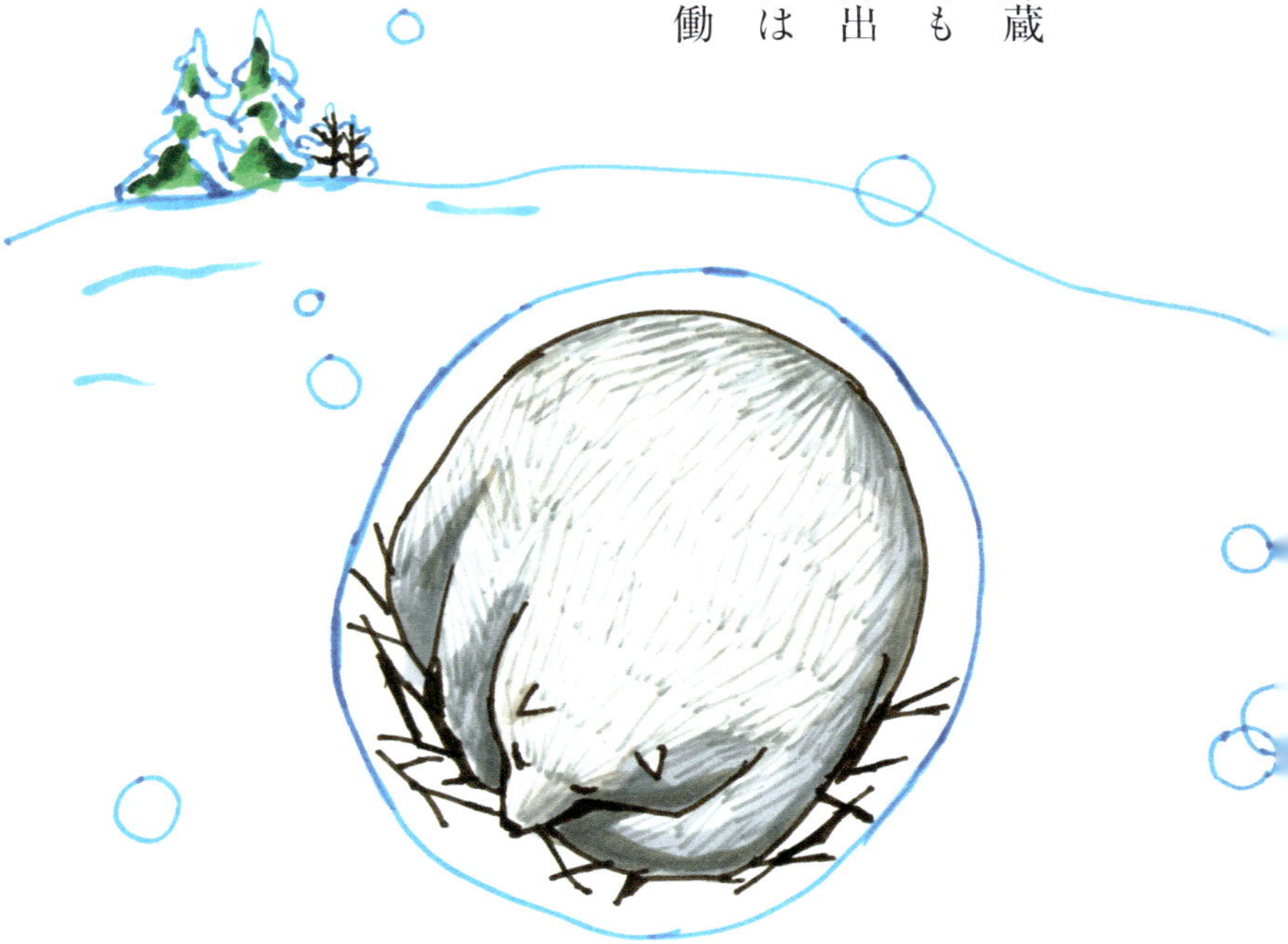

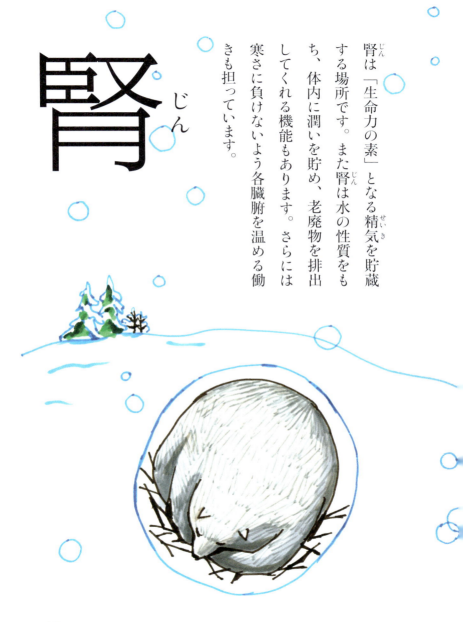

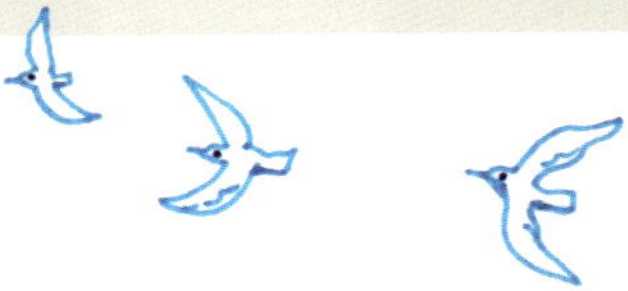

はじめに―― 2
東洋医学における「五臓」について―― 4
春は肝の季節です―― 8
夏は心の季節です―― 10
長夏／梅雨は脾の季節です―― 12
秋は肺の季節です―― 14
冬は腎の季節です―― 16

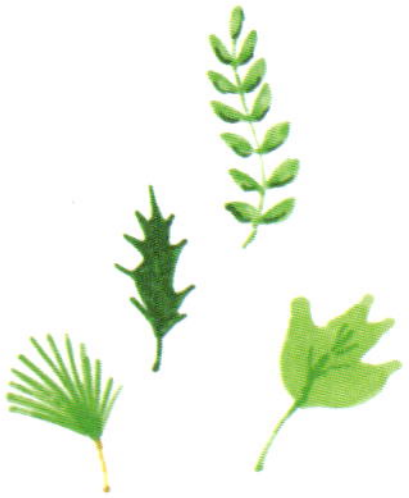

五臓は沈黙している―― 24
からだの本質を問う「五根九土」―― 26
五臓六腑とそれに対応するもの―― 28
見えないけれど最も大事な「気」の話―― 30
季節の巡りとからだの巡り―― 32
五臓のためには朝ごはんと睡眠を！―― 36

PART 1
五臓の活かし方―― 38

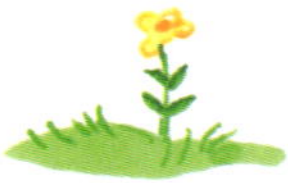

CONTENTS

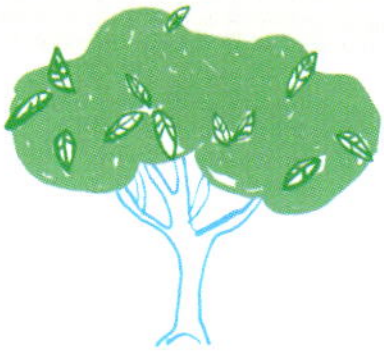

五臓対応マップ——40

［肝《かん》］について

肝の働き——44

肝に相応するのは［季節／時間／五行／症状／感情／体液／五労／開□□／五色／五主／五味］——46

こんな生活習慣の人は要注意！——50

肝が弱ってくると——52

肝を守り活かすためには——56

［心《しん》］について

心の働き——58

心に相応するのは［季節／時間／五行／症状／感情／体液／五労／開□□／五色／五主／五味］——60

こんな生活習慣の人は要注意！——64

心が弱ってくると——66

心を守り活かすためには——70

［脾《ひ》］について

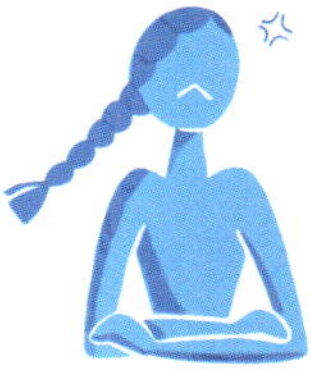

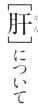

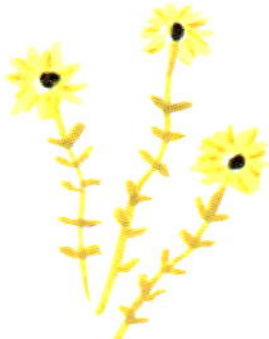

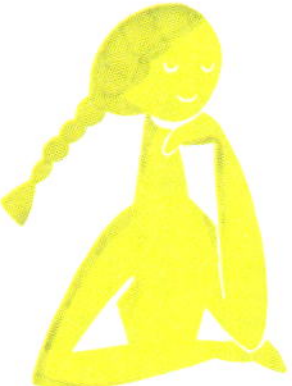

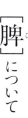

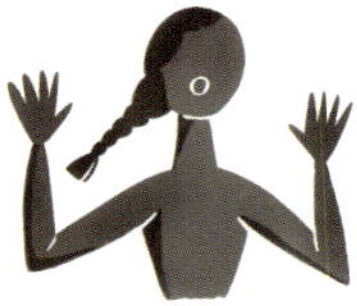

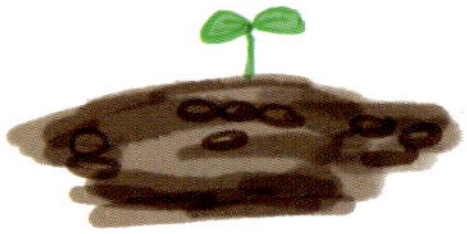

脾の働き——72
脾に相応するのは［季節／時間／五行／症状／感情／体液／五労／開口口／五色／五主／五味］——74
こんな生活習慣の人は要注意！——78
脾が弱ってくると——80
脾を守り活かすためには——84

［肺《はい》］について

肺の働き——86
肺に相応するのは［季節／時間／五行／症状／感情／体液／五労／開口口／五色／五主／五味］——88
こんな生活習慣の人は要注意！——92
肺が弱ってくると——94
肺を守り活かすためには——98

［腎《じん》］について

腎の働き——100
腎に相応するのは［季節／時間／五行／症状／感情／体液／五労／開口口／五色／五主／五味］——102
こんな生活習慣の人は要注意！——106
腎が弱ってくると——108
腎を守り活かすためには——112

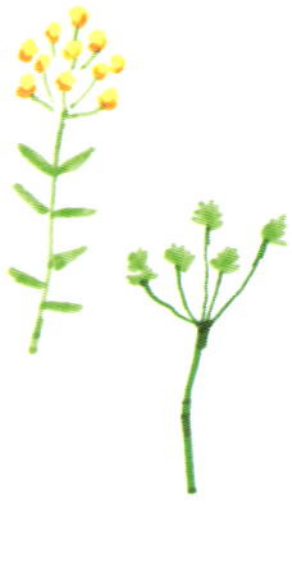

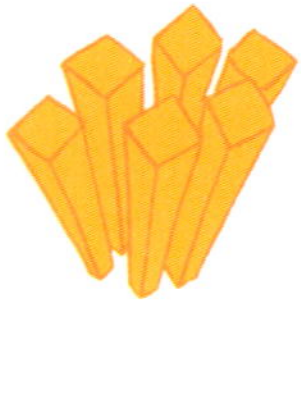

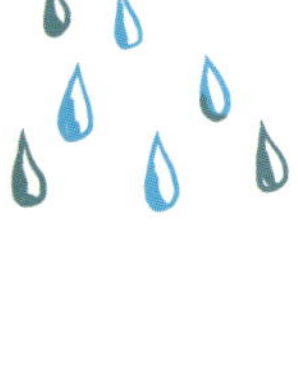

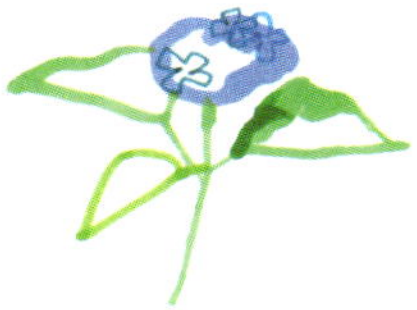

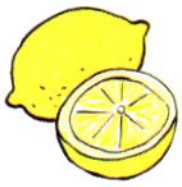

PART 2

五臓を活かす食材

五臓を活かす食材 ―― 114

五臓と季節に対応する食事 ―― 116

肝を活かす食材〔代表的な食材／他の食材／薬膳の食材〕―― 118

心を活かす食材〔代表的な食材／他の食材／薬膳の食材〕―― 122

脾を活かす食材〔代表的な食材／他の食材／薬膳の食材〕―― 126

肺を活かす食材〔代表的な食材／他の食材／薬膳の食材〕―― 130

腎を活かす食材〔代表的な食材／他の食材／薬膳の食材〕―― 134

PART 3

五臓と経絡・関節・ツボ

五臓と経絡・関節・ツボ ―― 138

経絡について ―― 140

関節・ツボについて ―― 142

お灸・カッサについて ―― 144

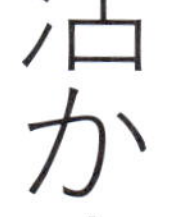

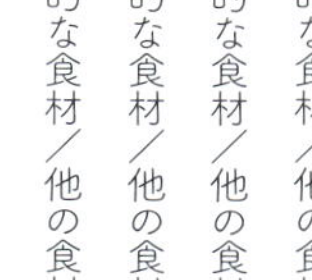

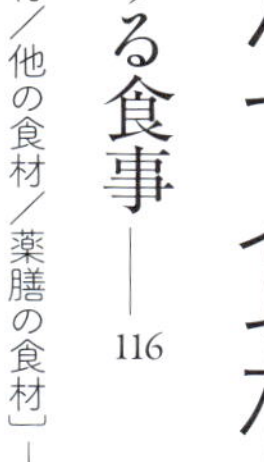

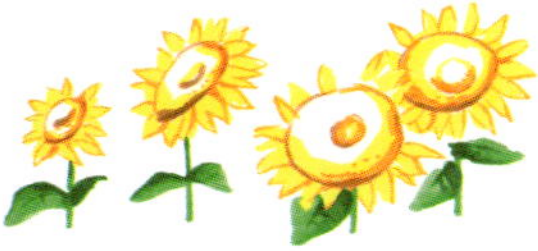

簡単！ 関節をたたいて気の滞りを解消——146

肝の関節——148
心の関節——150
脾の関節——152
肺の関節——154
腎の関節——156

経絡マッサージで気の通りをよくする——158

肝の経絡マッサージ——159
心の経絡マッサージ——164
脾の経絡マッサージ——168
肺の経絡マッサージ——174
腎の経絡マッサージ——178

ツボ押しで経絡をさらに刺激する——184

肝のツボ——186
肝が改善すると——188
心のツボ——190
心が改善すると——192
脾のツボ——194
脾が改善すると——196

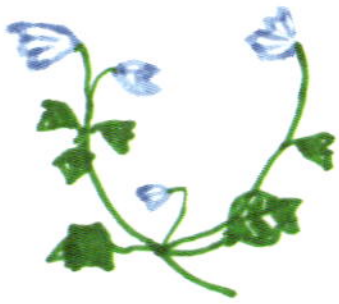

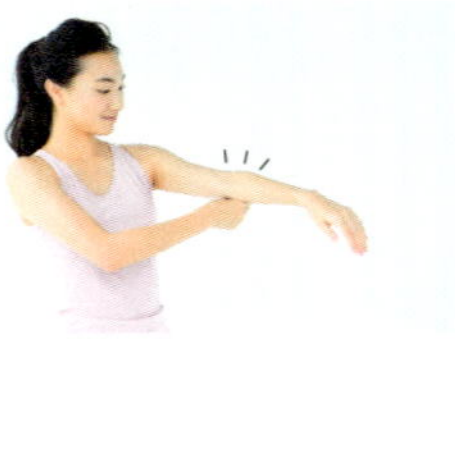

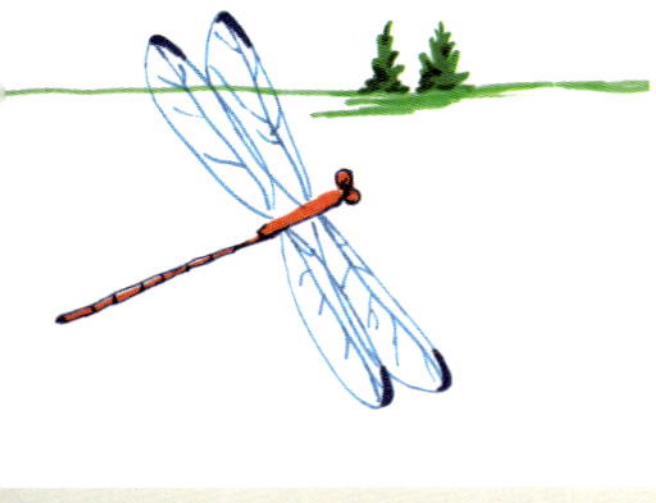

肺のツボ——198
肺が改善すると——200
腎のツボ——202
腎が改善すると——204

PART 4

東洋医学の五臓とからだの巡り——206
五行と五臓——208
東洋医学と気・血・水（津液）の考え方——210
九つの体質について——212
平和体質／気虚体質／陽虚体質／陰虚体質／痰湿体質／
湿熱体質／瘀血体質／気郁体質／特稟体質
五臓のまとめ——218
おわりに——220

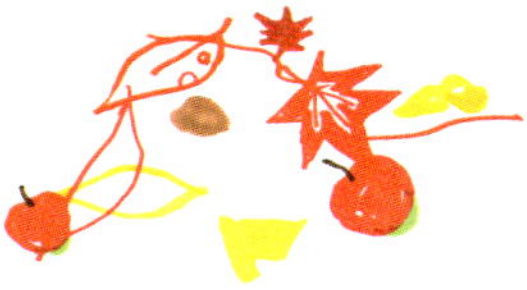

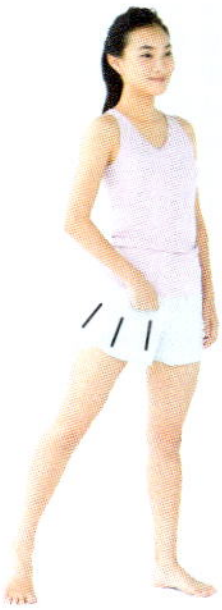

五臓《ごぞう》は沈黙している

私たちは自ら感じられるからだの不調に気をとられがちですが、実はそれは目には見えないからだの内側にある五臓《ごぞう》が疲れているサインなのです。

五臓とは肝《かん》・心《しん》・脾《ひ》・肺《はい》・腎《じん》のことであり、それぞれが機能を持ち、互いに協力し合いながら、日々、私たちを生かし、育み、この世に生きながらえさせてくれています。

五臓には休む暇がありません。日中も、睡眠時も活動を続けています。臓器や細胞に必要な栄養分を届け、気《き》や血《けつ》をからだのすみずみにまで巡らせます。

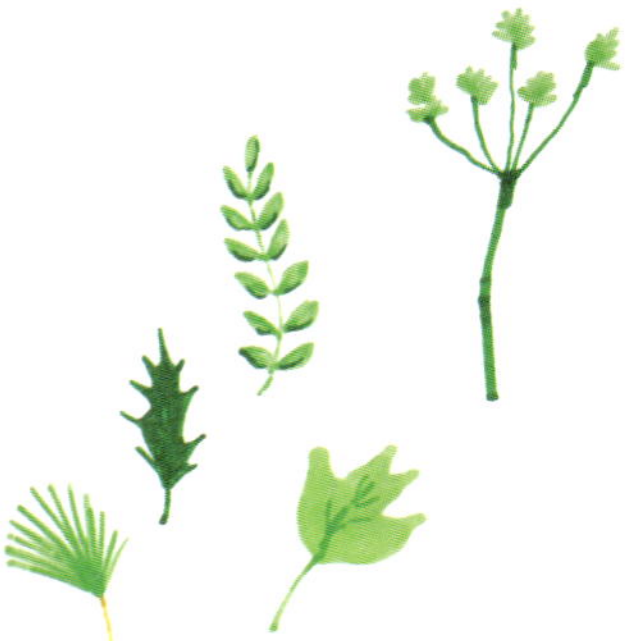

ホルモンの分泌や老廃物の排泄《はいせつ》、疲労回復、精神の安定といった、私たちのからだやこころに関するすべてのことに関与しています。

どんなに忙しく働いていたり、ストレスを抱えていても、五臓は沈黙しています。何のケアもしなければただただ、機能が低下していってしまいますし、知らぬ間にバランスを崩してしまいがちです。

たとえば心《しん》が疲れれば血をスムーズに全身に巡らせることができなくなり、顔にツヤがなくなったり、動悸《どうき》や息切れを起こすことも。また、潤いを全身に運んでくれる肺が弱くなれば、かすれ声になり、痰《たん》が溜まり、咳が出たり、風邪を引きやすくなります。

五臓はただサインを出すだけで、自ら「痛い」「疲れた」とは言いません。

その沈黙のなかにあるサインを正しくキャッチし、「臓活」で五臓を守りましょう。

からだの本質を問う「五《ご》根《こん》九《きゅう》土《ど》」

私が提唱する考えの一つに「五根九土《ごこんきゅうど》」があります。

「五根」とは、この本でお話ししていく「五臓《ごぞう》」のこと。

「九土」とは、「九つの体質」（Ｐ２１２参照）のことです。

「九つの体質」理論は、私の師匠であり、中国の体質学の権威で国医大師でもある、北京中医薬大学永久教授の王琦《おうき》先生が提唱したもので、中国の国の基準となっています。

この「九つの体質」に、美容の切り口を加えて発展させたものが「五根九土」

です。

植物は、根っこが栄養を正しく吸収することで、健康な葉を育み、美しい花を咲かせます。ですが、どんなに素敵な花をつける樹木でも、根っこが元気でなければ栄養を取り入れることも、水分を吸い上げることもできません。

肥沃な土壌と、丈夫な根っこが樹木には必要です。そして、私たち人間にも同じことが言えます。

九土（九つの体質）に合わせた「体質改善」と、五根（五臓）を活発にすることで、からだに表れるさまざまな問題を解決することができるというのが、私の考える「五根九土」です。

この本では、この五根をどう活発にさせるか、つまり「臓活」についてお話ししていきます。

五臓《ごぞう》六腑《ろっぷ》とそれに対応するもの

五臓《ごぞう》は自然や時間の流れと連動するとともに、私たちのからだにまつわるさまざまな部位や機能にもつながっています。

五臓六腑《ごぞうろっぷ》という言葉をご存知でしょうか。五臓は肝《かん》・心《しん》・脾《ひ》・肺《はい》・腎《じん》のことであり、六腑とは胆《たん》・小腸《しょうちょう》・胃《い》・大腸《だいちょう》・膀胱《ぼうこう》・三焦《さんしょう》を指しています。そして五臓はそれぞれ六腑とペアになって夫婦のような役割をします。肝《かん》と胆《たん》、心《しん》と小《しょう》腸《ちょう》、脾《ひ》と胃《い》、肺《はい》と大腸《だいちょう》、腎《じん》と膀胱《ぼうこう》はペアになって働き、三焦《さんしょう》は五臓すべてにまたがり、心《しん》を守る膜である心包《しんぽう》（五臓に心包《しんぽう》を加えて六臓とする場合もある）

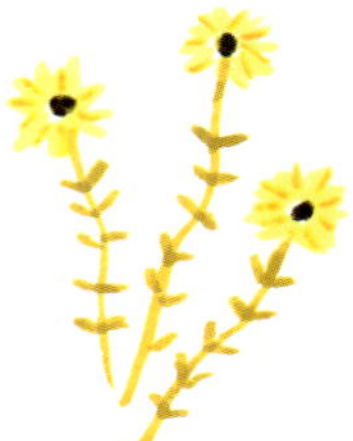

とつながり、互いに協力しながら働いてくれています。

からだの内側にある五臓はからだの外側にある開口口《かいこうぐち》（目／舌／口／鼻／耳など）ともつながっています。肝《かん》は目と、心《しん》は舌、脾《ひ》は口とつながり、たとえば肝《かん》に不調がある場合はかすみ目や目の疲れなど、目に症状が表れ、反対に目を酷使すれば肝が弱ることになるなど、こちらもまた連動しているのです。

五臓はまた私たちの感情（怒／喜／思／悲・憂／驚・恐）にも反応します。肝《かん》の調子が悪いときには怒りっぽくなり、イライラするような気分が続けば肝《かん》の働きが悪くなる、というように。私たちの行動（歩く／視る／座る／横になる／立つ）や五味《ごみ》（酸／苦／甘／辛／鹹《かん》）、五色（青／赤／黄／白／黒）など、五臓は他にもさまざまな事象と密接に関係しています。

それぞれの五臓と事象のつながりは、Ｐ40～の五臓対応マップをご覧ください。

見えないけれど最も大事な「気《き》」の話

この本では「気《き》の巡りが悪い」「気が不足すれば体調を崩しやすくなる」など、「気」という言葉がたびたび登場します。そもそも日本には、「元の気」と書いて元気、その他にもやる気、気配、空気、気に入る、気詰まり、気の毒、病気など「気」を使う言葉が多数ありますが、その多くがどちらかというと精神的な要素が強く、今はまだ目で見ることができないため、どこかスピリチュアルな感覚で捉えられがちです。

しかし、「気」は確実に存在しています。

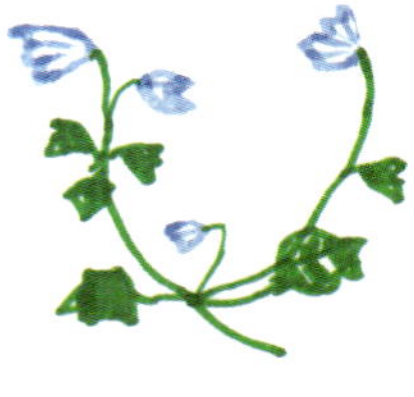

東洋医学では、「気」は私たちの体内にエネルギーとして物理的に存在するものであり、生命を維持するための「すべての素」と考えられています。からだを動かし、温め、外敵から守り、さらには体液が体外に漏れないように留めて、排泄を調整するといった働きを担います。

また、からだを構成する基本的な要素に「気《き》・血《けつ》・水《すい》（津液《しんえき》）」（P210参照）があります。互いに助け合いながら健康バランスを保っていますが、「気」が巡らなければ血や津液は滞ることになります。体内にある血や水（津液）はそれ自体で動くことができず、気というエネルギーの力を借りてこそ体内を滞りなく動くことができる、ということです。

気の巡りが悪いということは体調が思わしくないということであり、気の動きが止まることは、すなわち「死」を意味します。

それほどに「気」は大事なものなのです。

季節の巡りとからだの巡り

前のページでもご紹介しましたが、五臓《ごぞう》はそれぞれの季節に対応しています。人間は自然の一部。季節の移り変わりとともに動植物が変化を繰り返すように、私たち人間も例外ではなく、自然の気の流れに逆らわず、その流れに合わせて生きることが、からだにとって良い過ごし方なのです。

春

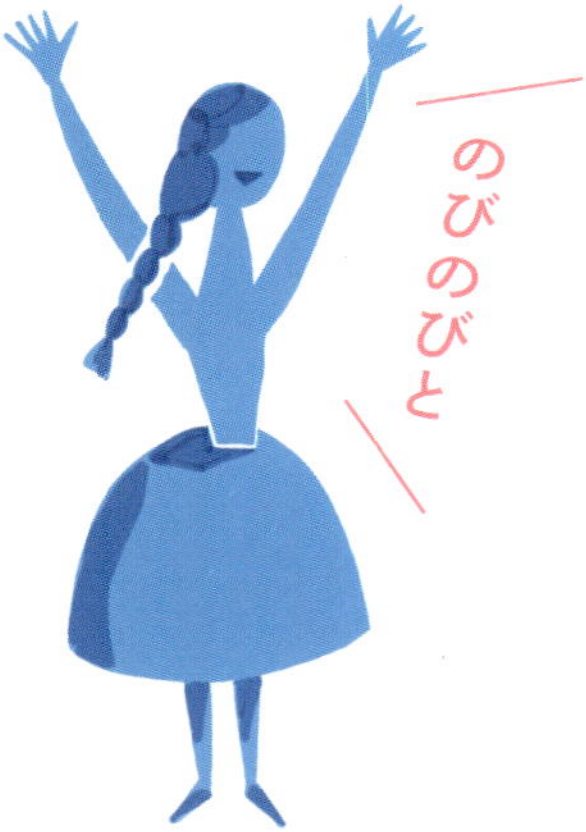

春は動植物たちが動き始める季節。私たち人間も冬の間にこり固まっていたからだを伸ばし、のびのびと過ごすことが大事。たとえば髪は縛らず、ゆっ

たりとした服装でからだを緩めましょう。

精神的にはやる気や意欲が出る一方、自然にも気が満ちて、気の流れを調整する肝が活発に働くため、気が昂ぶり揺らぎがちに。イライラやストレスを感じやすく、情緒が不安定になりがちです。からだの気の流れが乱れることで血の流れも悪くなり、肩凝りや目の疲れ、シミやクマも目立ちます。

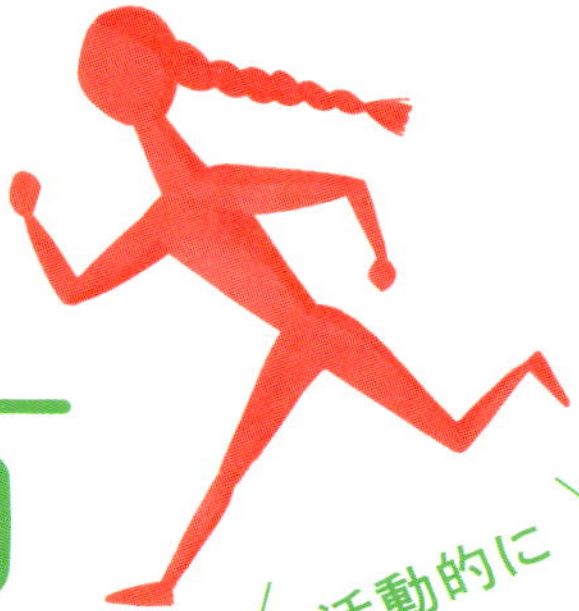

夏

活動的に

エネルギーに満ち溢れる夏はより活動的になる季節です。

家の中にいるよりも外に出て動きまわり、適度に汗をかいてエネルギーを発散させたいところ。からだのなかに熱をこもらせないための秘訣です。

ただし、過剰な暑さや冷房、湿気など外からの影響を受けやすく、からだに負担がかかりやすくなります。なかでも五臓を統括する心が疲れて、血を全身にまわす力が弱まります。そのため夏場には動悸や息切れが起きやすく、眠りが浅く、倦怠感、食欲不振にみまわれやすくなります。

長《ちょう》夏《か》/梅雨

じめっとした季節に

湿気が多くジメジメと蒸し暑い梅雨や、気温や湿度に変化の多い季節の変わり目は体調も崩しがち。とくに日本は海に囲まれ、湿気が多いため梅雨時期になると頭が重い、だるい、腰痛を感じやすいという人が多くなります。

脾は湿度に大変弱い性質をもつため、この時季にもっとも影響を受けやすくなります。脾を養生するために、消化に負担のかかる食べ物を避け、冷たいものを摂り過ぎないようにしましょう。

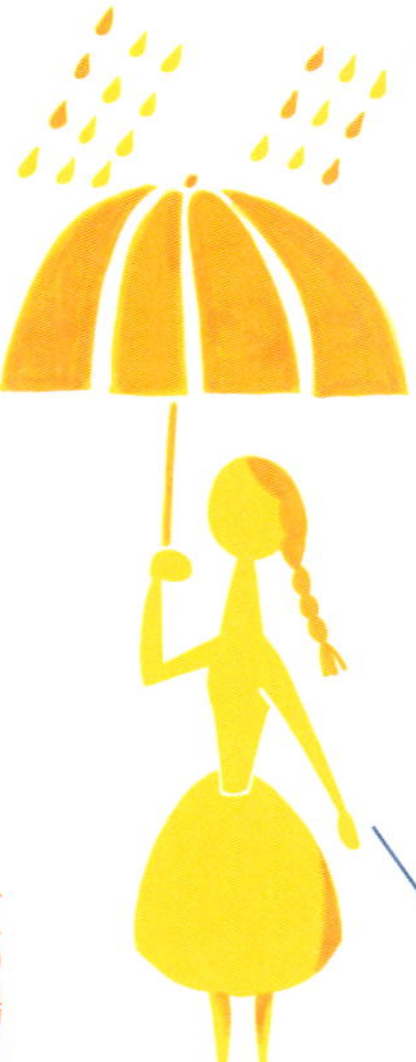

秋

夏の陽気から収穫の時季となり、その後木々は枯れ落ち、大気も落ち着きを取り戻します。そんな秋には人間もせかせかと動きまわらず、落ち着いたリズムで生活しましょう。暑さによって疲れたからだをクールダウンさせるように、早寝早起きにすることがこの時季に適した過ごし方です。

ゆっくり過ごす

冬

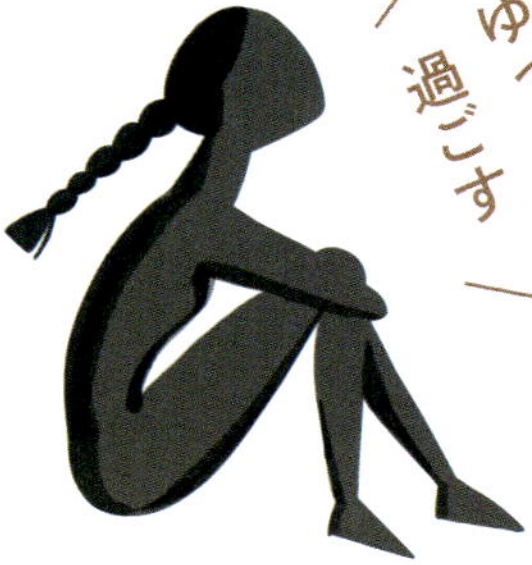

寒さが厳しくなる冬は万物がものを貯めこむ季節。熊が巣ごもりをするように、人間も家でゆっくりと過ごすこと。何ごとも頑張り過ぎず、冬の睡眠はいつもより早寝遅起きが理想です。

冬のからだは貯めこむ力が大きくなっていますから、基本、ダイエットには不向きといえます。

その働きが低下するとむくみや下半身の冷え、くすみや白髪などが表れてくることにもなります。

空気が乾燥してくる季節ですから、肺がダメージを受けやすく、呼吸器系にも花粉症などトラブルが起きやすくなります。

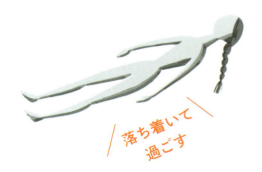

落ち着いて過ごす

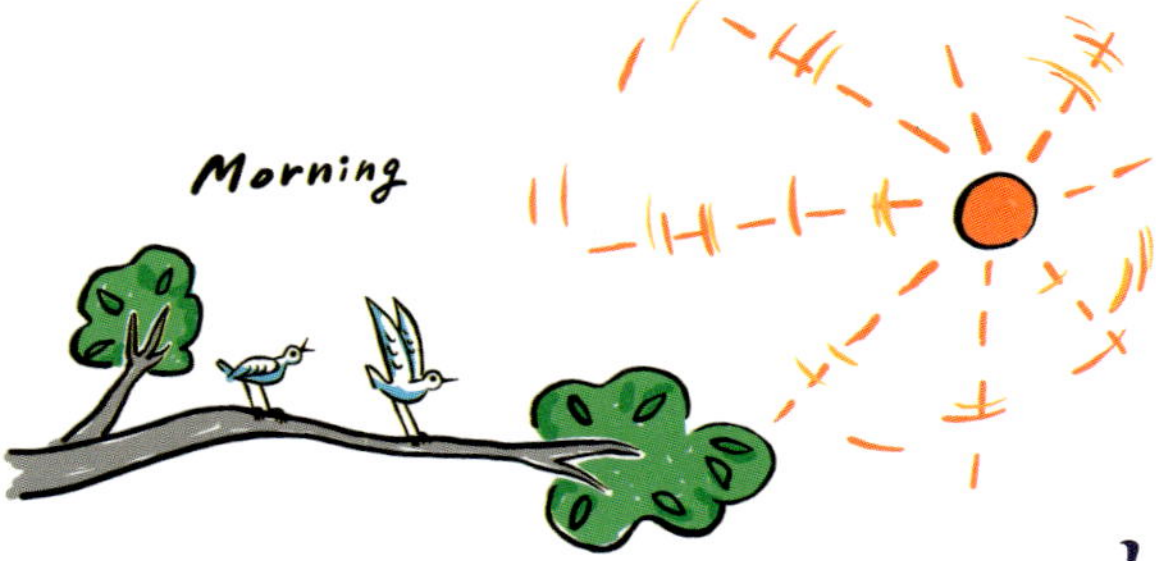

五臓《ごぞう》のために朝ごはんと睡眠を！

五臓《ごぞう》にはそれぞれ活発に働く時間帯があります。肺《はい》は午前3時から5時、心《しん》が午前11時から午後1時というように。そんな内蔵リズムに合わせ生活することも大切です（P40参照）。

たとえば、飲食物を気《き》や血《けつ》などのエネルギーに変えてくれる脾《ひ》は午前9時から11時に活発に働きます。このときまでに

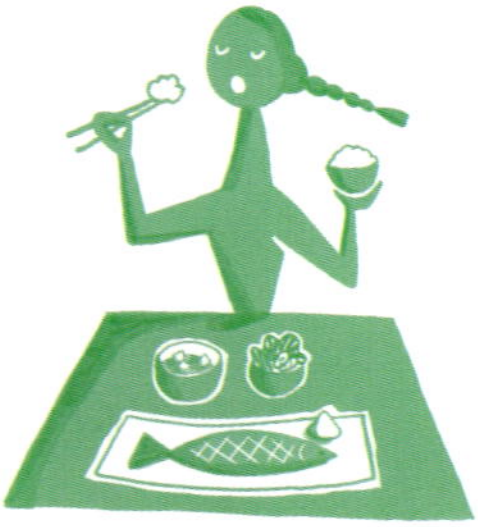

朝ごはんは
9時までに食べる

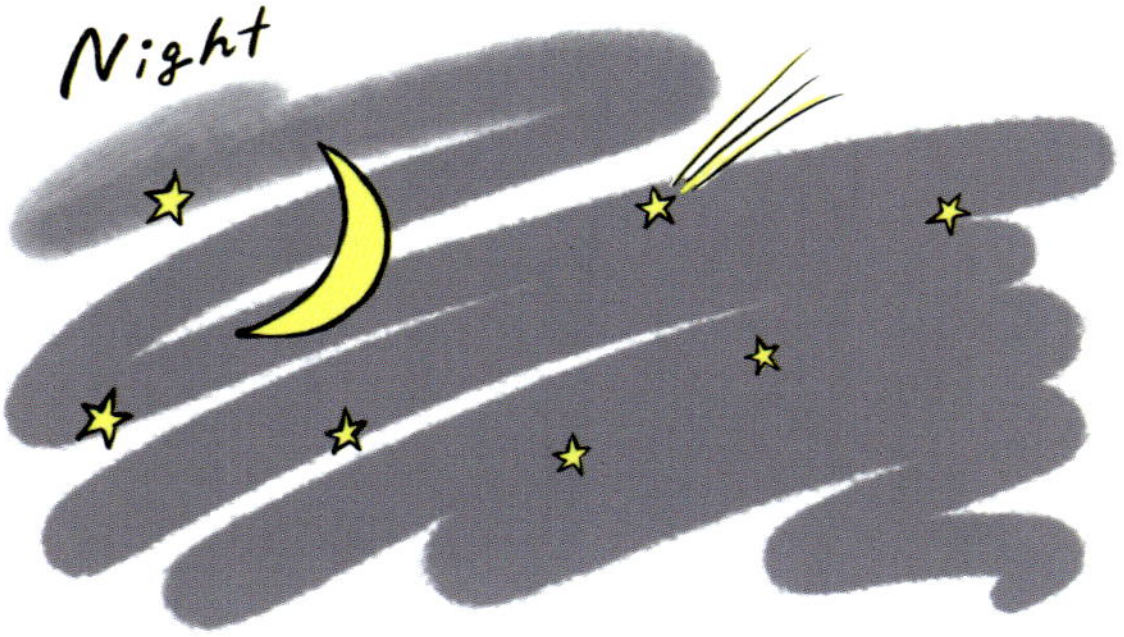

朝ご飯をきちんと食べ終えていることが必要で、朝食抜きの生活をしていれば脾《ひ》が栄養をとれず、各臓に栄養が行き渡りません。

　また昼夜逆転の不規則な生活も五臓には大敵。血を貯める肝《かん》は深夜1時から3時の就寝時にこそ力を発揮します。そのため、その時間に起きているような生活をしていれば、血を貯めることができず、結果として肌色が悪くなり、シミができやすく、さらにはイライラや月経痛などを招きやすい体質に陥ることになります。

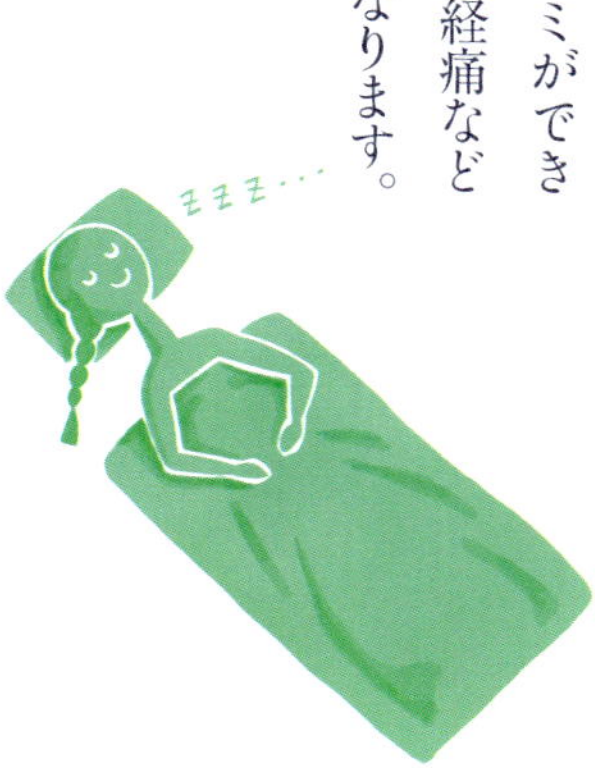

夜はしっかり
寝るのが大事

KNOWLEDGE

五臓の活かし方

PART 1

知る

ここでは肝《かん》・心《しん》・脾《ひ》・肺《はい》・腎《じん》それぞれの基本的な働きやしくみについての基礎知識を学びます。五臓の疲れや衰えによって生じる不調や不快も詳しく解説していきます。自分の体調や症状と照らし合わせてみましょう。

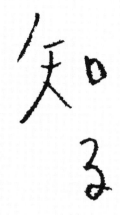

五臓《ごぞう》対応マップ

五臓に対応するからだとこころ、自然の事象などのマップです。
詳しくはP44～で各臓ごとに解説しています。

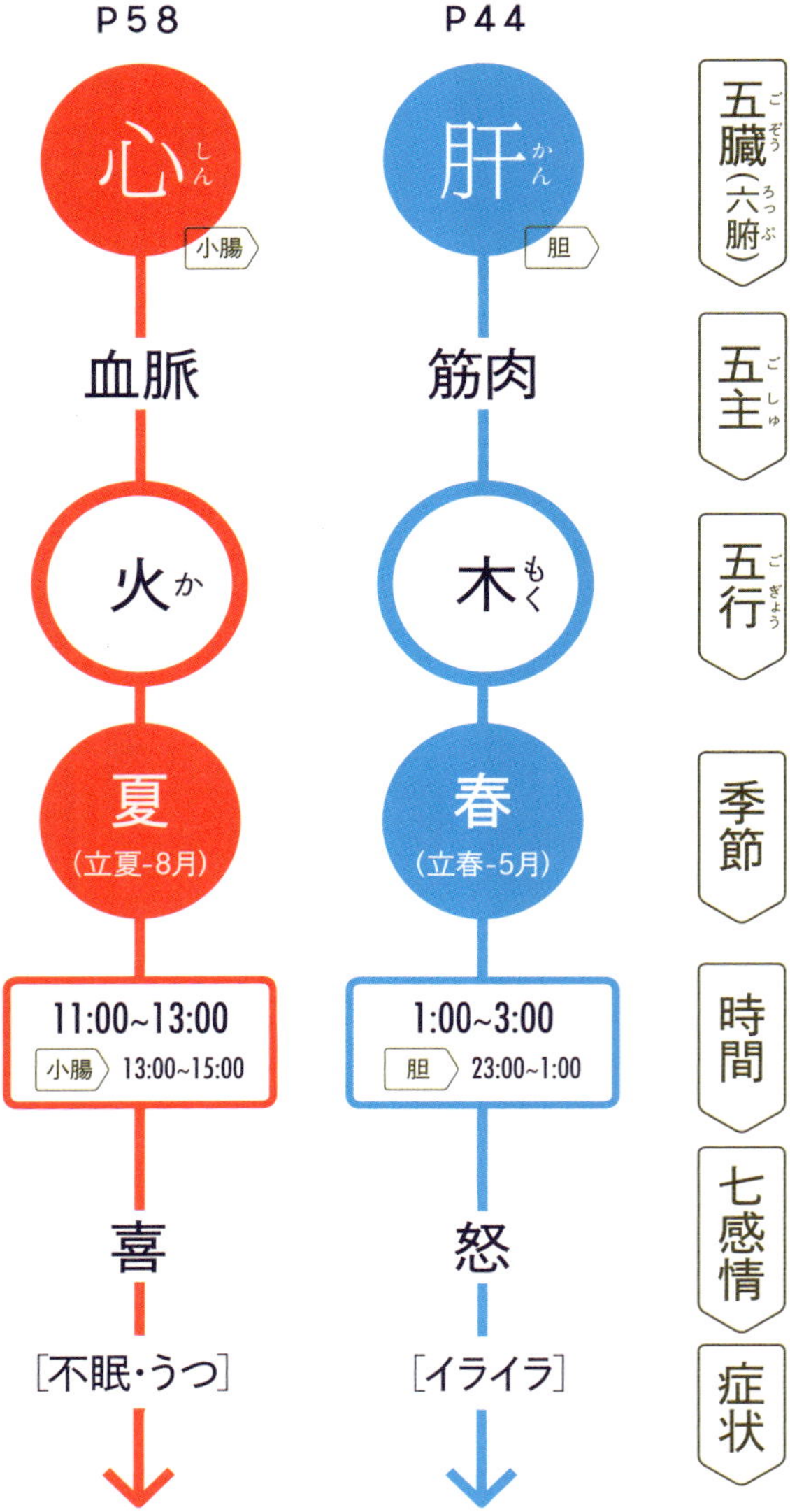

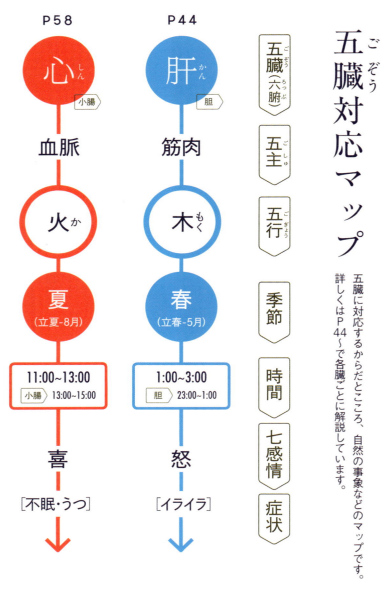

P100	P86	P72
腎《じん》	肺《はい》	脾《ひ》
※三焦 / 膀胱	大腸	胃
骨髄	皮毛《ひもう》（皮膚やうぶ毛に相応）	肌肉《きにく》（脂肪などに相応）
水《すい》	金《ごん》	土《ど》
冬（立冬-2月）	秋（立秋-11月）	長夏 梅雨（季節の変わり目の18日間）
17:00~19:00 膀胱 15:00~17:00 ※三焦 21:00~23:00	3:00~5:00 大腸 5:00~7:00	9:00~11:00 胃 7:00~9:00
驚・恐	悲・憂	思
[むくみ、認知]	[咳、ぜんそく]	[四肢が重だるい]

※六腑の三焦《さんしょう》は五臓すべてにまたがります。また、六臓《ろくぞう》とする場合（P28 参照）の「心包《しんぽう》」は心《しん》を守る膜であり、相応する時間は 19:00 ～ 21:00 となります。

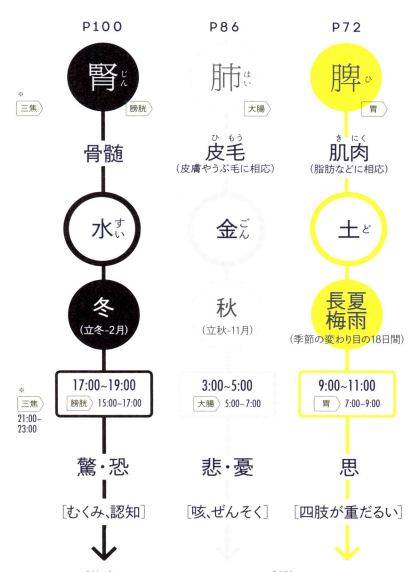

五臓《ごぞう》対応マップ

前ページから続く、五臓に対応する色やからだの部分、行動などのマップになります。

	P44 （肝《かん》）	P58 （心《しん》）
色	青	赤
開口《かいこうぐち》	［目］	［舌］
関節	［わきの下］	［ひじの小指側］
体液	涙	汗
五労《ごろう》	久行（歩き過ぎ）	久視（視過ぎ）
五味《ごみ》	酸味	苦味

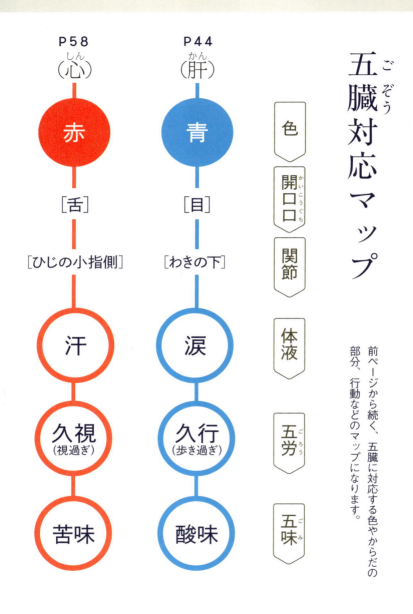

P100	P86	P72
（腎《じん》）	（肺《はい》）	（脾《ひ》）
黒	白	黄
［耳］	［鼻］	［口］
［ひざ裏］	［ひじの親指側］	［そけい部］
唾液《だえき》	鼻水	涎《よだれ》
久立（立ち過ぎ）※	久臥（横になり過ぎ）	久座（座り過ぎ）
鹹味《かんみ》（塩辛い）	辛味	甘味

※「久」とは「長い」という意味をもちます。たとえば「久立」は「立つのが長い＝立ち過ぎ」となります。

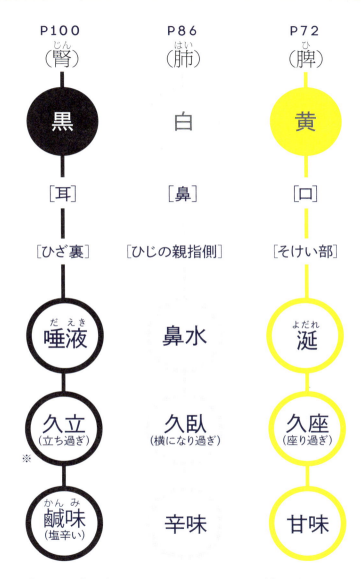

「肝《かん》」について

肝の働き

気《き》をすみずみまで行き渡らせる

肝《かん》には、大きな働きが二つあります。一つめは、気《き》や血《けつ》の流れを円滑に、のびやかにして行き渡らせる働きです。[※1] 樹木がのびのびと枝を伸ばして成長するように、肝《かん》が正常であれば気は順調に巡り、からだのすみずみにまで必要な血や栄養、体液をよどみなく行き渡らせ、また精神的にも安定した状態を保つことができます。

二つめの働きは、血を貯める蔵としての働きです[※2]。さらに、血量をコントロールするという働きもあります。

細胞や組織、器官など全身のあらゆる場所に、活動量に応じて必要な量の血を送り届けることによって生理機能が滞りなく働くようにし、また、全身に潤いを与えます。

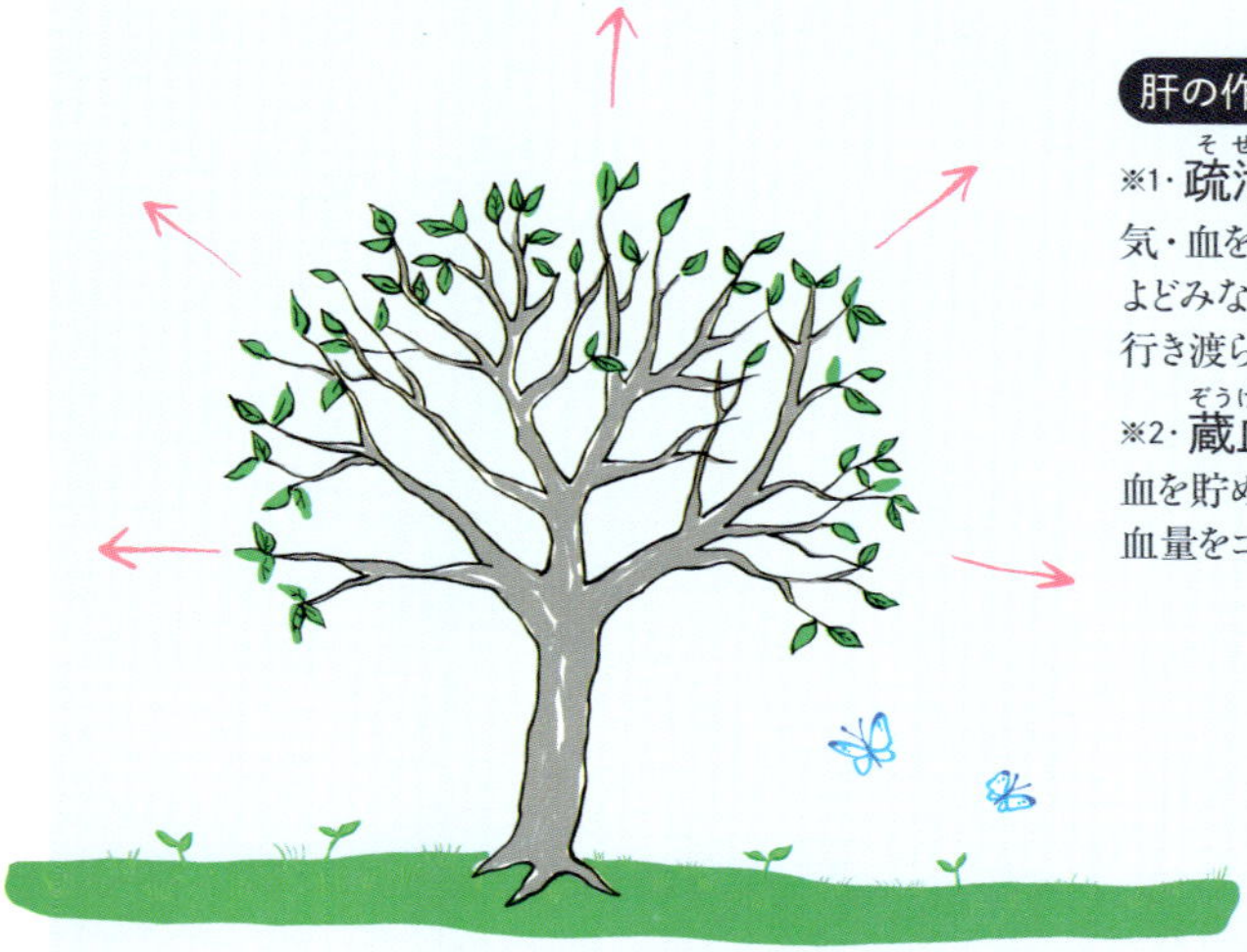

肝の作用／用語解説

※1・**疏泄《そせつ》作用**
気・血を円滑に
よどみなく、すみずみまで
行き渡らせる

※2・**蔵血《ぞうけつ》作用**
血を貯める、
血量をコントロールする

肝《かん》に相応するのは

季節

肝が活発に働くのは立春から5月にかけて。春風（東風）が吹いて、気がすみずみまで行き渡る季節です。植物が芽生える春は陽気がいきいきとし、木々もスムーズに成長します。からだも自然の気と同じように、のびのびとしてきます。

時間

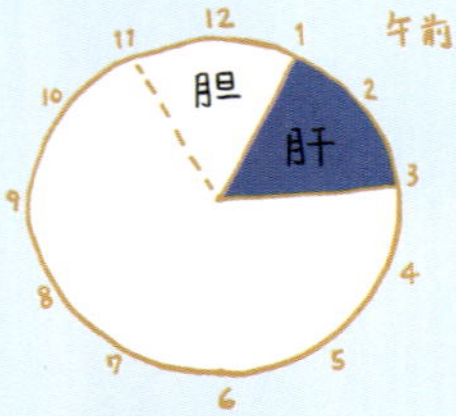

肝に対応する時間は深夜1時から3時です（六腑の胆は午後11時から午前1時）。この時間にきちんと熟睡できているかどうかで、肝の状態の善し悪しが決まります。睡眠をとらないと、血が貯まらず、心身にさまざまな不調を招くことになります。

五行《ごぎょう》

症状

肝の不調によって、気・血の流れが滞りがちになるため、からだの機能にさまざまな不調が表れます。病気や肝の影響は自律神経にも及ぶため、イライラや不安、ときとしてうつなど精神的にも多様な変調をもたらすことに。

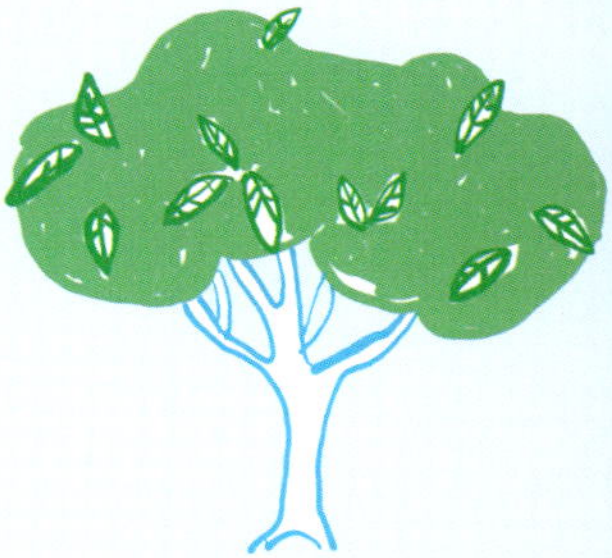

肝は「木《もく》」に相応するとされます。木（肝）が土（脾）から吸い上げた養分や水分を枝葉の先に送り届けるように、肝もまた体内において、気や血をからだのすみずみにまで巡らせる働きを担います。

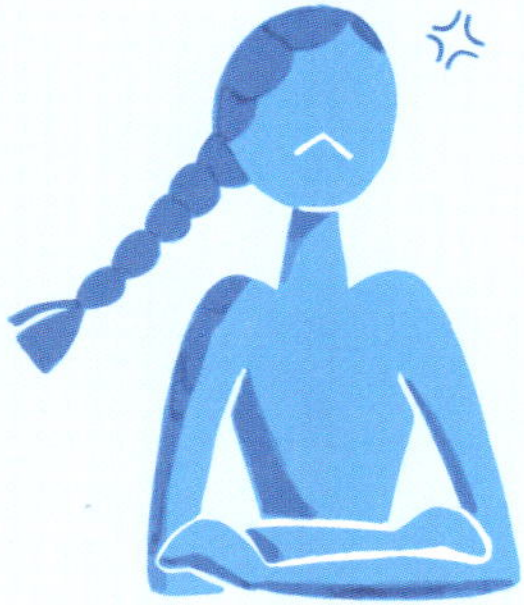

感情

肝は情緒の安定と深く関わります。肝と相応するのは「怒」という感情。「カンにさわる」というようにイライラしたり、怒りっぽくなるというのは肝と関係しています。

「体液」

肝と関係のある体液は涙（泪）です。肝が正常であれば涙がほどよく出て目を潤しますが、肝の働きが悪くなれば、涙が出ずに目が乾燥してショボショボしたり、反対に涙が流れ過ぎるようになります。涙もろいことも肝の影響です。

「五《ご》労《ろう》」

自然のエネルギーを受けながらのんびりと散歩をすることは肝の養生になりますが、その一方で、歩き過ぎは肝の働きを鈍らせます。健康に良いとされるウォーキングやマラソンも度が過ぎると肝を弱らせることになるのです。

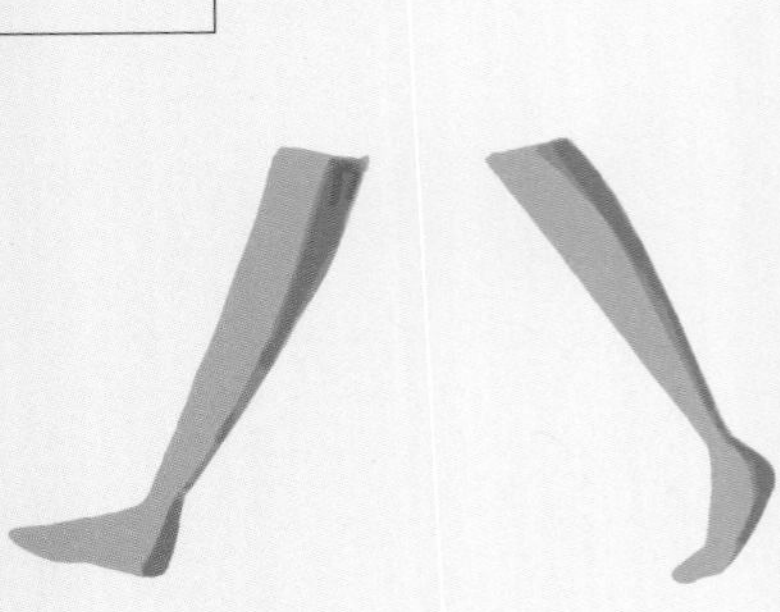

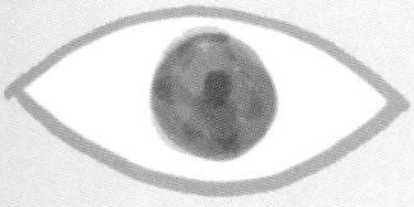

「開《かい》口《こう》口《ぐち》」

五色

肝は青色に属します。たとえば顔色が青白い人や、目の周りやこめかみ部分など顔のなかに静脈の青い線が浮かびやすい人は肝の機能が弱いということになります。食材なども、青いものは肝に入りやすいといえます。

肝は目と密接な関係にあります。肝の働きが低下すると目が疲れやすくなり、目を酷使すると肝の機能が弱まることになります。

五《ご》主《しゅ》

肝は筋肉を司り、その運動機能に関わります。

五《ご》味《み》

酸味には肝の働きを促す働きがあります。気の巡りを良くし、肝を整えます。酸味が欲しくなるのは肝が弱まっているサインかもしれません。緊張感が続く、疲れが溜まるなど気が巡っていないときは酸味を摂るといいでしょう。

こんな生活習慣の人は要注意！

☑夜にきちんと睡眠をとらない人

肝の働きである血を貯める作用が働くのは深夜1時から3時。しかも肝に血を貯めるためには熟睡していることが絶対条件です。この時間帯に睡眠をとらず不規則な生活をしていると、血が不足することになり、当然、肝の機能も低下。気の巡りも悪くなり、からだの必要な部位に血を届けることができなくなります。

☑怒りっぽい人 クヨクヨしがちな人

ちょっとしたことで怒ったり、すぐにカッとして頭に血がのぼるのは、気の流れをコントロールする肝の働きがおかしくなっている証拠です。肝の働きのバランスが崩れると、頭に血がのぼりやすくなり、イライラして怒りっぽくなります。また、同じくバランスが崩れたことにより、気分が落ち込み、クヨクヨしがちになることも。

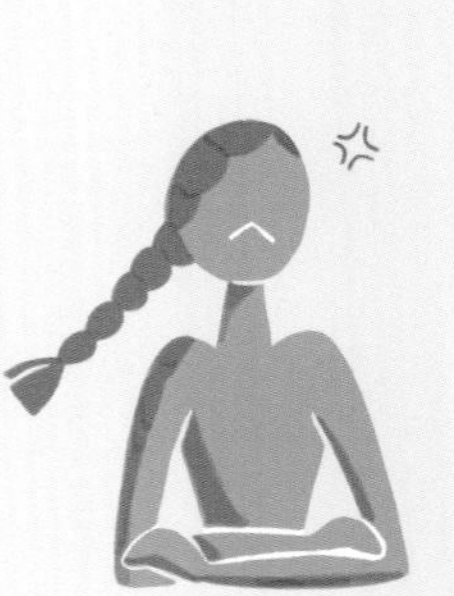

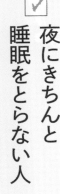

肝

パソコンなどで目を酷使しがちな人

肝と目は経絡《けいらく》（東洋医学でいう気の通り道・P140参照）でつながり、互いに影響し合う関係にあります。目が疲れやすい、ショボショボする、目の奥に痛みを感じるときなどは肝のバランスが崩れていることを意味します。現代は目を酷使する傾向にありますが、それは肝の機能を損なう原因にもなります。

緊張感の多い生活を送っている人

仕事でも、プライベートにおいても緊張の糸がピンと張り詰めたような時間が続くと、気の巡りが悪くなります。肝には気・血をすみずみまで行き渡らせる作用があるため、気の巡りをできるだけスムーズにしようと働いてくれますが、緊張が続きすぎると血管が収縮して血流が悪くなってきます。

肝《かん》が弱ってくると

美容に大敵、シミが出やすくなる

シミは血の滞りによるもの。肝斑《かんぱん》は文字通り肝による皮膚の症状の一つです。血の巡りが悪くなることで肌のターンオーバーに必要な栄養が不足し、シミが沈着することになります。

顔色が青白く、目の周りのクマもひどい

肝の働きが弱くなり血の巡りが悪くなると、顔には生気がなくなり、青白っぽい色になります。またシミと同じく目の周りのクマも血の滞りによる血行障害が主な原因です。

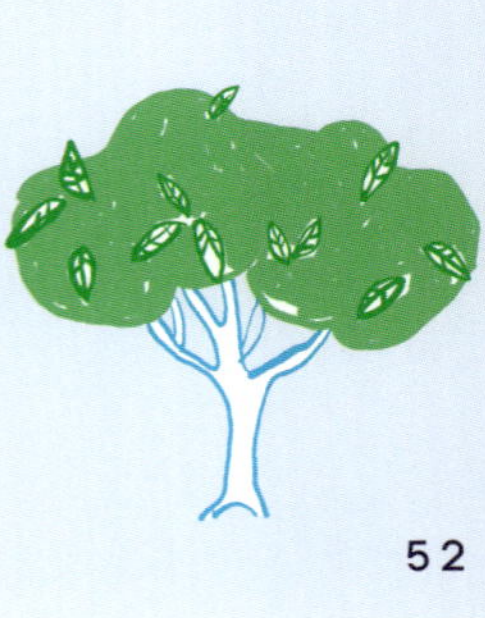

月経血にかたまりが混ざる

肝の機能が低下すると気がスムーズに流れず、血も滞ります。正常な月経血は鮮やかな赤色ですが、肝が弱るとどす黒い色になり、ベタッとしたかたまりが混ざることが多くなります。

生理痛がひどくPMSに悩まされる

肝は血の貯蔵庫ですから、月経とは切り離せない関係です。肝が弱ると生理痛がひどく、また生理前に胸が張って痛みを感じる、イライラするといったPMS（月経前症候群）を招きます。

寝ているときなどに足がつる

肝には血を通して筋肉の運動を支える働きがあります。巡りが良くないと、血液の供給量が足りずに、結果として足がつることに。そして筋肉の疲労は逆に、肝に影響を与えます。

爪がもろくなり、変形トラブルも

肝の状態は爪にも反映されます。正常な爪には弾力やツヤがあり、ほどよく赤みをおびています。反対に肝が弱くなれば爪の色ツヤは悪くなり、ひどい場合は変形することも。

ドライアイや眼精疲労、ピクピクする目の痙攣《けいれん》も

肝と目はつながっています。そのためドライアイや眼精疲労、眼輪筋（目の周りの筋肉）がピクピクと痙攣するなど目のトラブルの多くは肝の症状として出ています。

寝つきが悪い夜中に何度も目が覚める

肝の不調は睡眠にも影響を及ぼします。精神を安定させる血が不足するため不安になり、それが寝つきが悪い、覚醒しやすくなるといった状態を引き起こします。

肌に潤いがなくなり髪もパサパサに

私たちのからだにとって血は大切な潤い成分です。血を貯める肝の働きが低下して血がうまく補充されなければ皮膚は乾燥してかさつき、髪の毛も潤いを失い、パサつきがちになります。

首や肩、背中がこりやすい

からだのこりにはいくつかの要因がありますが、肝の働きが弱くなることも一因です。血行不良によって血の溜まりやすい首や肩、背中などに痛みとなって表れることになります。

のどのつかえ、詰まり感がある

のどにつかえがある、詰まった感じがする、締めつけられるような感覚があるなど、のどの違和感は、肝の機能が低下して、気の巡りが悪くなっていることが原因です。

決断力が鈍る

これは肝とつながる六腑の胆の問題。大胆という言葉があるように胆は度胸や勇ましさなどに通じますが、肝が弱くなると、それに伴い胆の機能も低下して決断力が鈍ったり、優柔不断になります。

口の中が苦くなる

肝とつながる六腑の胆は、胆汁をつくりながら脾・胃の消化を助けています。肝が弱れば胆も不調になり、その結果、胃から飲食物が逆流して苦汁が出るため口の中が苦くなります。

顔色が黄色っぽくなることも

肝が弱っていると顔が青白くなります。その影響が六腑の胆にまで及んでいる場合には黄色くなることもあります。黄疸《おうだん》といいますが、肝の弱りが原因といえます。

肝《かん》を守り活かすためには

肝《かん》の働きを正常に保つためには気《き》の流れをスムーズにするような生活を心がけることが必要です。とくに春は自然に気が満ちてものごとがめまぐるしく動くように、肝《かん》の働きもまた活発になるため、ときとしてバランスを崩すことに。気が巡るのはいいことですが、肝《かん》を整える養生が大切です。深呼吸をする、よく笑う、ストレスを溜めないといったことも非常に効果的。また髪の毛をギュッと縛らず緩やかにしておく、からだを締めつけるような洋服を着ない、帽子をかぶらないなど、気の流れを邪魔しないこともポイントです。

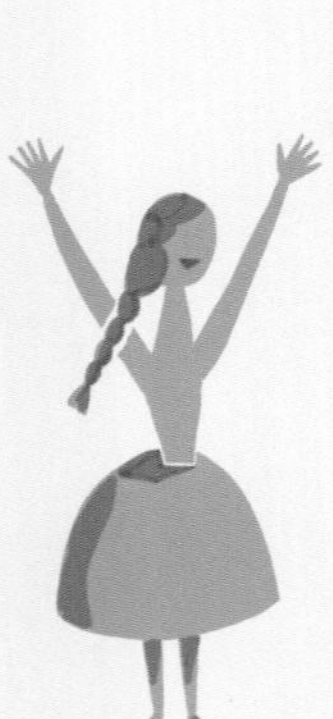

肝

昼夜逆転はNG。午後11時には眠りましょう

からだを巡る血が浄化され、新鮮な血が貯められる肝の時間は深夜1時から3時。また、肝とペアである六腑の胆の時間は午後11時から午前1時。その時間にきちんとからだを休ませて血を貯める働きが行えるように午後11時には眠ることがおすすめです。

働き過ぎず、穏やかに過ごす

肝の働きを妨げるものにはストレス、過労、睡眠不足などがあります。特に春は環境が変わるなど何かと落ち着かない季節ですが、だからこそ、こだわり過ぎず、慌てず、できるだけのんびりと構えて穏やかに過ごすように心がけましょう。

朝、ゆっくりと散歩をする

肝が疲れ気味のときには朝早く起きてゆっくり散歩をしましょう。新鮮な空気を取り入れると肝による気の巡りが良くなります。おすすめは木々や花など植物の多い公園です。植物のエネルギーは私たちのからだを元気にするパワーをもっています。

「心《しん》」について

すべての臓のリーダー
心の働き

人間の生命にとって最も重要であり、強い陽気をもつ心《しん》は、五臓《ごぞう》と六腑《ろっぷ》すべてを統括するリーダー的存在です。※1

五臓にはそれぞれに固有の機能があり、相互に影響し合いながら私たちのからだの働きを維持していますが、そんな五臓を調和させ、まとめてくれているのが心《しん》です。その働きは生理機能だけでなく、人間の感情や思考、意識、判断力や記憶力といった精神（脳）活動にまで及びます。

また心《しん》は血脈を司り、血《けつ》を全身に巡らせる働きをしています。※2

肝《かん》が血を貯めて血流量を調節する蔵であるならば、心《しん》は血を全身に送り出すポンプのようなものです。血脈（血管）を通して他の臓腑をはじめとするからだの各所へとくまなく血を流します。心《しん》の働きが安定していれば脈拍は正常に、血の巡りも滑らかに行われます。

心

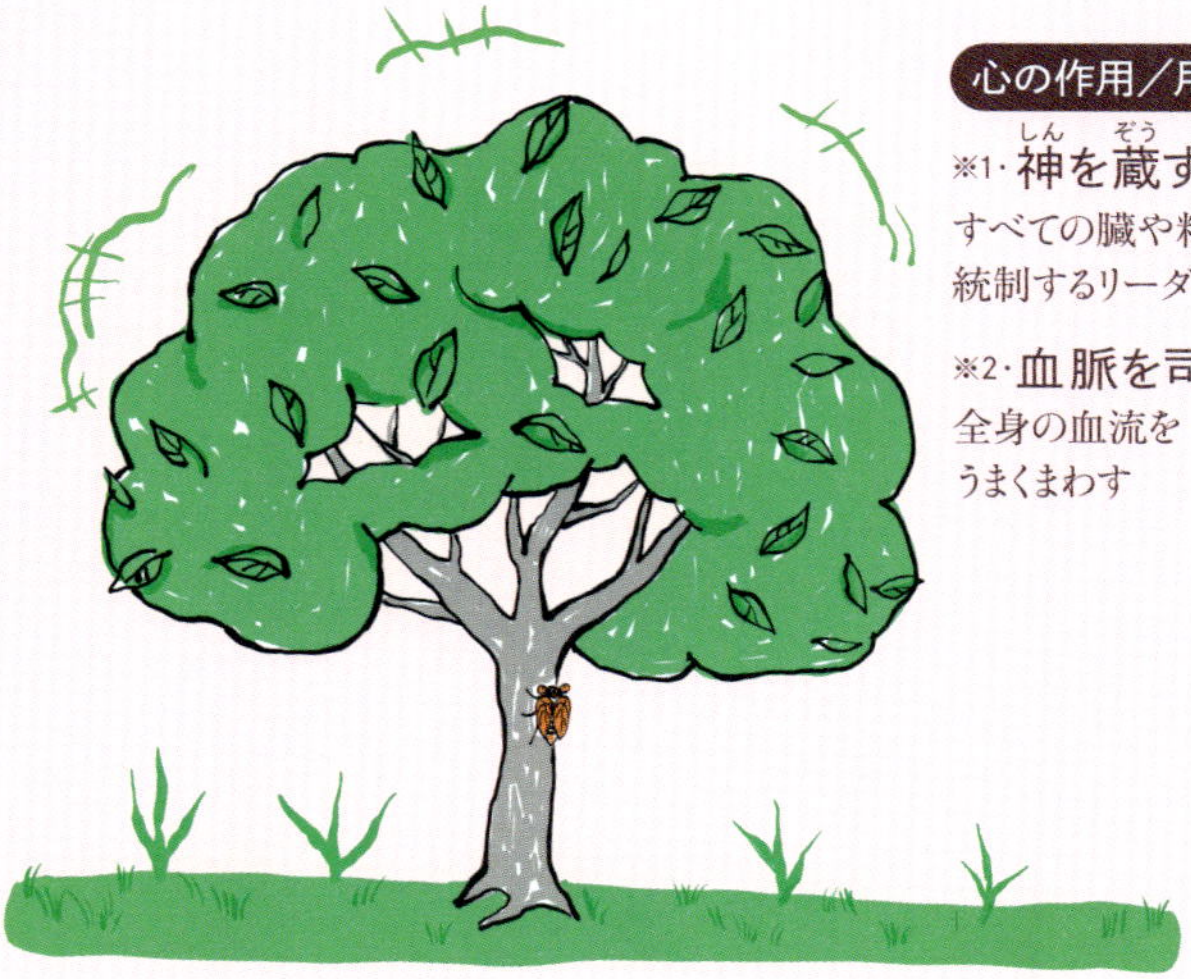

心の作用／用語解説

※1· **神《しん》を蔵《ぞう》す**
すべての臓や精神を統制するリーダーの働き

※2· **血脈を司る**
全身の血流をうまくまわす

心《しん》に相応するのは

「季節」

心は立夏から8月の最も暑い夏季に相応しています。陽気というエネルギーが貯まりやすくなり、木々が成長スピードを上げてぐんぐん伸びるように、からだもよりアグレッシブに活動できるようになります。

「時間」

心に対応する時間は午前11時から午後1時になります（六腑の小腸は午後1時から3時）。血の循環が良くなる時間帯です。ランチ後などに30分までであれば昼寝をするのもいいでしょう。血の流れを整えることができます。

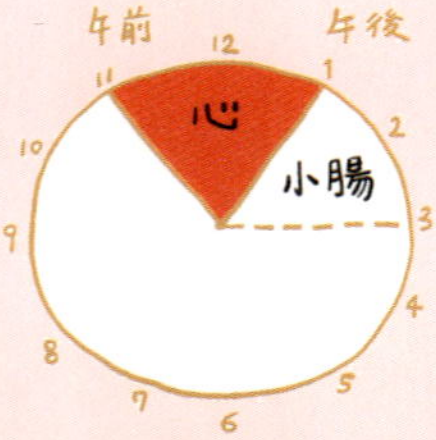

「五行《ごぎょう》」

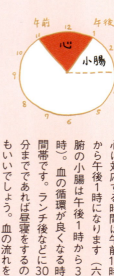

心

症状

心の状態はまず肌の色ツヤに表れます。また、不安感や不眠、うつといった精神的な問題が出ることも。さらに心は血脈を司っていることから、高血圧や動脈硬化、心筋梗塞といった循環器系の病気などにつながる恐れもあります。

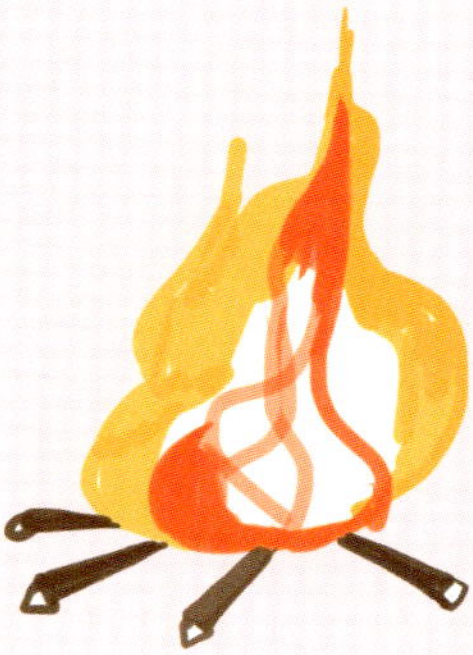

心は「火《か》」に相応するとされます。火が過ぎると気や体液が消耗して体調を崩しやすくなり、さらに火には上に向かって燃えさかるという上昇性があるため、顔や舌、目などからだの上部に症状が表れやすくなります。

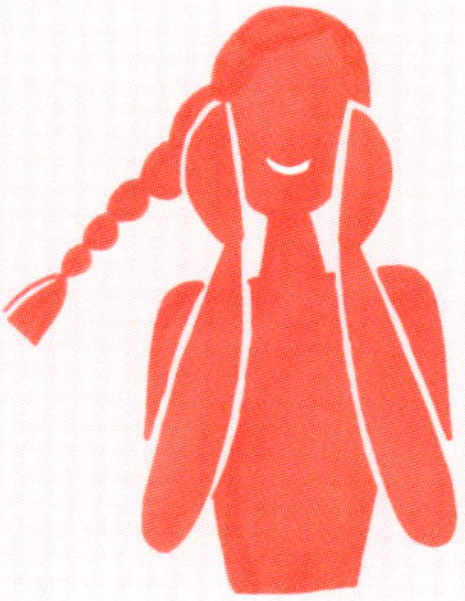

感情

「喜ぶ」「楽しむ」という感情は心身にとって大切ですが、テンションが上がり過ぎたり、長く続き過ぎると気・血の巡りが変調を来し、心の働きを損なうことに。感情の病であるそううつ病がそれといえるでしょう。

「体液」

体液で心の影響を受けているのは「汗」です。心の働きが正常であれば夏場の暑いときや運動後にほどよく発汗されますが、心が弱くなっていると、汗がまったく出ない、あるいは必要以上に大量の汗をかくことになります。

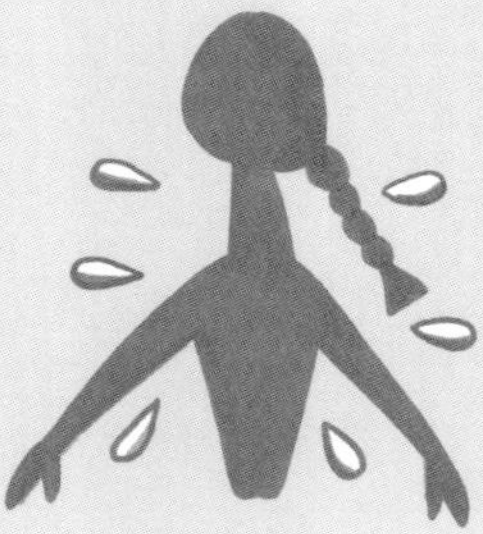

「五《ご》労《ろう》」

視る（見る）という行動は、心に影響を与えます。たとえばパソコンに何時間も向かっている、テレビを見過ぎる、スマートフォンの使い過ぎなど、過剰に視ることを続けていると、次第に心のパワーが弱くなります。

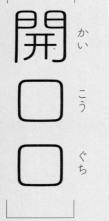

「開《かい》口《こう》口《ぐち》」

「五色」

心は赤に属します。たとえば心のバランスが崩れると、顔が赤く、舌先も真っ赤になるなど、赤色が判断材料に。またトマトやクコの実などの赤い食材は心の働きを良くするとされています。

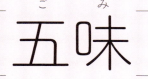

心は舌とつながっています。話すといった舌を使う行動は心が支配し、舌の先を見れば心の状態が分かります。心熱があるときは舌先が赤くなっています。

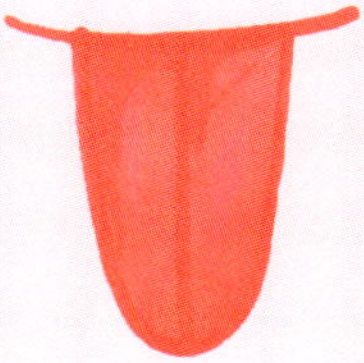

「五主《ごしゅ》」

心は血脈を司り、全身にくまなく血を届ける働きを担います。

「五味《ごみ》」

心の働きを促すのは苦味です。からだに貯まった余分な熱を冷まし、心によるイライラや不安感を抑えるためにも有効。とくに心に負担のかかる夏の暑い時期には苦味がからだの調整をしてくれます。

こんな生活習慣の人は要注意！

✓いつも真面目な頑張り屋さん

何ごとにも真面目に取り組んで手を抜けない人、仕事や勉強に神経質なほど熱意を注ぐような人は、心のエネルギーを消耗しがちです。人とたくさん接しているような人はとても気を使っていますから、心が疲弊してしまいます。疲れ過ぎて呼吸が浅くなってしまっているときなどは、血の巡りが悪くなり、心が弱っている証拠です。

✓年齢に関わらず物忘れがひどい人

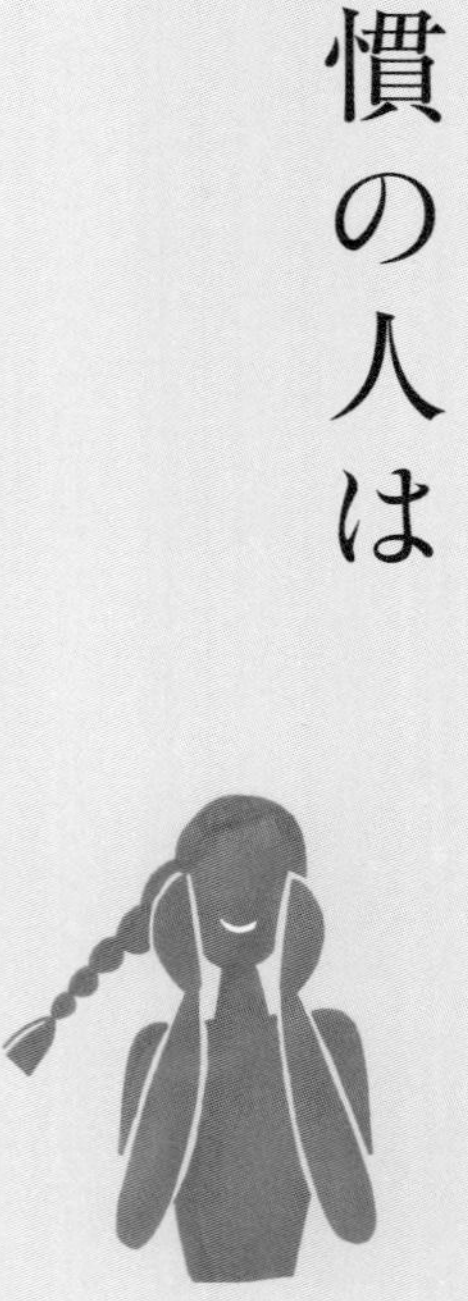

ちょっとしたことが思い出せない、忘れ物が多いなど、年齢に関わらず物忘れがひどい人は心に原因があるかもしれません。記憶することは脳による働きですが、脳の活動をコントロールしているのは心です。心の働きが低下すると、記憶にまつわる脳の働きも低下してしまいます（また、腎が弱っていることも認知症の原因になります）。

心

✓ 眠りが浅く、夢をよく見る人

心が弱っている人はよく夢を見ます。疲れているのに深く眠ることができない、睡眠で疲れがとれないという辛い状態を招きます。その原因はストレスや過労によって心が疲弊し、さらには精神活動を司る心の働きを安定させるのに必要な気や血が不足するため。情緒が不安定になり、睡眠にも悪影響を及ぼすことになります。

✓ 汗っかき、またはほとんど汗をかかない人

それほど太っているわけでもないのに、大汗をかく人は、心の機能の問題を疑ってみましょう。そして反対にまったく汗をかかないという人も、心の働きに狂いが生じている証拠です。夏の暑いときや運動後、入浴後など、出るべきときにきちんと汗が適度に出ることが最も好ましい状態といえるでしょう。

心《しん》が弱ってくると

☑口内炎ができやすい

強い陽気をもつ心がうまく働かなくなると、体内に熱がこもります。こもった熱はからだのなかで上昇し、その熱が口内炎という炎症を起こすことになります。

☑胸がモヤモヤしてスッキリしない

心に熱がこもった状態は精神にも悪影響を及ぼします。胸がモヤモヤしたり、焦燥感にかられていてもたってもいられない気持ちになったり、何をしてもスッキリしない状態になることも。

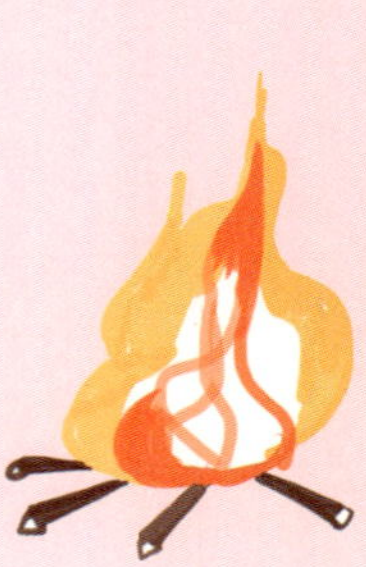

心

血の流れが悪くなり顔のツヤが失われる

血流を司る心の状態は顔の色ツヤにそのまま反映されます。心が正常なら血色が良く、イキイキとした顔色に。心が弱れば血の巡りが悪くなり顔色は白っぽくなりツヤもなくなります。

強い倦怠感《けんたいかん》があり疲れがとれにくい

汗のかき過ぎや水分不足など、何らかの理由で血の流れが悪くなると、心の負担が大きくなり、オーバーヒートを起こすことに。それが疲労や倦怠感となって表れます。

夏の暑さに弱くなり、体調を崩しやすい

心は季節でいえば夏に相応しますが、心が弱るとからだの内側に熱がこもるため、外気の暑さに対応できなくなり、イライラや精神的な不調を招き、体調を崩すまでにいたります。

動悸《どうき》や息切れ、めまいから不整脈まで

血管を介して血を全身に送り届ける心が弱ると、循環器系に問題が生じます。脈拍や心拍動、呼吸などにも異常が発生し、動悸や息切れ、めまい、不整脈、動脈硬化といった症状が出ます。

☑ 情緒不安定になり不眠に陥ることも

心は、感情や意識のコントロールも行っています。ストレスや過労の他、夏の暑さなどによって心が疲弊すると精神的にも乱れが生じ、情緒不安感になったり、不眠を招くことも。

☑ 赤ら顔になり、のぼせが強くなる

心は五行の「火」に属し、熱になりやすいという特徴があります。熱は上昇する性質があるため、熱が顔にこもり赤くなります。夏場はのぼせにも注意が必要です。

☑ 舌の先が赤くなる

舌は心とつながっているため、心の状態を確認できる絶好のチェックポイントです。ストレスや疲労など何らかの原因で心が弱り、熱がこもっているときには、舌先が真っ赤な状態になります。

☑ ろれつがまわらない、うまくしゃべれない

とてもショックな出来事があったとき、心はダメージを受けます。すると心と相応する舌の運動にも影響が出て、うまくしゃべれなくなるといった言語障害が起こりやすくなります。

心

味覚異常を引き起こす場合もあり

言語障害と同じく、心の機能の低下により味覚を感知する舌の機能が麻痺して味覚異常が起こります。素材の香りや味が分からない、料理が楽しめないという症状も表れます。

からだの中の火が足りず手足が冷えることも

心は多くのエネルギーを必要とするため、それらの材料となる気・血が不足すると、熱が維持できなくなり手足が冷えます。それは火が足りないためで、夏場の冷え性などはこれが原因です。

尿が赤っぽくなる！

心は六腑の小腸とつながっています。飲食物を分別して不要なものを膀胱や大腸に送りますが、心の調子が悪いときには小腸も影響を受け、尿が濃くなったり、赤っぽくなることも。

高血圧や心筋梗塞《こうそく》など循環器系に要注意

血の流れを司る心が弱ると自ずと血の巡りが悪くなり、循環器系に問題が生じます。高血圧をはじめ心筋梗塞や脳梗塞、あるいは精神疾患にいたるまでさまざまな病気の引き金になります。

心《しん》を守り活かすためには

五臓《ごぞう》を統括する心《しん》は、からだの中心の役割としてとても重要になります。そのため、血《けつ》の巡りを良くして心《しん》の負担を減らす、心《しん》の機能を消耗させるストレスを減らす、また、体内に熱を溜め込まないようにすることなどが大切です。とくに夏場は心《しん》の動きが活発になりますから、うまくその熱を冷ますなど、熱を上手にコントロールすることが必要になります。

しかし、夏場のクーラーによる冷やし過ぎには注意。血流が悪くなるため、心《しん》を弱めることになります。夏場も入浴して適度に汗を流すといいでしょう。

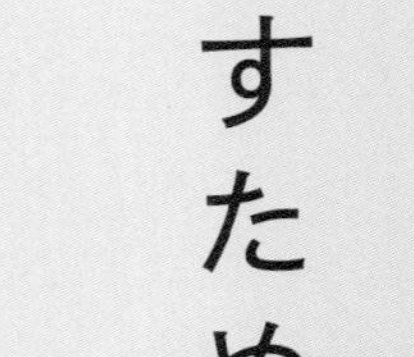

心

からだを動かし、エネルギーを適度に発散させる

体内にこもりがちな熱を発散させるためには、適度に汗をかくことが必要です。とくに夏場は暑いからとからだを動かさずじっとしてばかりはいけません。比較的涼しい時間帯を選んでウォーキングなど軽い運動を取り入れてみましょう。

上手に気分転換をすることで、心《しん》を緩ませる

人間関係の神経の使い過ぎは心を消耗させます。一人の時間を設ける、夜寝る前はパソコンやスマホから離れるなど、心を緩めるクセをつけましょう。また、イライラしたら深呼吸を行う、ストレッチをするなど、自分なりの気分転換の方法を見つけましょう。

十分に睡眠時間をとる

血の巡りを良くする最も簡単な方法は、睡眠です。疲れがとれにくい、倦怠感があるのは心が疲弊した証拠。血の巡りも悪くなっています。血の巡りが良くなれば、気の巡りもスムーズになり、結果、疲れがとれる＝心の働きが回復することになります。

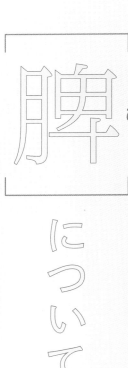

「脾《ひ》」について

すべての栄養を最初に吸収する

脾の働き

植物が美しく花を咲かせるために豊かな土壌が必要であるように、私たち人間が健やかに生きるための大事な基盤となる場所、それが脾《ひ》です。

脾《ひ》は、胃《い》と一体となって消化吸収を司ります。飲食物から栄養を取り出し、気《き》や血《けつ》、水《すい》（津液《しんえき》）につくり変えて運び出します。[※1] このとき必要なものと不要なものを仕分け、必要なものはエネルギーに、不要なものは体外に排出するという根本的な働きも担います。そして脾《ひ》は、ここでつくられた気・血・水（津液）をいったん肺《はい》へと持ち上げてから全身に運びますが、[※2]この持ち上げるという働きには、重力に逆らうように内臓を正しい位置に収める、脂肪が垂れないように持ち上げるといった力もあります。

脾《ひ》はさらに血が血脈から外へと漏れることを防ぐように統制する働きも担っています。[※3]

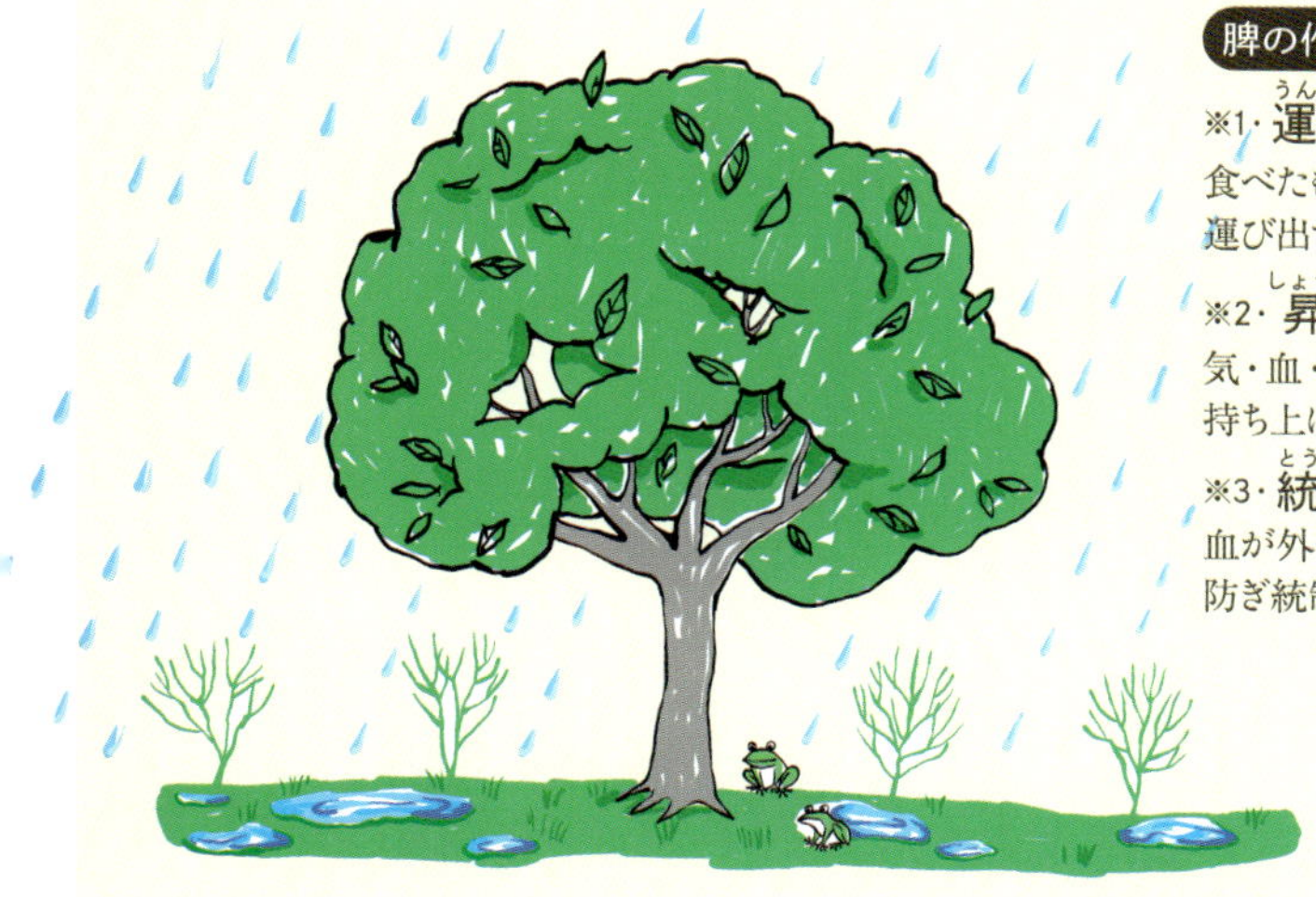

脾の作用／用語解説

※1・運化《うんか》作用
食べたものを変化させて運び出す

※2・昇清《しょうせい》作用
気・血・水（津液）を上に持ち上げる

※3・統血《とうけつ》作用
血が外へ漏れるのを防ぎ統制する

脾《ひ》に相応するのは

季節

脾は夏から秋の間の長夏に属します。梅雨を含む季節の変わり目であり、脾は気温や湿度の変化に敏感に反応する性質をもちます。また各季節のはじめの18日間も気候が移り変わるときであり、脾の養生が必要とされます。

時間

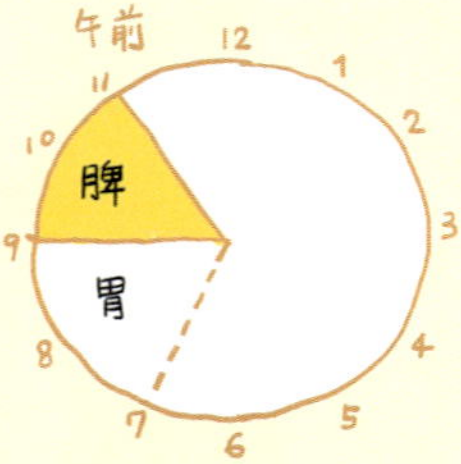

脾に対応する時間は午前9時から11時。また脾とペアになって働く六腑の胃の時間は午前7時から9時です。なので、毎日からだに必要な栄養を取り込むためには遅くとも9時前までに朝食を摂りましょう。

五行《ごぎょう》

症状

脾は過度な湿気や熱に弱いため、梅雨の時期や季節の変わり目になるとだるくなったり、頭が重くなりがちです。また脾が弱っていると消化吸収力の低下、不正出血による不調、美容面では顔がたるんだりお腹周りが太ってきたりします。

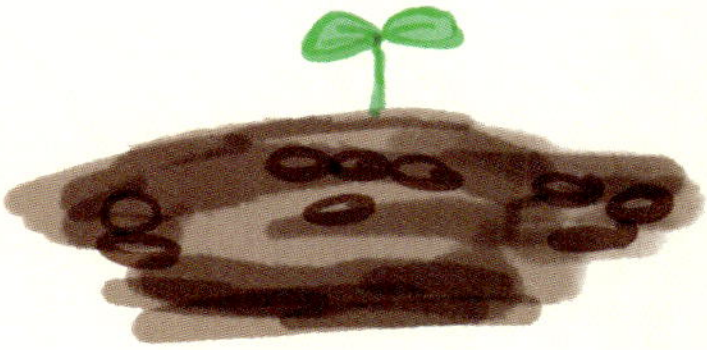

脾は「土《ど》」に属します。土壌が豊かであればこそ草花は美しく咲き、実をつけることができるように、脾・胃が健康であれば、エネルギーとなる気・血を十分に生み出し、からだ中に送り込むことができます。

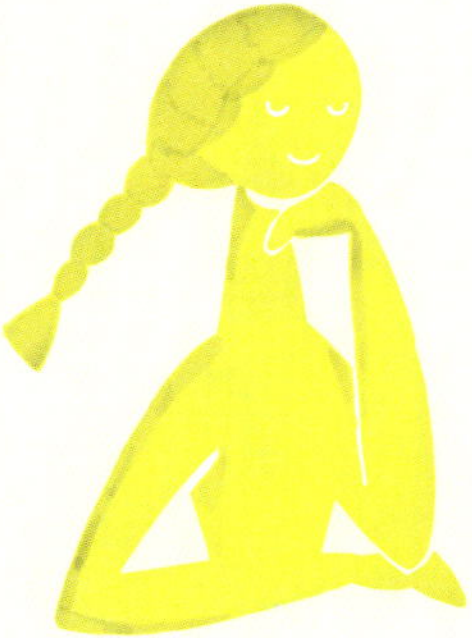

感情

脾と相応する感情は「思」で、思考をすることを指します。ところが、いらないことを過剰にくよくよ考え過ぎると、脾は疲弊します。また、脾が弱ると考え過ぎることになります。

「体液」

脾の液は「涎《よだれ》」です。脾が正常であれば口中は涎でほどよく潤い、食事をしたときにも食べ物がスムーズに流れ、胃での消化も促されます。脾が弱ると口の中がひどく乾いたり、反対に涎がダラダラと出ることに。

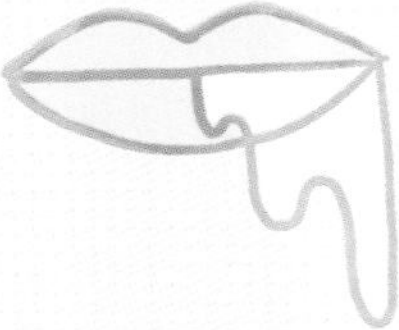

「開《かい》口《こう》口《ぐち》」

「五《ご》労《ろう》」

仕事などで長時間座り続ける、あるいは同じ体勢で座り続けテレビを見るなど、継続的に「座る」という行為をする人は脾が弱ります。座り続けることにより、脾と経絡（P１４０参照）でつながるそけい部にも老廃物が詰まってしまいます。

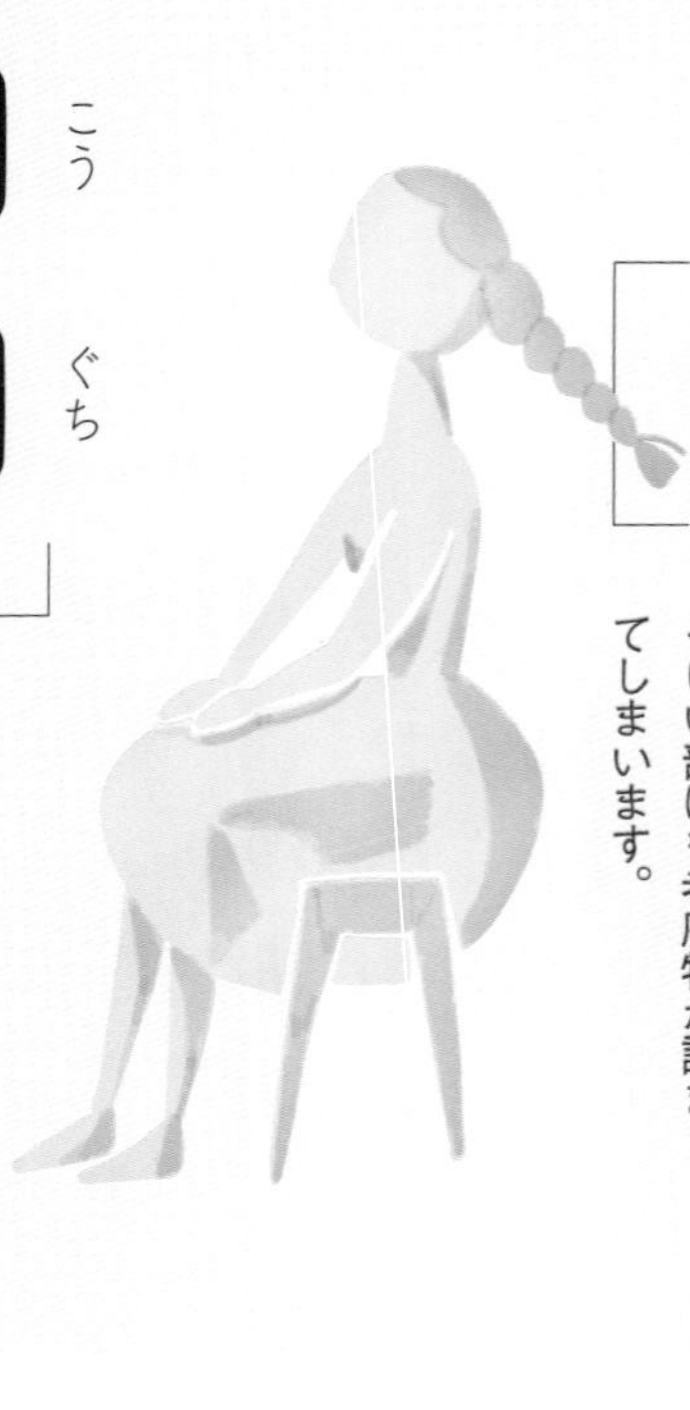

脾

五色

脾は黄色に属します。たとえば脾の機能が低下したり、障害が起きると肌色が黄色っぽくなるなどの症状が表れることになります。一方、さつまいもやとうもろこし、大豆など、黄色い食べ物には脾を癒やす効果があります。

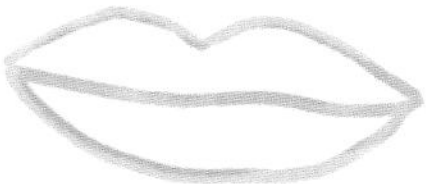

食べ物からつくり出した「精」を運ぶ脾とつながっているのは「口」と「唇」。口は唯一、外部からの栄養を取り込めるところです。正常なら食べ物をおいしく感じ、唇の色ツヤもいいでしょう。

五主《ごしゅ》

脾は肌肉《きにく》を司ります。肌肉とは皮膚と筋肉の間にある脂肪に相応します。

五味《ごみ》

甘味には脾の働きを促す作用があります。そのため脾が弱っているときは甘いものが欲しくなりますが、自然の甘味でないものや、摂り過ぎには注意。普段から甘いものばかりを摂っていれば脾だけでなく腎の働きも弱ることになります。

こんな生活習慣の人は要注意！

朝食を摂らない人

脾・胃は気や血をつくる場所であり、活発に働くのは胃が午前7時から9時、脾が午前9時から11時です。この時間帯に気・血の〝もと〟となる飲食物が脾・胃になければ気・血をつくることができません。朝食を摂らないと脾・胃が弱ることはもちろん、エネルギーをつくり出せずに、からだ全体の機能が低下することになります。

デスクワーク中心で思考系の仕事をする人

事務系やエンジニアなどデスクワークで長時間座り続けることを余儀なくされる人は、脾の働きが損なわれます。過剰に「座る」ことで脾にダメージを与える五労に加え、脾の機能を弱らせる「過剰に考え込む」という感情も加わるため、ダブルパンチ。また脾は脂肪の張りにも関係し、座りっぱなしはお腹周りが太る要因にも。

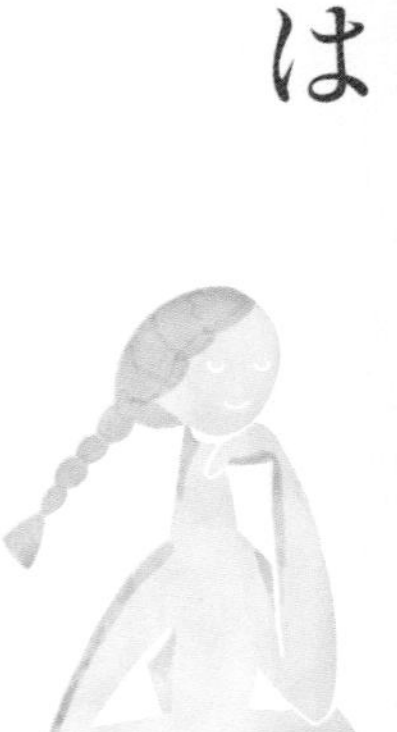

1週間以上、月経血が出続ける人

一般的に生理は1週間ほどで終わりますが、それ以上経ってもダラダラと月経血が出続ける人や出血量が異常に多いという人は、脾の働きが低下しているサイン。血の流れをまとめて抑える力が弱まっていることが原因です。ちなみに梅雨時期になると月経に何らかの問題が生じる人が多いのは、脾が湿気の変化に弱いためです。

食べても満たされない、または食欲が湧かない人

消化吸収を担う脾の状態が正常でなくなると、食べてもなかなか満たされず食べ過ぎてしまったり、反対に食欲がまったく湧かないなど、食欲に何らかの異変が生じます。また、脾は食べ物を取り入れる「口」と密接な関係にあり、脾が弱っている場合、いくら大好物であっても、おいしいと感じることができなくなります。

脾《ひ》が弱ってくると

✓ 季節の変わり目になると体調を崩しやすい

脾は湿度や気温の影響を受けやすい性質があります。脾の働きが弱っていると季節の変化についていけず、風邪やめまい、下痢、ニキビなどさまざまな不調に悩まされることになります。

✓ お腹周りの肉が垂れてぽっちゃりする

脾には持ち上げる力がありますが、脾が弱くなれば必然的に、お腹周りの脂肪にハリがなくなり、垂れて、たるみとなり、腰周りにも脂肪がつきやすくなります。

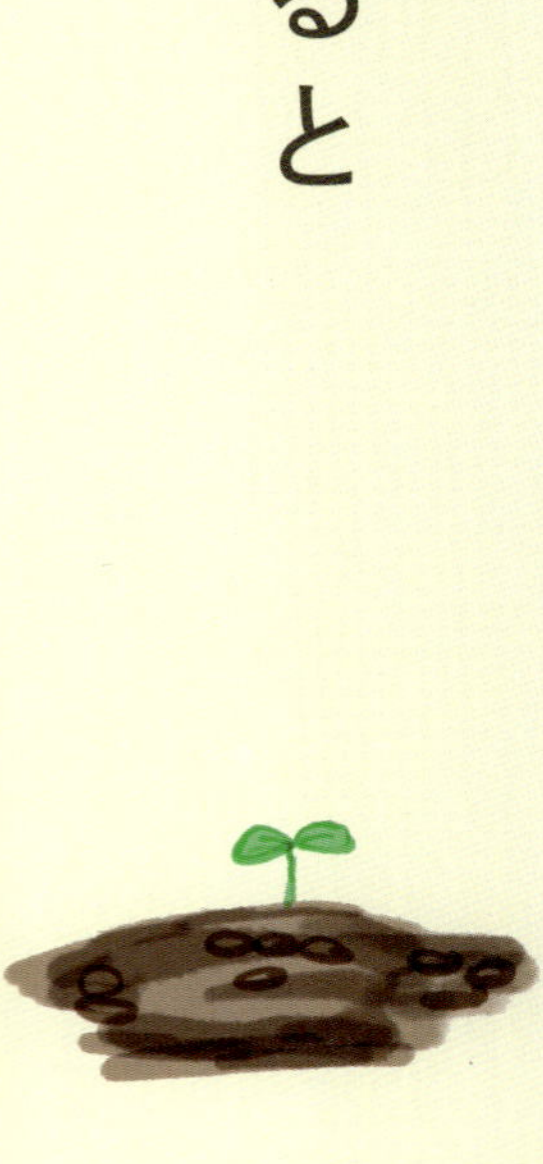

脾

たるみやほうれい線で、年齢よりも老け顔に

脾の機能低下によって垂れ下がるのはお腹周りだけではありません。顔でいえば頬の肉が落ちてきたり、さらに毛穴が広がるなど、たるみも出てきます。

鼻血が出やすくなる

脾が弱い人は鼻血がよく出ます。血の流れをまとめる作用がうまく機能せず、血が脈外へ漏れてしまうからです。ほかにも血便や血尿といった不正出血もまた脾の不調が一つの要因です。

痔になりやすい

便秘や下痢など痔になる原因はいくつかありますが、もとをたどれば脾の機能低下が原因。水分代謝が乱れて消化系に問題が生じたり、さらに血が外に漏れたりして痔になりやすくなります。

むくみやすくなる

脾は飲食物から水分を吸収し、肺を通じて全身に運ぶ働きを担っています が、脾が弱くなればこの機能が低下。処理しきれなかった水分がからだのなかに溜まり、むくみとなります。

梅雨の季節になるとからだが重く、だるい

梅雨や台風など湿気が多い時季に頭やからだが重くなるのは、脾が湿気に弱いため。水分代謝がスムーズに行えていないからです。関節に痛みを感じたり、冷えやすくもなります。

下痢、軟便、消化不良など消化器系のトラブルに

日々、飲食物の消化吸収を繰り返す脾がうまく働かなくなると、当然ながら消化器系に問題が生じます。下痢や軟便など便通がすっきりせず、また腹痛になることも。

口の中がネバネバする

脾の開口は口です。脾の働きが低下すると水分代謝がうまくできないため、口の中が粘ついたり、苦味が出たり、口臭がすることも。さらに吐き気をもたらすこともあります。

ニキビは脾の弱りが原因

長夏になると湿気に加えて暑さが加わります。この時季に脾の働きが低下すれば、本来なら体外に排出されるべき水分や熱が体内にこもりやすく、ニキビや吹き出物が出やすくなります。

やる気や元気が出ない無気力状態になる

消化吸収を担う脾・胃の働きが鈍くなると、飲食物から栄養やエネルギーをつくり出す機能が低下するため、やる気が出ない、元気が出ない、無気力といった状態になります。

口の周りに不調が表れる

食べ物を取り入れる口は消化吸収を司る脾・胃と密接な関係にあるため、脾・胃が弱っていると口の周りに吹き出物が出たり、口角が割れやすく切れるなどの不調が表れます。

唇の皮がよくむける、唇の色が悪い

脾・胃の調子は唇にも表れます。唇の荒れがひどくなったり、血色がなくなったり、また唇の皮がむけやすいといった症状が出るときも脾・胃の機能低下が認められます。

ゲップやおならがよく出る

お腹にガスが溜まって苦しい、おならがよく出るというのも脾の機能が低下したサインです。また、胃が弱っていると、ゲップが出る、吐き気がするなどの症状が表れます。

脾

脾《ひ》を守り活かすためには

五臓の中で脾《ひ》・胃《い》は、食事からの影響を最も受けやすい場所。脾《ひ》にダメージを与えるような食べ物を避けることが重要なポイントです。ストレスや過労、睡眠不足など脾《ひ》に負担がかかるような生活習慣も見直すようにしましょう。

また湿気の多い長夏《ちょうか》（梅雨）はダイエットには不向きです。季節とからだの変わり目でもありますから下手にダイエットをすれば脾《ひ》がバランスを崩して、気《き》や血《けつ》の巡りが悪くなり、逆に太りやすくなることに。水分代謝も落ちるので水をたくさん飲むようなダイエットには向いていません。

□朝食は必須。遅くとも9時までに食べましょう

何より重要なのは朝食です。脾・胃が活発に動く時間帯にエネルギーや潤いのもととなる飲食物が不足すれば、脾はきちんと働くことができません。食べる時間も大切。遅くとも胃の時間である午前9時までには食事をすませるようにしましょう。

□冷たいもの、油っこいもの、水分を摂り過ぎない

脾の働きを弱める一番の悪因は冷たいものの摂り過ぎです。冷たいものが欲しくなる夏場でもできるだけ常温のものを。また油っこいものや甘いもの、味の濃いもの、水分の摂り過ぎも脾・胃の負担になります。

□脾《ひ》とセットで働いてくれる胃《い》の養生も忘れずに

長夏（梅雨）に限らず季節の変わり目に体調を崩す人は、胃の調子が悪い場合がほとんどです。胃の調子を整えるためには消化に負担がかからず、胃がきちんと吸収できるような食事をすること。一番のおすすめはお粥です。

「肺《はい》」について

大事な呼吸を通じて気《き》を巡らせる
肺の働き

肺《はい》は、私たちのからだに重要な「気」を司ります。

まずは呼吸を通じて、古くなった濁気《だっき》を吐き出し、新鮮な清気《せいき》を取り入れて、からだのなかの気を入れ換えます。このとき肺《はい》は、清気のなかの異物を取り除くフィルターとしての役目も果たします。

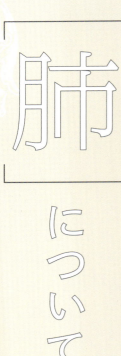

体内に取り込まれた清気は、脾《ひ》で運ばれた、エネルギーの素となる精《せい》をのせて、すべての臓腑や器官に運ばれてそれぞれの機能を助け、さらに気道や皮膚にまで送られて潤いやバリア機能を高めてくれます。

また肺《はい》には体内の水を動かす働きも。水道管のような管がからだ中に張り巡らされていますが、体液を巡らせる作用によって余分な水分を汗にして体外に排出したり、不要となった体液を腎《じん》に引き下ろすなどして水道の流れが滞らないようにしてくれているのです。

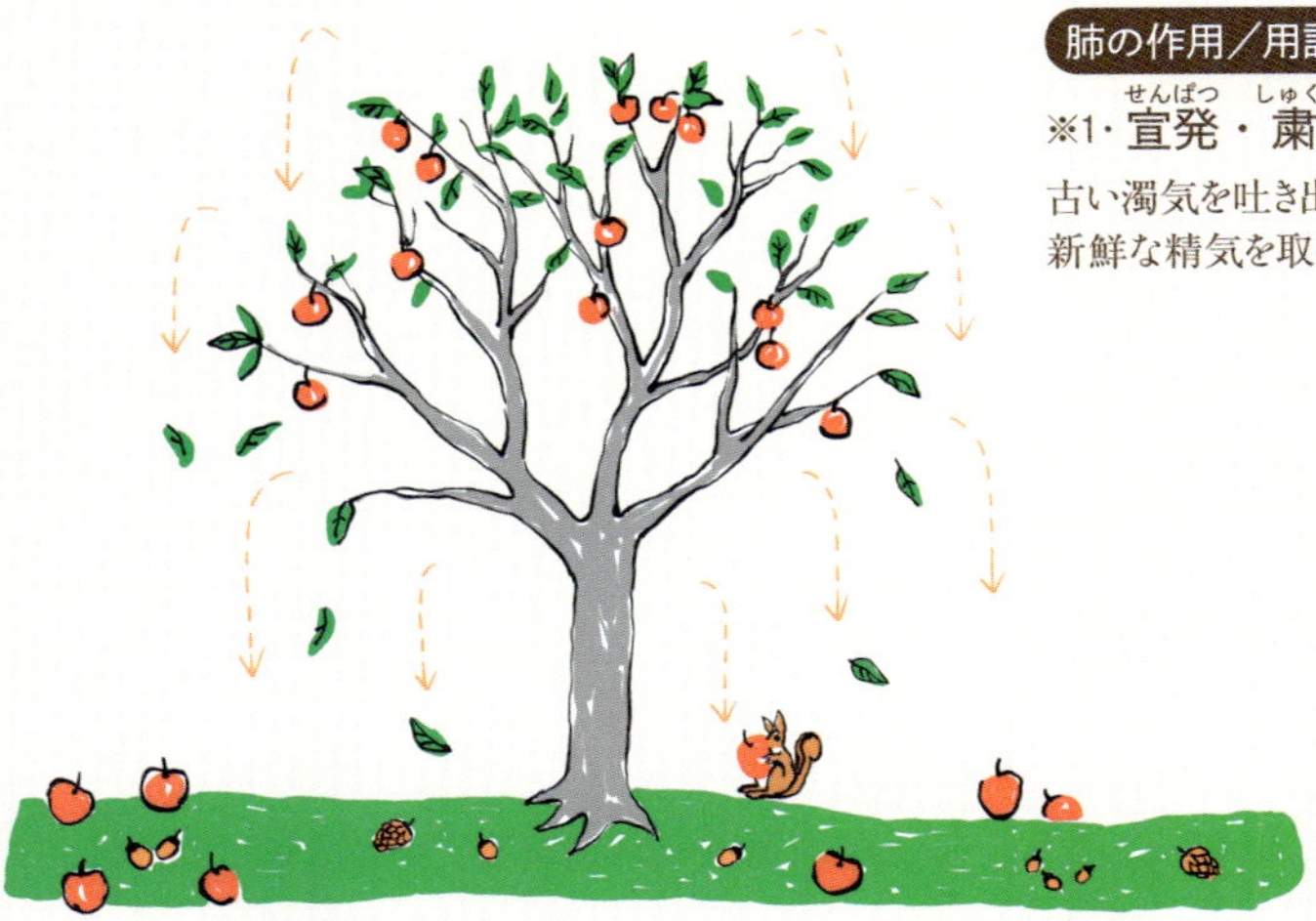

肺の作用／用語解説

※1・宣発《せんぱつ》・粛降《しゅくこう》作用

古い濁気を吐き出し、
新鮮な精気を取り入れる

肺《はい》に相応するのは

季節

肺は立秋から11月に属します。陽気に溢れ、植物がいきいきと成長する夏と比べ、秋はそれが実りとなり収穫され、また大気が落ち着き、枯れ葉になる季節。空気が乾燥するため肺の機能も弱くなりがちです。

時間

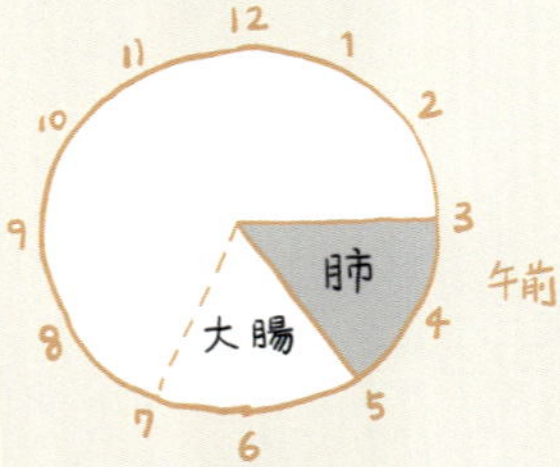

肺に対応する時間は、真夜中の午前3時から5時（六腑の大腸は午前5時から7時）。この時間にきちんと睡眠をとること。寝ている間にはホコリや濁気を溜め込みやすいので、朝起きたらまずは新鮮な空気をたくさん吸い込みましょう。

五行《ごぎょう》

肺

症状

肺は呼吸などを通じて体内の空気を入れ換える働きをします。肺が弱ると咳やぜんそく、肺気腫など呼吸器系に問題が生じやすくなります。さらに肺は六腑の大腸とも通じ免疫力を司るため、アトピーや花粉症などの原因にも。また乾燥に弱いので肌や鼻、のどなどの不調にも影響あり。

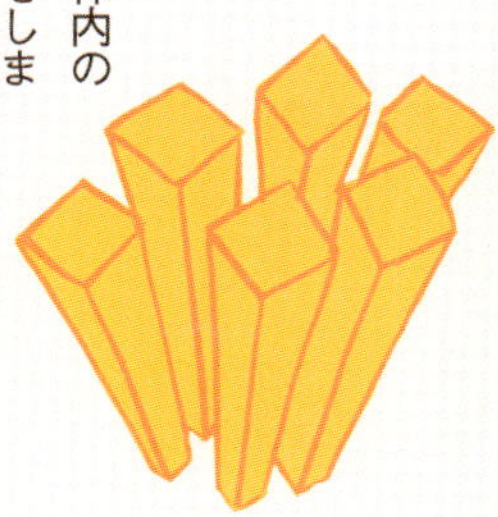

肺は「金《ごん》」に属します。金は清粛《せいしゅく》（不純・不正なものを含まないさま）、収斂《しゅうれん》（縮む）の気をもっています。これは肺が正常に伸び縮みすることで不純物のない新鮮な空気を取り入れる働きと相応するとされます。

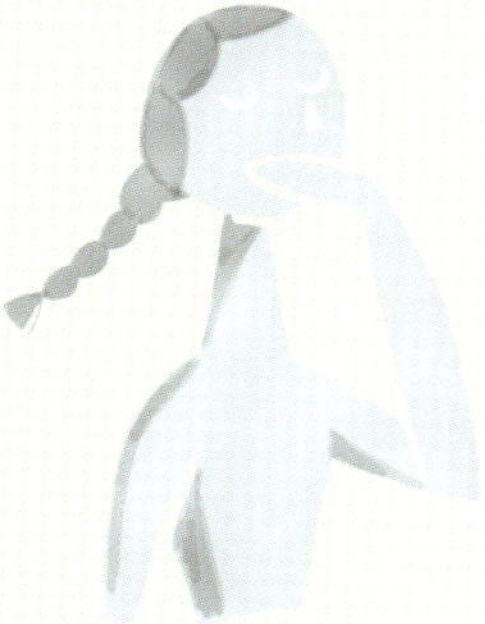

感情

肺は「悲しみ」「憂い」の感情に属しています。秋になるともの悲しくセンチメンタルな気分になったりするのは、肺による影響です。また、悲しみや憂いが過ぎるのは肺の機能を低下させます。

「体液」

肺の開口口が「鼻」であるように、肺の液は鼻水です。肺が正常であれば、ほどよい鼻水によって鼻穴が潤い、異物の侵入を防ぐことができますが、異常が出れば鼻水が出たり鼻が詰まったり、乾燥して痛くなるといったことに。

「開《かい》口《こう》口《ぐち》」

「五《ご》労《ろう》」

長時間寝る、寝たきりになるなど過剰に「寝る」という行動は、肺の機能を低下させ、気の巡りを損ないます。また肺の働きが悪くなると寝ている間に咳が出る、息苦しくなるなど呼吸器系の病状を引き起こします。

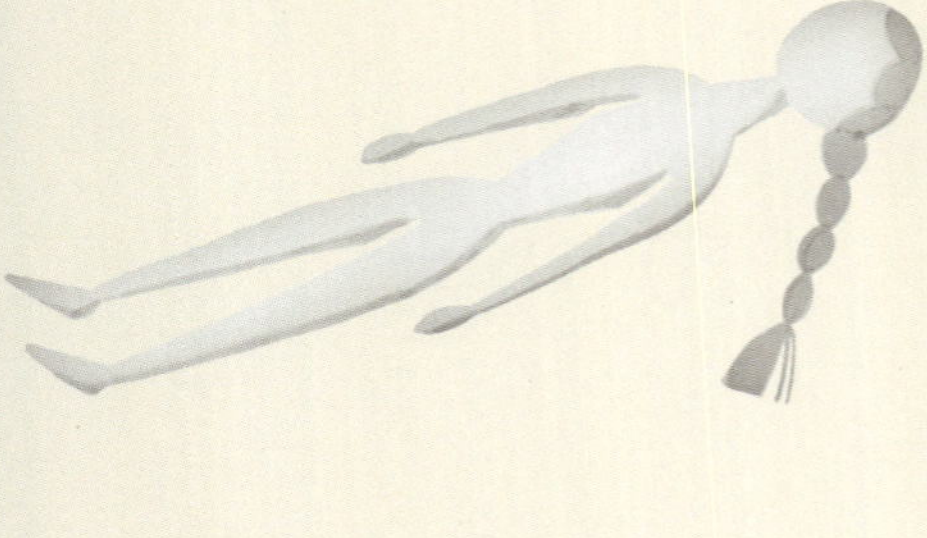

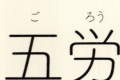

肺と密接な関係にあるのは「鼻」です。古くなった濁気を吐き出し、新鮮な酸素を取り入れるために活躍してくれます。

五主《ごしゅ》

肺は皮毛《ひもう》（皮膚とうぶ毛に相応）を司り、肺の働きが正常であれば皮膚は潤いを保ちます。

五色

肺は白に属します。肺の機能が弱まっている人は、肌が乾燥してかさつき、顔色が悪く、白っぽくなります。一方、白い食べ物は肺を潤す作用があります。豆腐や大根、米、白豆、冬瓜などがおすすめです。

五味《ごみ》

肺の働きを促すのが辛味です。気や血を巡らせる作用や、発汗を促す働き、さらに呼吸器系の機能も高めます。肺の不調による風邪には辛味大根がおすすめです。ただし、摂り過ぎは肝を弱めることに。

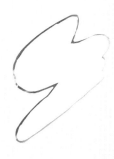

こんな生活習慣の人は要注意！

秋から冬にかけて、風邪を引きやすい人

風邪を引きやすいのは免疫力の低下が原因とされますが、免疫力は肺による働きが大きな要因です。肺が弱っていれば、皮膚や粘膜のバリア機能が失われ、細菌やウイルスなどの侵入を許すことになります。とくに乾燥しやすい秋から冬にかけて風邪を引きやすい人は肺が弱っていると考えられます。

言いたいことが言えない、声が小さい人

肺の機能が正常なら呼吸は正しく行われ、全身の気も充実して、発声も力強くなりますが、肺が弱くなっている人は呼吸がうまくできず、咳や痰《たん》、のどの乾燥などが起こり、声がかれたり、か細くなります。声が小さいと相手にうまく伝わらず、それが原因で言いたいことが言えない、といった状況に陥ることにもなりかねません。

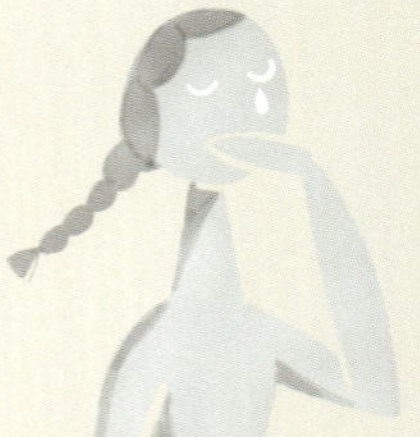

□スキンケアしているのに肌が乾燥してしまう人

肌の状態を管理しているのは肺と六腑の大腸です。気とともに体液を皮膚に巡らせ、肌をみずみずしく保ってくれているのです。肺の機能が低下すると肌が乾燥することに。たとえ高価なクリームや美容液をつけていても、肺が弱ったままの状態では、肌は乾燥しがちで潤いません。

□鼻が詰まっていて口呼吸している人

鼻呼吸であれば、鼻毛がフィルターとなって外気の汚れや細菌などを防いでくれますが、口呼吸だとダイレクトにそれらが入ってきてしまいます。また、濁気が歯についてしまうため虫歯になりやすくなります。乾燥する季節に鼻が詰まって口呼吸になると、肌の乾燥やぜんそくを引き起こすことも。

肺《はい》が弱ってくると

咳が出る、ひどい場合はぜんそくに

呼吸を司る肺の働きが悪くなると、まずは呼吸器官に異常が表れます。咳が出て、止まらなくなり、ひどい場合はぜんそくになることも。とくに季節の変わり目や乾燥する秋には注意。

鼻水が止まらず、鼻詰まりに悩まされる

肺は鼻を通して濁気《だっき》と清気《せいき》の入れ換えを行います。肺が正常に動いていれば鼻水がほどよく出て鼻腔内を潤しますが、これが異常になると鼻水の分泌量が多くなったり、鼻が詰まることに。

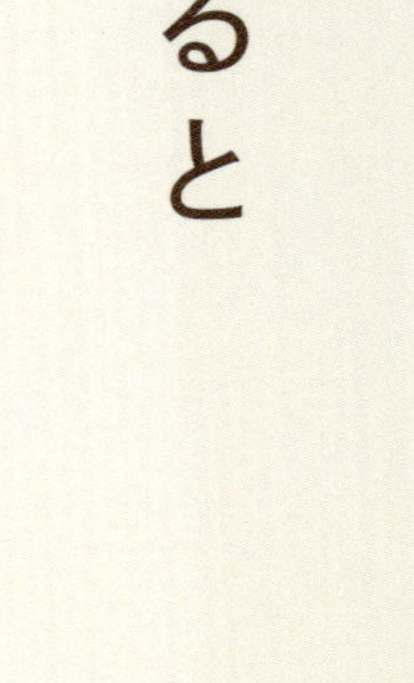

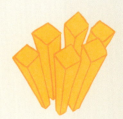

□痰《たん》がからみやすい

肺には体内の水を動かしてくれる働きがありますが、肺が弱ると水が滞り、溜まってしまいます。それが老廃物として腐敗すると、からだに不必要な痰《たん》になって悪影響を及ぼします。

□かゆみやニキビが出やすい

皮膚が乾燥してしまうと細菌などの外敵に負けてかゆみやニキビが出やすくなります。六腑の大腸にもつながっているので、免疫力が下がり、肌のトラブルが出やすくなります。

□手足の先など末端に冷えが出る

肺が弱っていると濁気と清気の入れ換えがうまく行われず、からだのすみずみにまで気が行かなくなります。そのため気・血が手足の先まで届かず末端が冷えてしまいます。

□落ち込んだりふさぎ込みがちになる

肺は「悲しみ」や「憂い」といった感情と深い関係にありますから、落ち込みやすい、元気が出ない、ふさぎ込みがちなどの状態は肺の機能が低下していることが原因かもしれません。

乾燥によって便秘にもなりやすい

便秘には脾・胃の消化吸収力の低下によるものと、肺の機能低下による乾燥が原因の場合があります。体内に潤いが足りずに便が乾燥して出にくくなってしまうのです。

背中がゾクゾクして悪寒がする

風邪にもいろいろ種類がありますが、肺が弱っているときに患う風邪は背中がゾクゾクとして悪寒がするようなタイプ。とくに秋から冬、肺は外気の影響を受けやすく、寒気に弱いので注意。

のどが乾き、ときに痛みを伴う

空気が乾燥する秋冬は呼吸器系のトラブルが多くなります。とくに外気に触れるのどは敏感に反応。乾燥が激しくなると痛みとなり、発熱することにも。

息切れがしたり疲れやすくなる

肺の機能が正常な場合、息をたっぷり吸い込み、深くゆったりとした呼吸ができますが、肺が弱っていると呼吸のコントロールが利かなくなり、息切れを起こしたり、疲れやすくなります。

花粉症の原因はバリア機能の低下

肺が司る気のエネルギーには私たちのからだを外敵から守るバリア機能があります。しかし肺が弱っているとこの働きも低下。花粉の侵入を許すことになってしまうのです。

肺の弱りによる潤い不足がアトピーも引き起こす

肺の機能が低下していると潤い効果が失われ、皮膚がカサカサに乾燥することになりますが、皮膚の強い乾燥はアトピー性皮膚炎を招くことにもつながります。

肩こりがひどくなる

一見、肺とは無関係に思えるかもしれません。しかし肺が弱くなると気の巡りが悪くなるため、自ずと血流も悪くなります。結果として血行不良となり、痛みを伴う肩こりになります。

背中や二の腕など上半身がブヨブヨに

肺には水（津液）を運ぶ働きがあります。脾・胃から運ばれた水を、気も司る肺が動いて全身に行き渡らせますが、この機能が低下すると上半身に水が溜まりブヨブヨすることに。

肺《はい》を守り活かすためには

秋の気配を感じるようになってきたら生活を見直しましょう。夏の暑さによって疲れたからだを養生し、より早寝早起きにすること。深く息を吸って、ゆっくり落ち着いて過ごすようにしましょう。

肺《はい》は潤いを求める場所でありながら、外気に触れやすい器官でもあります。乾燥や冷えがダイレクトに影響を及ぼすことになりますから、外気や外敵から守り、できるだけ乾燥させないようにすることがポイント。もちろん外出帰りのこまめなうがいなどで、菌やウイルスから守ることも大事です。

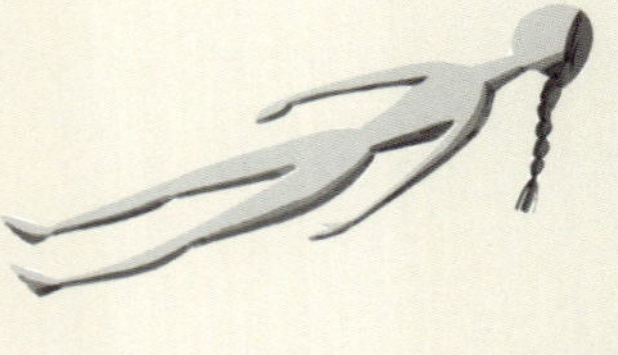

朝、窓を開けて部屋の空気を入れ換えて

睡眠中は体内に濁気《だっき》が溜まり、部屋の空気もよどみがちですから、朝起きたらすぐに窓を開けて空気の入れ換えをしましょう。これを毎日の習慣にしておくと、季節の移り変わりにも敏感に気がつくようになります。

深呼吸をクセにして、清気《せいき》をたっぷり吸いましょう

自然界から清気《せいき》というエネルギーをたっぷり吸い込むことが大切ですから、深呼吸をクセにしましょう。呼吸が浅い人は花の匂いをかぐことがおすすめ。花の精気で自然にスーッと深い呼吸ができるようになります。

外気や外敵から肺《はい》を守る工夫をする

秋になり空気が乾燥してきたら、乾いた空気から肺を守るためにうがいやマスクをしたり、加湿器をかけるなど工夫をしましょう。また、タバコは問題外です。

「腎《じん》」について

生命の素、生きるために必要なエネルギーを貯める場所

腎の働き

腎《じん》は〝生命の素〟を貯蔵する場所。生命の素とは、成長や発育、生殖といった人間の根本的な活動に必要な精《せい》（エネルギー）であり、人間は誰しも親から受け継いだものをもちつつ、飲食物の栄養や水分で日々補充しながら生命活動を維持しています。そんな精《せい》をつねに保管しておく場所が腎《じん》です。※1

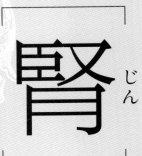

また全身の水分代謝も行います。脾《ひ》が水《すい》（津《しん》液《えき》）をつくって運び、肺《はい》が巡らせ、最終的に体内で使われた水は腎《じん》に運ばれます。そこで利用できるものは再吸収し、不要なものは膀胱《ぼうこう》に運んで尿に排泄するという調整役を果たします。

また腎《じん》には肺《はい》で吸い込んだ気を、丹田《たんでん》（おへその下の気が一番貯まり健康にも深くつながるところ）までしっかりと納める働きも。※2 それにより五臓は正常に動けるようになります。

さらに腎《じん》はからだや臓腑を温める働きも持ち合わせています。※3

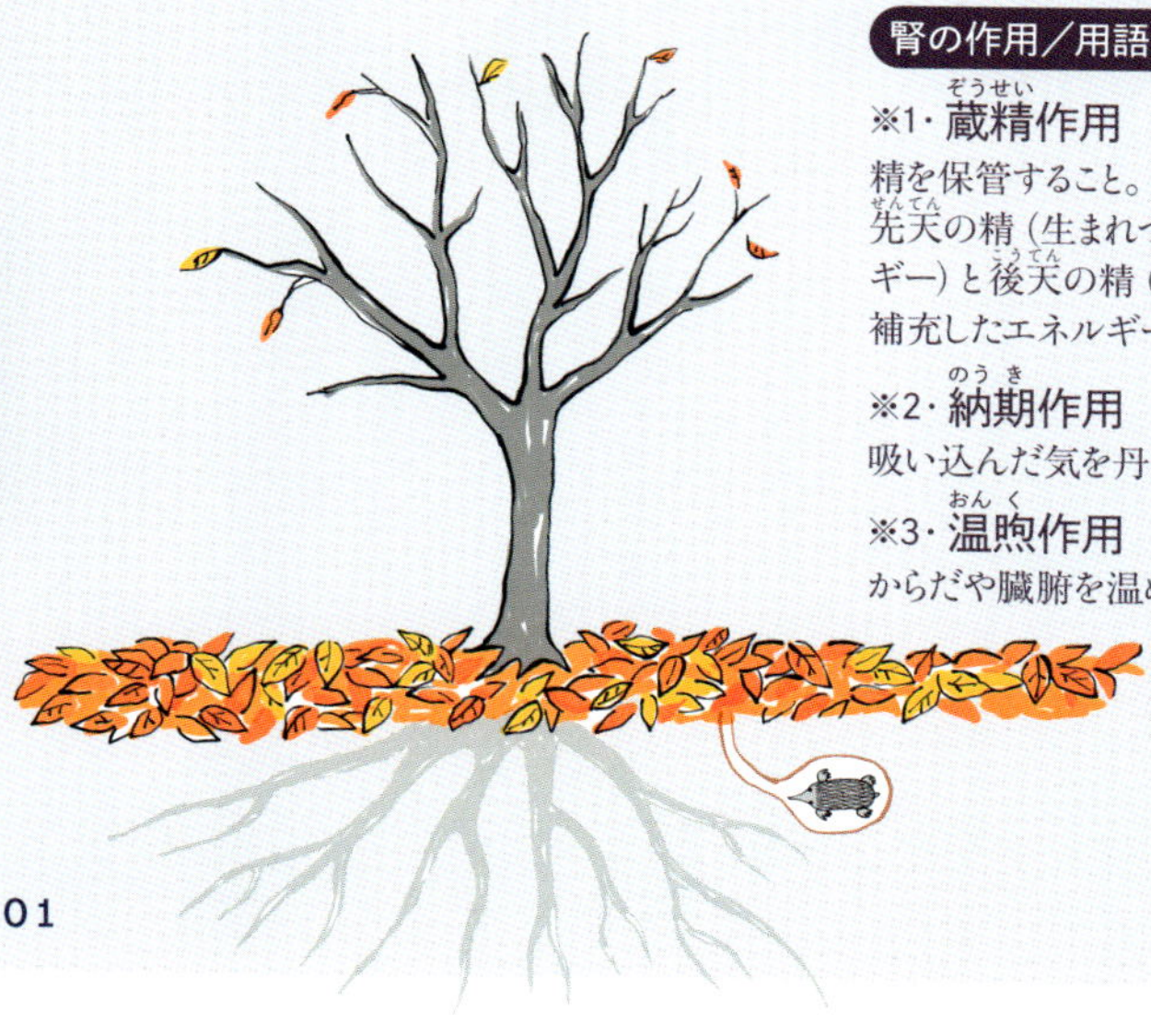

腎の作用／用語解説

※1・蔵精《ぞうせい》作用

精を保管すること。その精には先天《せんてん》の精（生まれつきのエネルギー）と後天《こうてん》の精（栄養や水分で補充したエネルギー）がある

※2・納期《のうき》作用

吸い込んだ気を丹田に納める

※3・温煦《おんく》作用

からだや臓腑を温める

腎《じん》に相応するのは

「季節」

腎は万物がエネルギーを貯める「冬」に相応します。この季節に腎を養生し、生命力の素をより多く貯蔵することが、次の春を迎えるための準備として大切です。また冬は、貯め込むことにより、腎に負担がかかりやすい季節でもあります。

「時間」

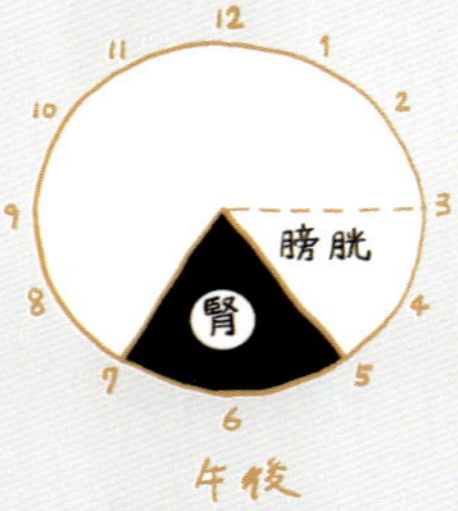

腎に対応する時間は、夕方の午後5時から7時（六腑の膀胱の時間は午後3時から5時）。腎の回復にあてたい時間帯です。実は踏ん張りの効く時間帯でもありますが、無理はしないこと。

「五《ご》行《ぎょう》」

腎は「水《すい》」に相応します。潤す、上から下に流れるなどの性質がありますが、腎もまた水（津液）を司り、からだ全身の水分代謝を調節します。

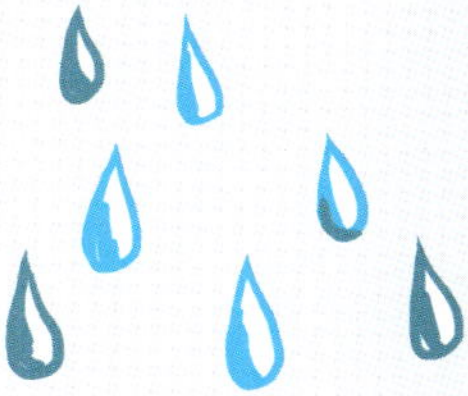

症状

腎が弱ると成長や生殖などの生命活動に支障が出ます。水分代謝も悪くなるため、むくみや冷え、顔色のくすみが表れ、さらには老化や知力の低下を招き、認知症になることも。また、子どもの場合は腎機能がひどく弱っていると発達障害などの傾向もあります。

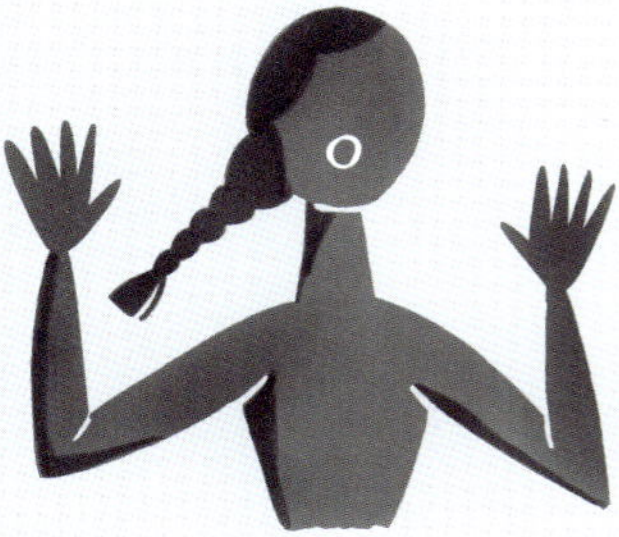

感情

腎は「驚き」「恐れ」に属します。何事にもビクッとする驚き過ぎやつねに不安を抱えている状態は、腎の機能を弱らせます。逆に腎が弱り感情に作用すると、息がうまく吸い込めない、過呼吸などの症状を起こすことも。

「体液」

腎と密接な関係にあるのは唾《だ》液《えき》です。腎は歯に対応し、歯の生えているところから湧き出る液のことを唾液といいますが、腎が弱っていると唾液が過剰に分泌されることになります（ちなみに脾の体液である涎《よだれ》とは別物です）。

「五《ご》労《ろう》」

長時間座っていることが脾の働きを損なうのに対して、腎に悪影響をもたらすのが「立ちっぱなし」という行動です。接客業など長時間立ち続けるような仕事をする人は定期的にストレッチしたり、休憩をとることが大切です。

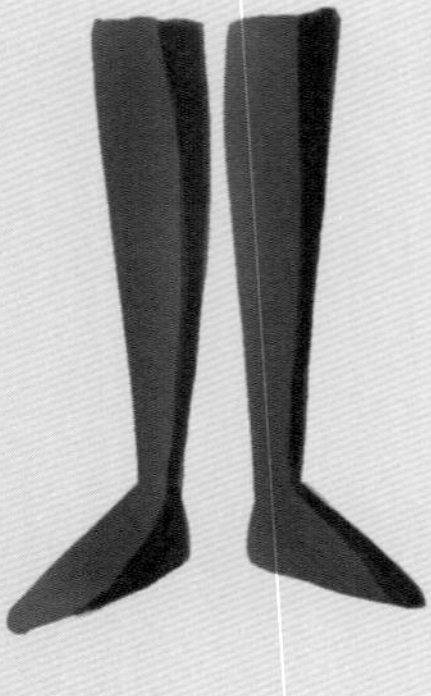

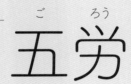

「開《かい》口《こう》口《ぐち》」

五色

腎は黒に属します。腎機能に低下が見られたり、腎が弱ってきた人は顔色がくすみ、黒ずんできます。一方、腎の働きを助けてくれるのは黒色の食材です。黒ごま、黒豆、ひじき、のりなどが挙げられます。

腎の働きは耳や歯の状態とつながっています。腎が弱っていると耳が遠くなったり、歯がもろくなるなどの影響が出ます。高齢化によるからだの劣化は腎に大きく関わっています。

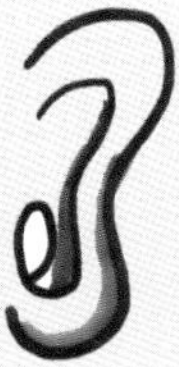

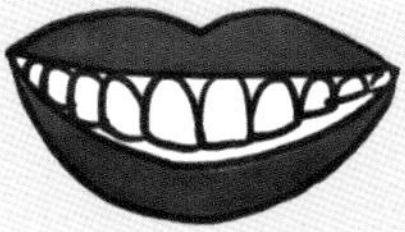

五《ご》主《しゅ》

腎は骨髄を司ります。ゆえに腎の状態が認知症などにも影響を及ぼすことになります。

五《ご》味《み》

鹹味《かんみ》（塩辛い味）には腎機能を促してくれる作用があります。腎が弱っているときには鹹味が欲しくなりますが摂り過ぎには注意。ちなみに鹹味とはミネラルを含んだ塩分のことであり、たとえば魚介類や海藻などがそれにあたります。

こんな生活習慣の人は要注意！

✓ 冷たいものをよく飲み、冬でも薄着している人

つねに冷たいものばかり飲んでいたり、薄着を好んでしている人は、気がつかないうちにからだが冷えているということがあります。そのような生活や食事をしていると、腎を疲れさせ、弱めてしまうことに。逆に腎が弱っていると、からだや臓器を温める作用が働かなくなり、手足が冷えて仕方ないという状態にも。

✓ つまずきやすく、よく転ぶ人

ちょっとした段差につまずきやすく、しょっちゅう転んだりする人は、腎が弱っているサインかもしれません。腎の働きが低下すると足腰が弱くなり、下半身に力が入らなくなります。また腎は脳を養うために必要な「髄《ずい》」を司るため、動作が鈍い、反応が遅いといった状態も招き、それは老化とも関係しています。

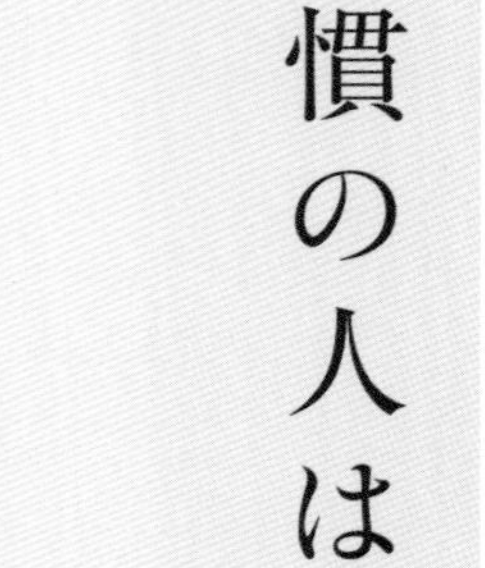

✓ 月経トラブルがあり、妊娠しにくい人

望んでもなかなか妊娠できない。毎月の月経も何らかのトラブルが習慣化している。これはおそらく腎の機能低下が大きな要因の一つです。精（生命の素）を貯めることができず、子を宿すパワーが不足しているためです。腎が弱いままだと妊娠が難しいばかりか、子宮や卵巣に何らかの病気を引き起こすことにもなります。

✓ やる気が出ない、気持ちが空回りする人

人間は、腎の働きが盛んになるにつれて成長するという性質があります。腎が生命の素に満ちていれば、やる気が出て活動的に動くことができます。ところが反対に腎の機能が低下していると元気が出ない、気持ちばかりが焦って行動が伴わないということになってしまいます。

腎《じん》が弱ってくると

✓ 夜中に何回もトイレ……。頻尿に悩まされる

腎は尿をつくり出し、水分代謝を司る臓ですから、腎の衰えはそのまま頻尿や下痢などに直結します。とくに冬場は汗をかくことが少なく、六腑の膀胱には尿が溜まる傾向にあります。

✓ 腰がだるい、腰痛に悩まされる

腰痛には血行不良やさまざまな原因がありますが、腎の弱りもまた腰痛を引き起こすことに。腎の機能が低下すると腰が痛い、だるい、重いなどの症状が表れます。

✓からだが重く むくみがちになる

水分の排泄作用を担う腎の働きに何らかの問題が生じると、体内の水分がきちんと処理ができずに溜まり、からだがだるく重くなったり、むくみとなって表れます。

✓足がむくみ 下半身が冷える

水は下に流れ落ちる性質があり、水分代謝が正常にいかなければ、下半身に水分が溜まることに。また溜まった水分が冷えると冷たくなるため、下半身の冷えにもつながります。

✓顔色が黒っぽくて くすみがち

美白などのスキンケアに力を入れているのにどうしても肌が黒っぽい、くすみがち、という人は腎の機能低下が考えられます。疲れやすく、冷え性ならとくにその傾向が強いでしょう。

✓耳鳴りや めまいがする

腎の開口口は耳であることから、腎の状態は耳にも表れます。正常であれば物音や音声などを明確に聞き分けることができますが、弱っていると耳鳴りや難聴、めまいを引き起こすことも。

腎

✓ 不妊問題は、男性にも原因あり

腎の機能低下による不妊は女性に限ったことではなく、男性にも影響をもたらします。腎が弱く、生命の素が少なければ精子量が少なくなったり、精子の運動率が低くなります。

✓ 骨や歯がもろくなる

肝は筋肉、脾は肌肉を司っているように腎は骨や骨髄を司ります（Ｐ41参照）。腎が弱ければ骨がもろくなったり、腰が曲がるなどの症状が表れ、さらには歯がもろく、グラグラになることもあります。

✓ 毛質がパサつき、薄毛・白髪を招く

腎の状態は髪にも反映。腎が正常なら髪は黒々としてつややかさを保ち、よく伸びますが、腎が弱っていると発育不足によって毛質はパサつき、薄毛や白髪、脱毛などの症状が表れます。

✓ 月経がおぼつかない

腎は成長や生殖などの生命活動を司り、ホルモン分泌にも関わります。腎が弱ると、分泌が少なくなり、ホルモンバランスが崩れるため、月経リズムも乱れることに。

✓ 尿や便の異常は腎の機能低下のサイン

腎は二陰《にいん》（尿と便の排泄口）と密接な関係にあるため、腎が弱っていると排泄がうまくいかなくなることも。便秘や尿漏れといった問題は腎の働きが弱っているサインでもあります。

✓ ビクビクしやすく、臆病になる

腎は「驚き」「恐れ」という感情に左右される性質があるため、腎が弱い人は臆病になりがちに。日頃から何事にもビクビクして、落ち着かず、ストレス耐性も弱いでしょう。

✓ 女性は7の倍数の年齢、変調期のゆらぎが辛い

東洋医学において女性は7の倍数（…35歳、42歳、49歳…）、男性は8の倍数の年齢にからだが変化するとされますが、こうした節目に病気などを引き起こしやすくなります。

✓ 頭痛や認知症を招く

腎は脳に影響を及ぼすこともあります。腎は脳を養うために必要な髄を司りますが、腎が弱るとその髄液が不足するため、頭痛や物忘れ、ひどい場合は認知症を招く原因にもなります。

腎

腎《じん》を守り活かすためには

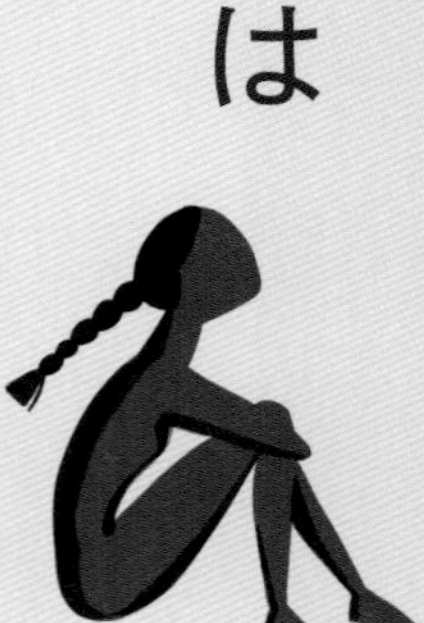

腎《じん》の機能を健やかに維持するためには、まずは腎《じん》に負担をかけないことが必要です。とくに腎《じん》の働きが衰えがちな冬は、心身ともに生活に無理をするのはいけません。エネルギーを消耗しやすく、また睡眠不足も生命の素を損なうことになりますから、疲れを溜めないよう、意識して休みをとること。これは冬の養生の基本です。また食事も大切なポイント。詳しくはＰＡＲＴ２で紹介しますが、黒豆や黒ごまなど腎《じん》の経絡《けいらく》（東洋医学でいう気の通り道・Ｐ１４０参照）に入りやすく、腎《じん》の働きを促す食材で養生してあげましょう。

✓ とにかく冷やさない、太陽の光を浴びる

冷えは腎の大敵です。冬は防寒対策をきちんとして、足腰を冷やさないようにすること。食べ物もからだを冷やすような食材は避けましょう。また冬に太陽の暖かい光を浴びることも腎を養うための秘訣です。

✓ 足腰を鍛えることが、腎《じん》を鍛えることになる

腎を支える足腰の筋力が衰えると、自ずと腎の機能も低下します。散歩をする、あえて階段を使う、一駅分歩くなど、足腰を鍛えるべく運動をしましょう。冬に滞りがちな血流対策としても有効です。

✓ 腎《じん》をいたわる生活習慣をこころがける

水分代謝を担う腎にとって水分のバランス調節は大事です。とくに乾燥しがちな冬はしっかり水分を補給すること。またトイレを我慢しない、疲労を溜め込まない、しっかり寝るなど、腎を弱らせないための生活習慣を根付かせましょう。

五臓を活かす食材

PART 2

食べる

日々の食事によって五臓は養われます。ここでは五臓と相性のいい食材をピックアップしました。本来の働きを促してくれる食材や、五臓の機能低下によって生じる不調の改善に効果的な食材などを紹介。有効な薬膳の食材についても取り上げました。

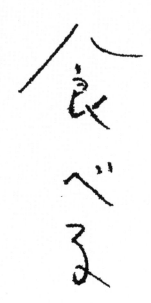

五臓《ごぞう》と季節に対応する食事

五臓《ごぞう》にはそれぞれ相性のいい食材があります。一般的な栄養学とは異なる、東洋医学の概念をもとにしたもので、五臓やそれにつながる経絡《けいらく》（P140参照）に届きやすく、五臓の働きを促してくれる作用がある食材のことです。

このときポイントとなるのが「旬《しゅん》」、「五味《ごみ》」、「五色《ごしょく》」です。

まずは「旬」。人の五臓は季節の流れとともに動いていますから、その時季に採れる旬の食材は五臓になじみやすく、受け入れやすい食材といえます。

また五臓に対応する「五味」があります。五味とは「酸（すっぱい）」、「苦（に

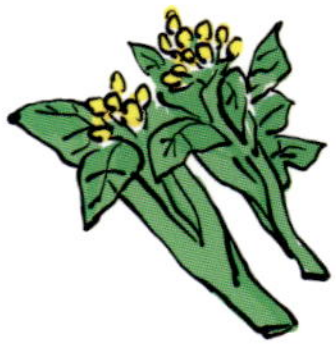

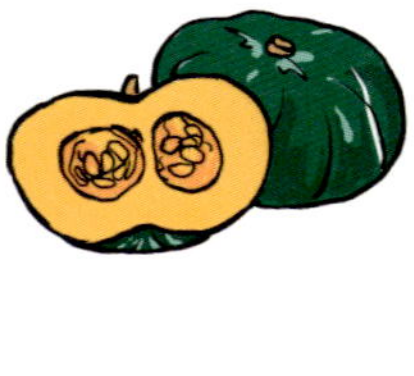

がい）」、「辛（からい）」、「鹹《かん》（塩辛い）」のこと。肝《かん》は酸に対応し、心《しん》は苦、脾《ひ》は甘、肺《はい》は辛、腎《じん》は鹹に作用することになり、五行説をもとにする東洋医学では五臓それぞれを養うとされています。

「五色」もまた五臓それぞれに有効な働きがあります。「青（緑）色」の食材は肝《かん》を助け、「赤色」は心《しん》を、「黄色」は脾《ひ》、「白色」は肺《はい》、「黒色」は腎《じん》を、それぞれ助けてくれます。

このほか具体的に有効な薬膳の食材についても紹介。五臓の力をサポートする心強い味方です。ぜひ参考にしてください。

ただ注意してほしいのは、おすすめの食材だからといって、そればかりを食べないこと。また、食材には熱性、温性、平性、涼性、寒性という五性《ごせい》もあるので、体質を考えずに摂り過ぎるとかえって五臓に負担をかけることになります。なにごともバランス良く、多様なものをほどほどに取り入れましょう。

肝《かん》を活かす食材

肝《かん》の機能を高めるためにまず有効なのは気の滞りを解消し、行き渡らせる作用を促してくれる食材です。肝《かん》が弱り、気の流れが悪くなると血流も滞ってしまいます。予防するためにも積極的に摂りたいのが「青（緑）色」の食材。とくに春に旬を迎える緑色の野菜は肝《かん》を滋養します。

梅干しやレモンなど「酸味」のあるものはまず肝《かん》に入ります。肝《かん》の働きを助けることで気のうっ滞を解消し、ストレスの緩和にも働きます。

また肝《かん》の血を貯める作用を促すため、血流を良くする食材も有効です。

［肝《かん》を活かす代表的な食材］

気の滞りを改善し、血流を促す食材

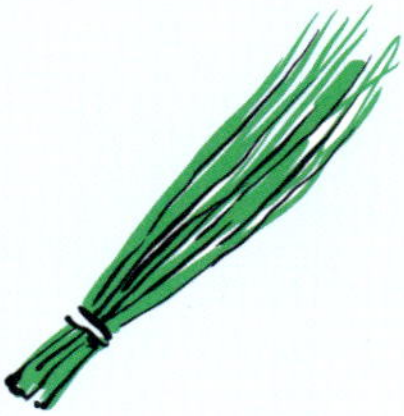

にら

肝の機能を高めて気の流れを良くするだけでなく、血行促進作用をもち血流の改善にも。疲労回復や滋養強壮にもおすすめ。

春菊

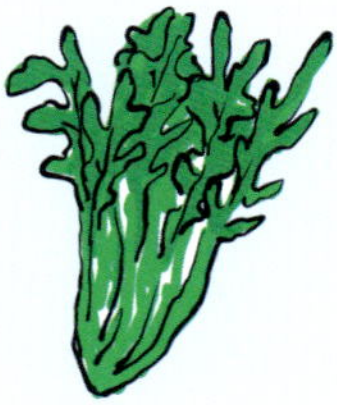

肝の機能を高め、気の巡りを良くします。不眠や水分代謝が悪いとき、口臭の改善などにも効果的です。

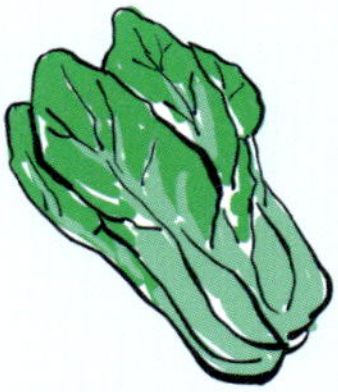

ちんげん菜

気の巡りをスムーズにし、肝の弱りによるイライラや落ち込みなどを改善します。腸の働きをサポートする働きも。

菜の花

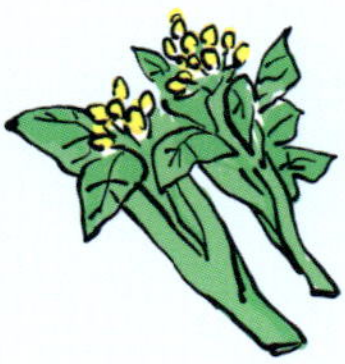

気の滞りを発散させる作用があります。肝につながる目の充血の改善や、肝によるイライラやめまいなどにも有効です。

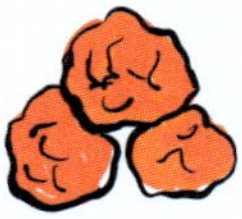

梅

血液をサラサラにする効果があります。老化予防や脂肪燃焼効果、さらには免疫力を上げる働きも期待できます。

[肝《かん》を活かす他の食材]

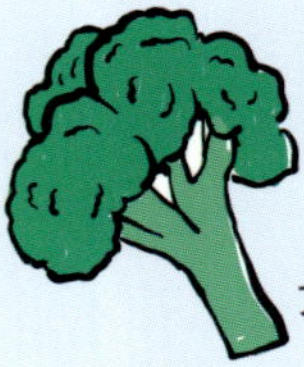

ブロッコリー

- キャベツ
- ブロッコリー
- よもぎ
- トマト
- レモン
- マグロ
- シジミ
- アワビ
- ピーマン
- セロリ
- にんじん
- ごぼう
- ほうれん草
- スモモ
- ライチ
- びわ
- エビ
- カニ
- イカ

代表的な食材の他にもキャベツやブロッコリー、よもぎなどの緑色の野菜もおすすめです。キャベツは生より加熱をするといいでしょう。

トマトやレモンなど酸味のある食材は肝が弱り気味なときに効果的です。

またマグロやシジミ、アワビといった動物性食材は血を補う造血効果があり、肝の血を貯める作用をサポートしてくれます。貧血予防・改善にも有効です。

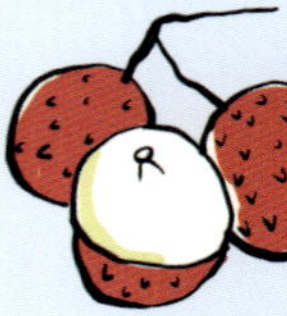

ライチ

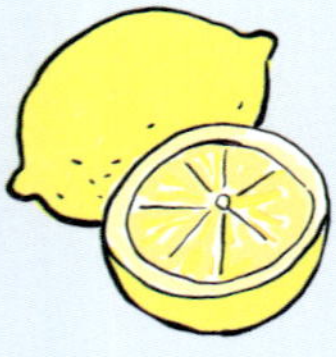

レモン

肝

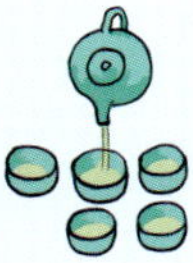

[肝《かん》を活かす薬膳の食材]

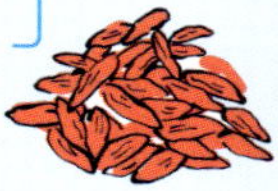

01 枸杞子［クコの実］

肝を補い、肝臓に脂肪が溜まるのを防ぎます。肝とつながる目の症状の改善にも有効。またホルモンの分泌を盛んにするなど老化予防にも。

02 菊花［キッカ］

肝の弱りによる目の疲れ、めまい、熱とほてり、イライラにも効果が。気・血の流れを良くすることで、長年飲むとアンチエイジング効果も。

03 梅［ウメ］

食材としてだけでなく漢方成分としてもおすすめ。唾液を分泌してのどの渇きを癒やし、消化不良や慢性腸炎などにも効果的。

[肝《かん》を活かす食材の注意点]

肝に対応する五味は「酸味」ですが、これを摂り過ぎると筋肉の質が硬くなりがちで、さらには筋肉が萎縮してしまうことも。肝の五行である「木」が脾に対応する「土」を妨げるため、唇が巻き上がってしまうなどの症状が表れることもあります。

肝 コラム

肝《かん》のイライラには刺激物などを控える

肝の働きが強くなり過ぎる（肝熱）とイライラしたり、ニキビが出ることも。そんなときは辛味などの刺激物や、熱性の食材は控えましょう。睡眠の質にも関係するので、緑茶やコーヒーなど神経を覚醒させるものも寝る前は避けましょう。

心《しん》を活かす食材

心《しん》に必要なのは全身に血液を巡らせ、またすべての臓のリーダーとしての働きを滋養する食材。心《しん》は強い陽気をもつ臓であるため、熱をもちやすいという性質がありますから、余分な熱を抑える食材も摂りたいものです。

有効なのは苦味の食材。苦味は心《しん》に作用し、疲れやストレスによって上昇してしまった過剰な熱を発散させ、さらに体内の余分な水分や老廃物を取り除いてくれる働きももっています。

心《しん》の弱りによる動悸や息切れ、不安感、不眠の改善にも有効です。

［ 心《しん》を活かす代表的な食材 ］

心《しん》の余分な熱を取り除く食材

心

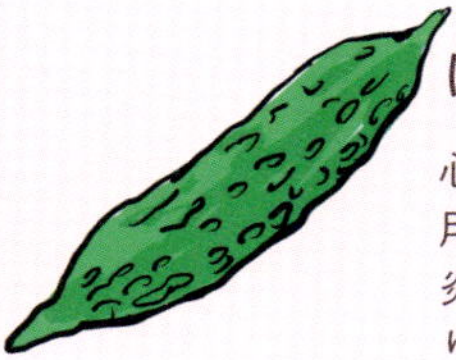

にがうり（ゴーヤ）

心の熱を鎮めてくれる作用があります。夏の口内炎やほてりにも、にがうりの苦味は有効です。

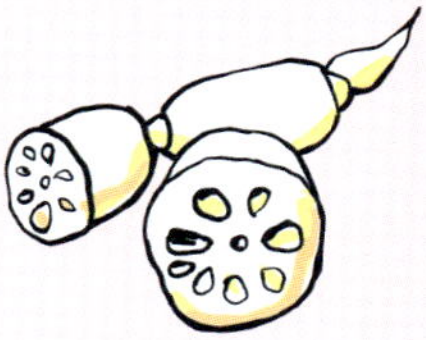

れんこん

心の熱を冷ましてくれる野菜の筆頭。からだの熱っぽさやのどの渇き、のぼせを抑制するほか、下痢や貧血にも効果的。

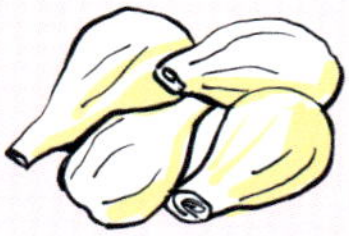

らっきょう

気の滞りによる上半身ののぼせを改善し、血流を促して血行不良による冷え性も改善します。

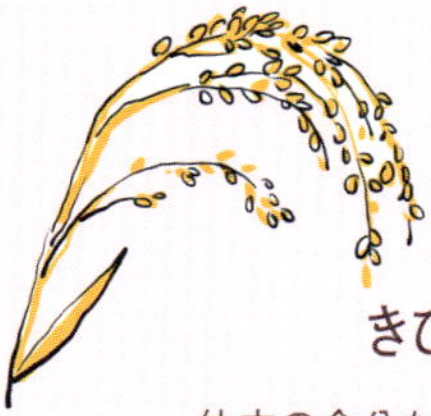

きび

体内の余分な熱を取り除くだけでなく、胃が重い、ゲップが出るときなど胃の働きを助ける働きも。

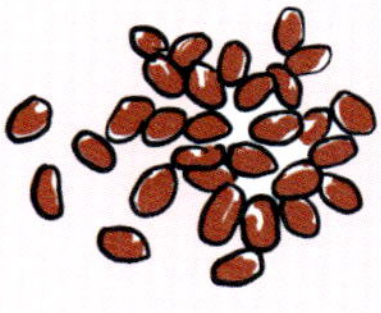

小豆

赤い食材の代表として摂りたいのが小豆。体内の熱を取る清熱作用があり、また利尿作用もあるためむくみの解消にもおすすめ。

[心《しん》を活かす他の食材]

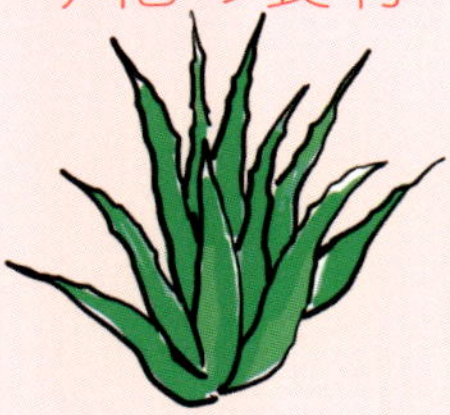

アロエ

- アロエ
- ごぼう
- スイカ
- メロン
- きゅうり
- アーモンド
- ココナッツ
- 牡蠣
- 動物の心臓
- 緑豆もやし
- 冬瓜
- 大根
- かんぴょう
- くわい
- 唐辛子
- ゆり根
- ハスの実
- りゅうがん
- ナマコ

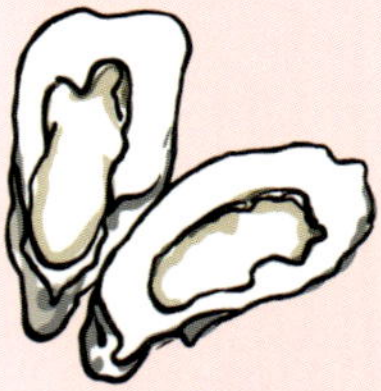

牡蠣

赤色や苦味の食材には属さないものの、心に有効な食材があります。心の熱をとるために有効なアロエやごぼう、夏に旬を迎えるスイカやメロン、きゅうりなども心を鍛えるためにはおすすめの食材です。ただし、これらはからだを冷やす効果もありますから、冷え性の人は控えめにしましょう。またアーモンドやココナッツは心と相性が良く、牡蠣には精神を鎮める作用があります。また動物の心臓（ハツ）なども心には有効です。

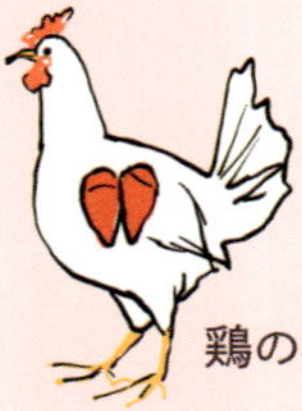

鶏の心臓（ハツ）

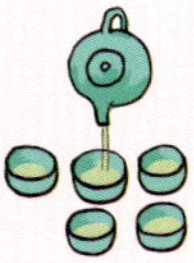

[心《しん》を活かす薬膳の食材]

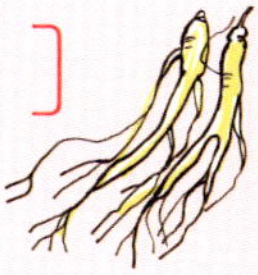

01 高麗人参［コウライニンジン］

強心や強壮の作用をもち、心の弱りによる疲労や体力低下を改善。消化の働きを助け、冷え性の改善にも有効。

心

02 霊芝［レイシ］

こころの動きを司る心の働きを助け、心の気をおぎない、物覚えを良くし、知恵を増やすといった作用があります。抗炎症、利尿効果なども。

03 蒲公英［タンポポ］

心の熱からくるトラブルの解消に効果あり。熱が溜まって尿が濃い、尿量が少ない、排尿時に痛みが伴うなどの症状の緩和にも。

[心《しん》を活かす食材の注意点]

心に対応する五味は「苦味」ですが、これを食べ過ぎると、皮膚が乾燥するなどの症状が出ます。これは、心に対応する五行の「火」が、肺に対応する「金」の働きを妨げることによって、肺に悪影響を与えるためです。

心 コラム

心《しん》の健康には、オールマイティな紅茶を

心が弱っている人におすすめな飲み物は紅茶です。緑茶やコーヒーなどは体質によって良くも悪くも働く場合がありますが、紅茶だけはオールマイティ。体質に関わらずからだに優しく、リラックス効果や抗酸化作用をもたらします。

脾《ひ》を活かす食材

取り入れてほしいのは脾《ひ》の機能を促し、消化能力を高めてくれる食材です。まずは黄色い食材。飲食物から気《き》・血《けつ》・水《すい》（津液《しんえき》）といったエネルギーをつくり出し、全身に運んでくれる働きをサポートします。また五味《ごみ》のうち脾《ひ》に作用してくれるのが甘味です。脾《ひ》とともに働く胃《い》の調子も整えて、気や血を補ってくれる作用も。甘味とは砂糖のことではなく食物に含まれる自然な甘味のことを指します。また湿気に弱い脾《ひ》のためには、体内に余分な水分を溜めないように水分代謝を促す食材を摂ることも大切です。

［脾《ひ》を活かす代表的な食材］

脾《ひ》・胃《い》にやさしく、消化を促す食材

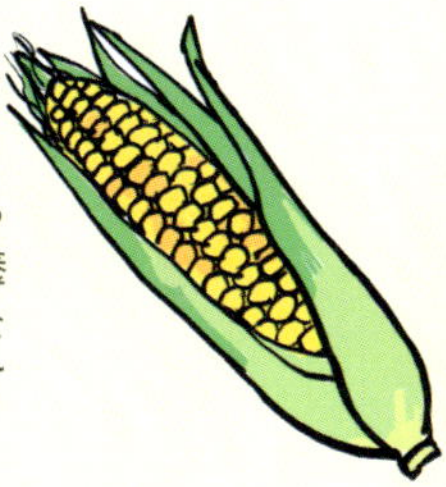

とうもろこし

黄色&甘味の両方を持ち合わせる食材。脾を滋養し、消化を促すだけでなく、水分代謝にも優れています。

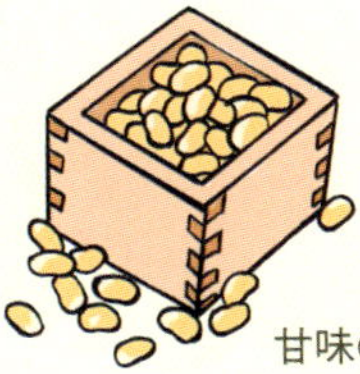

大豆

甘味の食材。脾・胃や腸を丈夫にし、消化不良の改善に有効。体内の余分な水分を取り除き、むくみの解消にも効果的。

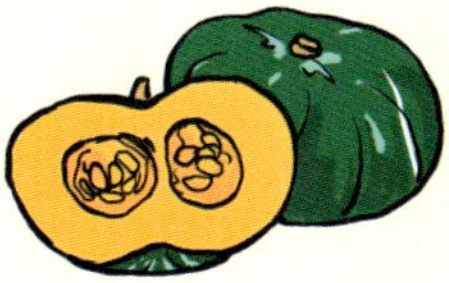

かぼちゃ

脾や胃弱を改善する黄色&甘味の食材。血行促進作用をもち、からだを温め、気を補う作用もあり。

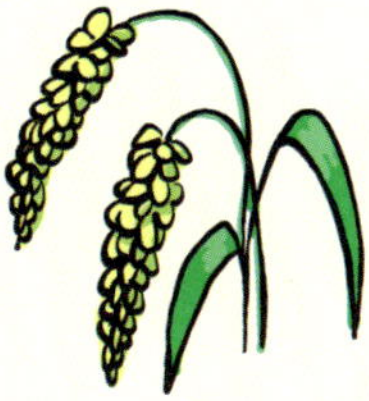

粟《あわ》

脾・胃の働きを整えて消化不良の改善に。タンパク質と鉄分が多く、食欲がないときでも少量で栄養補給ができる優れもの。

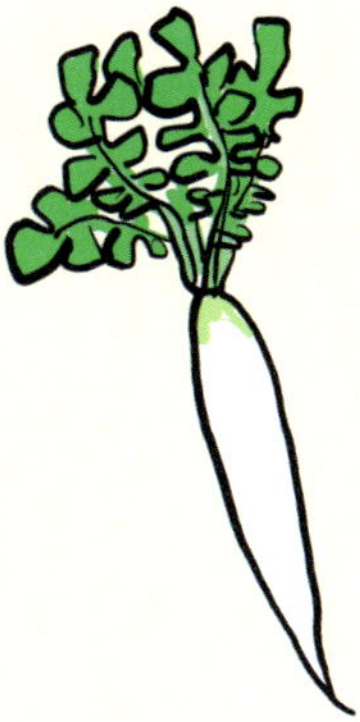

大根

消化を促進させ、気の巡りを良くします。胃もたれや嘔吐、便秘にも。ちなみに生ではなく加熱して食べることがおすすめです。

脾

[脾《ひ》を活かす他の食材]

豆類

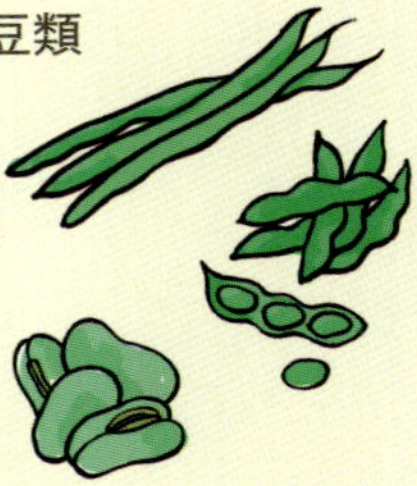

- □ごま
- □いんげん豆
- □枝豆
- □えんどう豆
- □空豆
- □昆布
- □カツオ
- □アスパラガス
- □白菜
- □キャベツ（加熱）
- □落花生
- □小松菜
- □かぶ
- □カリフラワー
- □ぜんまい
- □なす
- □レタス
- □たけのこ
- □にんにく

ごまや豆類の多くは甘味に属し、脾・胃を丈夫にする作用がありますから日常的に摂りましょう。白菜は脾の機能を高め、キャベツには胃の働きを改善して消化能力を高めます。また昆布もおすすめ。水の滞りを促してむくみを改善。カツオには気や血を補い、消化吸収を助ける働きがありますし、脾が弱りやすい湿気の多い季節において、アスパラガスはのどの渇きや夏バテの予防にも働いてくれます。

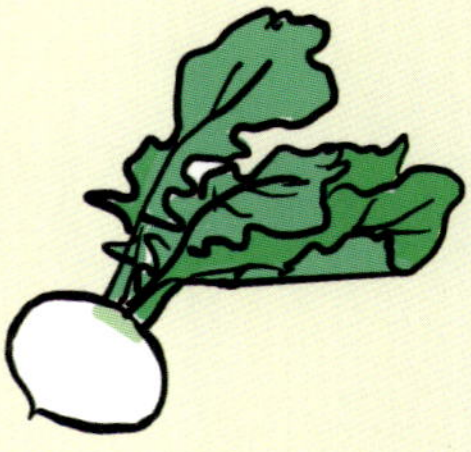

かぶ

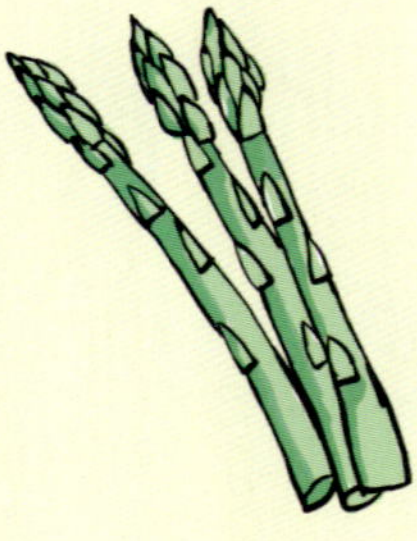

アスパラガス

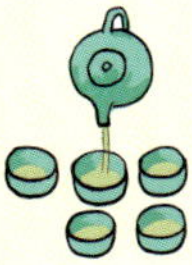

[脾《ひ》を活かす薬膳の食材]

01 蓮 [ハス]

脾をはじめ消化器官の虚弱を補い、下痢を抑制。また脂肪分解作用や利尿作用、精神を落ち着けるといった働きも併せもちます。

02 はとむぎ [ハトムギ]

水分代謝に良いことからむくみの改善にも効果的。他にもイボやニキビ、肌荒れを改善して美肌や美白にも。

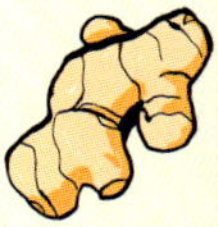

03 生姜 [ショウガ]

胃の中がちゃぽちゃぽとするような胃内停水を改善。胃の働きを健康に保つ作用があるほか、からだを温め、腰痛や下痢などの症状にも。

[脾《ひ》を活かす食材の注意点]

脾に対応する五味は「甘味」ですが、これを食べ過ぎると骨に痛みが起こるなど、からだの節々に痛みが出てきます。脾の五行である「土」が腎の「水」に悪影響を及ぼし、髪の毛が抜けやすくなることも。

脾 コラム

季節の変わり目にはお粥で脾《ひ》・胃《い》の養生を

脾・胃の正常な働きを守るために取り入れたいのがお粥です。体調が悪いときや季節の変わり目には自分では気がつかないうちに脾・胃が弱りがちに。そんなとき消化吸収力の高いお粥で脾・胃を整えることが不調を乗りきるためのカギです。

肺《はい》を活かす食材

肺《はい》を健やかな状態に保つためには、その機能を補い、大気の乾燥から守り潤してくれる食材が必要です。

まずは豆腐やゆり根、大根などの白い食材を摂りましょう。肺《はい》を癒やして、肺《はい》の弱りからくる咳やぜんそく、便秘、肌の乾燥などから守ってくれます。

また五味《ごみ》のなかで肺《はい》に作用してくれるのは辛味です。気《き》や血《けつ》の巡りを活発にし、体内にこもりがちな熱や湿気を発散させてくれる働きがあります。

肺《はい》の働きを整えることは、秋の風邪予防に効果的です。

[肺《はい》を活かす代表的な食材]

肺《はい》に潤いをもたらす食材

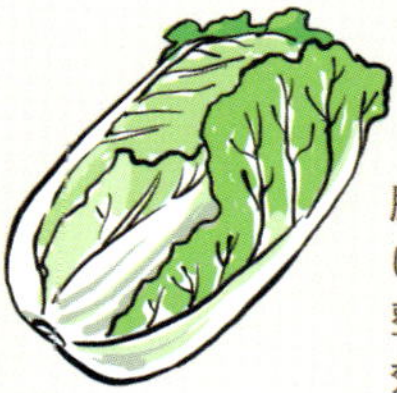

白菜

脾と肺の経絡(P140 参照)に入りやすい食材。胃腸を整え、便秘改善といった効果も。のどの渇きや咳・痰の改善にも有効です。

やまいも

白い食材の一つ。肺の働きを補う作用あり。肺の乾燥を改善し、慢性の咳やぜんそくの改善にも。自然薯や長いもを含む。

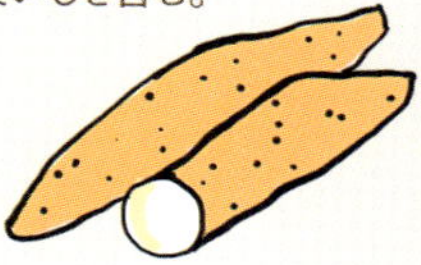

しそ

辛味の食材であり、気を巡らせ、風邪や咳を治す働きがあります。また肺のバリア機能を高め、花粉症やアレルギー対策にも。

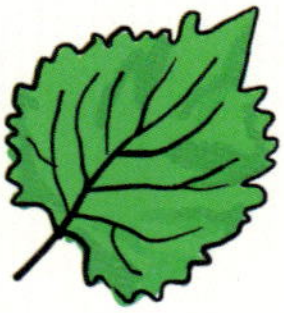

肺

みょうが

肺を滋養して、潤いをもたらしてくれます。風邪の予防に有効。また月経痛の改善にも働きます。

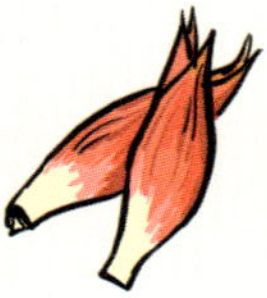

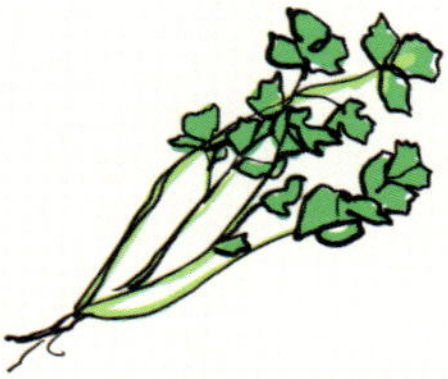

パクチー（香菜）

独特な香りは気や血を巡らせる作用や、発汗を促す働きをもちます。さらには呼吸器系の機能も高めます。

白きくらげ

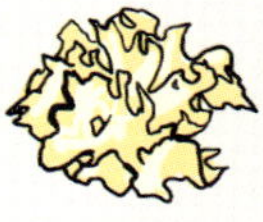

肺を潤す作用をもちます。肺の機能低下による空咳やのどの渇きの改善から、肌の乾燥を防いで潤いを保つ働きも。

[肺《はい》を活かす他の食材]

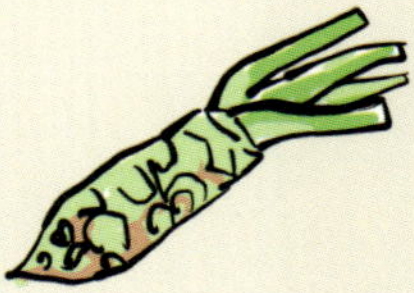

わさび

- ▢こんにゃく
- ▢桃
- ▢いちじく
- ▢柿
- ▢梨
- ▢バジル
- ▢らっきょう
- ▢白豆
- ▢ぎんなん
- ▢わさび
- ▢アスパラガス
- ▢ごぼう
- ▢玉ねぎ
- ▢冬瓜
- ▢ザクロ
- ▢黒糖

こんにゃくは五味でいえば辛味に属し、肺に潤いをもたらします。桃やいちじくなどの果物も肺にはおすすめ。なかでも柿には肺を潤し、咳や痰を鎮める作用があり、梨もまた肺を乾燥から守り、肌のかゆみやのどの渇きの改善を強力にサポート。香り成分が特徴のバジルやらっきょうもまた肺に入りやすく、その機能を高めてくれる効果があります。

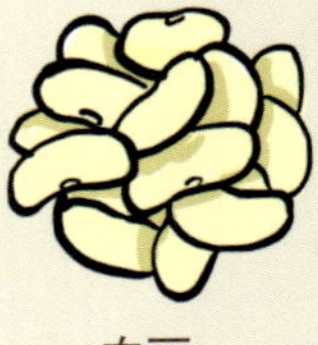

白豆

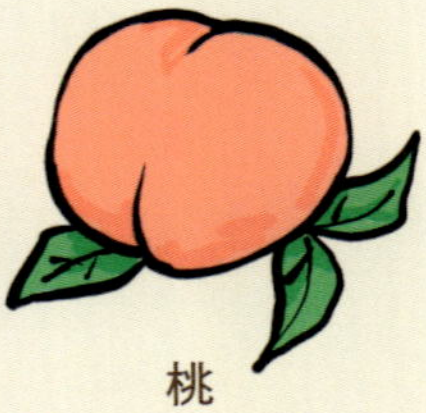

桃

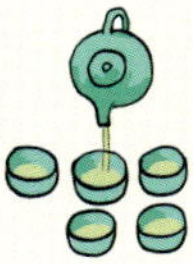

[肺《はい》を活かす薬膳の食材]

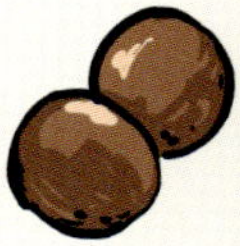

01 羅漢果[ラカンカ]

ウリ科の植物で、甘味の非常に強い果実。咳の改善に有効なうえ、抗酸化作用が強く、からだをサビから守ってくれる働きがあります。

02 雪梨[ユキナシ]

中国梨の一種である雪梨には肺や呼吸器官を潤わす作用あり。痰を除去し、咳を止める働きも併せもちます。

03 杏仁[アンニン]

杏仁豆腐などで有名ですが、薬膳で使われる杏仁は古くから生薬として使われ、腸を潤わせ便通を良くする効果が。咳、ぜんそくにも良い成分です。

[肺《はい》を活かす食材の注意点]

肺

肺に対応する五味は「辛味」ですが、これを食べ過ぎると筋肉が硬くなり、爪が乾燥して割れるなどの症状が。これは、肺の五行である「金」が、肝の「木」の働きを妨げ、肝とつながっている爪に影響が出るためです。

肺 コラム

〝生姜+黒糖〟で、即席の風邪薬!

風邪薬として効果的なのが〝黒糖生姜湯〟です。生のまますりおろした生姜に黒糖を加えて煎じるだけ。生の生姜には風邪に効く働きがあり、黒糖には肺を潤す作用が。風邪やインフルエンザ予防におすすめの名コンビです。

腎《じん》を活かす食材

健康な生活を送るためには成長や発育、生殖などに関わる生命力の素となる精《せい》を蓄える腎《じん》の働きを促して、より質のいい精《せい》をしっかりと蓄えたいものです。

そこでまず摂りたいのは黒い食材。腎《じん》を養い、血《けつ》や潤いを補う働きがあり、腎《じん》の弱りが原因である不調の改善にも働きます。また五味《ごみ》において腎《じん》に作用するのは鹹味《かんみ》です。塩辛い味のことを指しますが、腎《じん》の働きを支えてくれます。

さらに腎《じん》は、尿の排泄をはじめとした水分代謝やからだを温める作用も担いますから、そうした働きを支える食材も積極的に摂りましょう。

［ 腎《じん》を活かす代表的な食材 ］

質のいい精を養う食材

くるみ

腎を補い、精の力を高める鹹味の食材。また腎は知力にも関係するため脳の機能を高め、老化対策にも効果的。

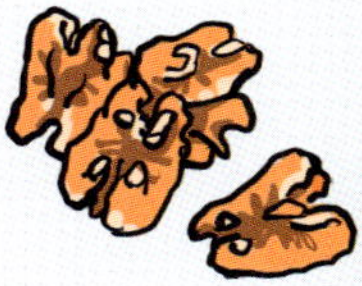

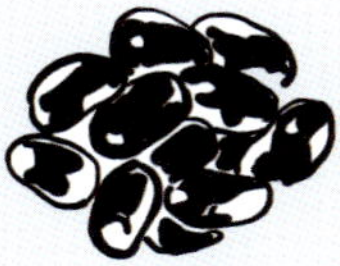

黒豆

腎の弱りが原因の腰痛の改善や、疲労回復に。さらに水分代謝も助けてくれる。滋養強壮作用も高い。

昆布

鹹味の食材の一つ。腎の働きを良くするだけでなく、体内の余分な水分を取り除き、むくみの解消などに有効。

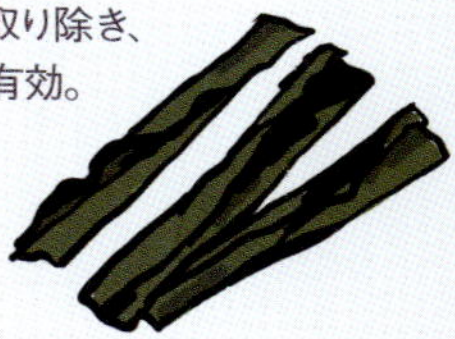

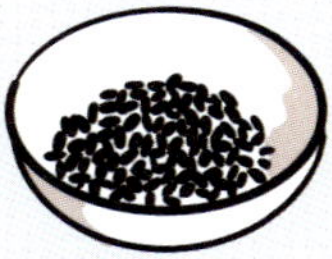

黒ごま

腎の働きを助けてくれる。腎は髪の毛にも関係するため薄毛や白髪の改善にも。また血を補い、耳鳴りやめまいの解消にも。

栗

腎を補い、気や血を増やす。エネルギー不足による疲れやすさや、耳が遠い、足腰の弱りなどの改善にも効果的。

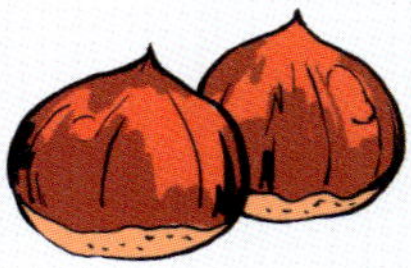

［ 腎《じん》を活かす他の食材 ］

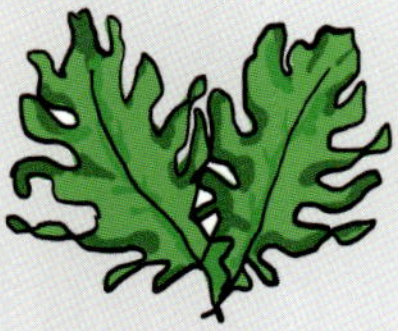

ワカメ

- ワカメ
- エビ
- 帆立貝
- 白菜
- とうもろこし
- 牛肉
- ラム肉
- 牛・豚の腎
- ハマグリ
- サメ（ふかひれ）
- くらげ
- とんぶり
- 山いも
- もち
- 米

腎に有効な食材は他の臓と比べて少なめです。昆布と同じくワカメも鹹味に属し、補腎作用があります。エビや帆立貝には腎を補って精をつける働きがあり、白菜やとうもろこしには余分な水分を排出して腎を助ける作用があります。肉類なら気や血を増やす牛肉やラム肉がおすすめ。また腎が疲れていると思ったら牛や豚の腎臓（マメ）が効果的です。腎の弱りが原因の腰痛やむくみの改善にも働いてくれます。

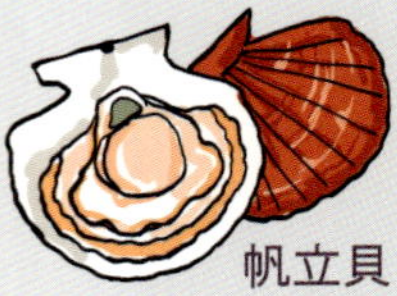

帆立貝

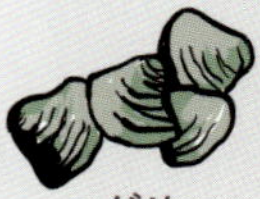

ハマグリ

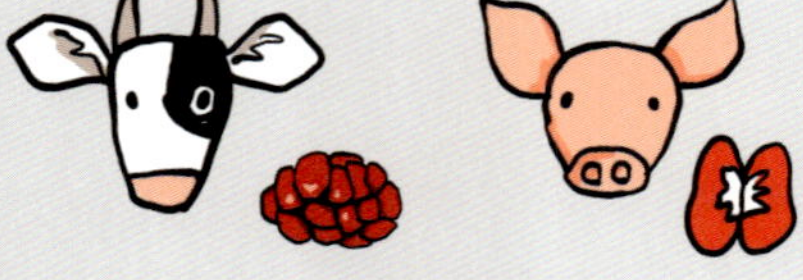

牛・豚の腎（マメ）

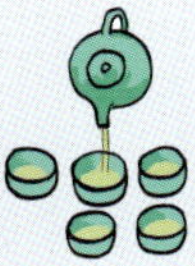

[腎《じん》を活かす薬膳の食材]

01 高麗人参 [コウライニンジン]

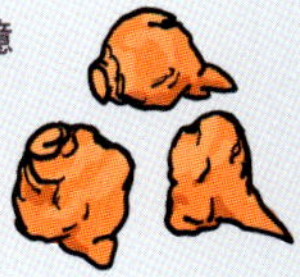

腎の機能低下を和らげ、精を養います。疲労や体力低下、記憶力減退、さらには弾力のある美肌づくりなどにも有効です。

02 マカ [マカ]

ホルモンバランスや自律神経を整える作用により、腎の不調による不妊や冷え性などにも効果あり。更年期症状の改善にも有効です。

03 やまのいも [ヤマノイモ]

山いもや自然薯などと呼ばれるいもの一種で、腎の気を養います。また便秘やむくみ解消、免疫力のアップにも働きます。

[腎《じん》を活かす食材の注意点]

腎に対応する五味は「鹹味」ですが、これを食べ過ぎると、血脈を滞らせ、循環器系等の症状が出ることも。これは腎の五行である「水」が、心の「火」の働きを妨げるためで、塩分の摂り過ぎは心に良くない影響を与えます。

腎

腎 コラム

妊娠時には「くるみ」がおすすめ

くるみには腎の働きを良くして知力を高める作用があります。たとえば仕事や勉強中に摂れば頭が回るようになり、妊娠時なら赤ちゃんにもいい影響があるといわれています。ただし、食べ過ぎは胃の負担になるため1日5粒程度が適量です。

PRACTICE

五臓と経絡・関節・ツボ

PART 3

実践

食材によるからだの内側からの養生法に加え、覚えておきたいのが「経絡《けいらく》」「関節」「ツボ」のこと。からだの外側から正しくアプローチする方法を学べば、日常的に五臓の調子を整えることができます。

経絡《けいらく》について

五臓《ごぞう》はからだの内側にあるため､目で見て様子を確かめる､手で触れるといったことはできません。しかし、ほんの少しの知識で、私たちは五臓に対して外側からアプローチすることができるようになります。

このときに重要なカギとなるのが「経絡《けいらく》」です。

簡単に言うなら、経絡とは全身にはりめぐらされた「気《き》を運ぶ道」。からだの深部にある臓腑と、表面にある皮膚や筋肉、さらには耳や目、口などをつなぐ架け橋のようなもので、そこにきちんと気が流れることによって、からだの

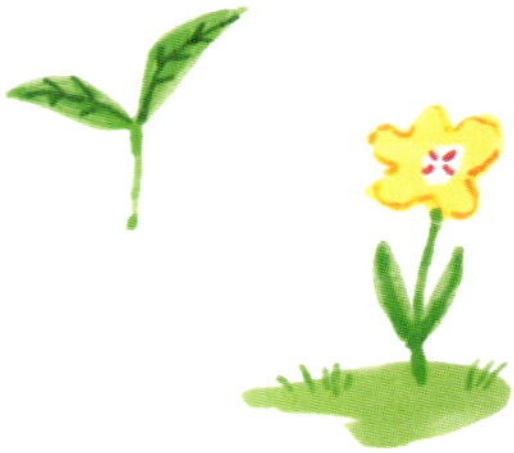

健全な働きを維持することができます。

主な経絡は12本あり、五臓（心包《しんぽう》を加えて六臓とする場合もある）と六腑（胆《たん》・小腸《しょうちょう》・胃《い》・大腸《だいちょう》・膀胱《ぼうこう》・三焦《さんしょう》）につながっています。

肝《かん》につながる経絡は肝経《かんけい》、肺《はい》は肺経《はいけい》というように、五臓にはそれぞれ専用の経絡が存在し、五臓の調子が悪いときにはそれにつながる経絡の気や血が滞るなどのトラブルが生じることに。また反対に、外から邪気《じゃき》（悪い気）が侵入するなど経絡になんらかの問題が起きれば、それにつながる五臓にも不調が起きることになるのです。

このように五臓と経絡は相互に関係し合います。経絡に刺激を与えれば、それにつながる五臓にも刺激を与えられることから、東洋医学ではこれを利用して多様な治療が行われています。

関節・ツボについて

「ツボ」は経穴《けいけつ》とも呼ばれ、経絡《けいらく》上に位置します。分かりやすく言うなら経絡はからだ中に分布されている線路です。経絡はからだの上下を行き来し、さらにからだの内側と外側をつなぐなど全身に入り組んでいますが、広げれば１本の丸い円になります。そしてその１本の丸い線路上にある駅となるのがツボ。私たちのからだには３６１ものツボがあるとされています。

ツボは気《き》の出入り口であり、気や血《けつ》が集まりやすい場所でもあります。そのためツボを刺激することで気や血の巡りを正し、五臓の状態を整えることがで

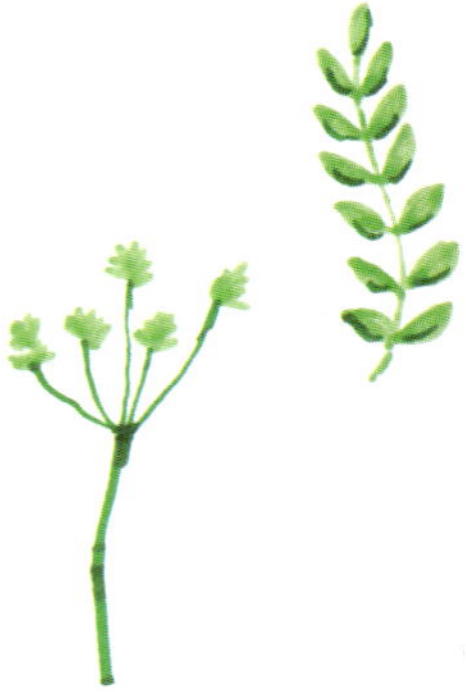

きます。またツボは経絡を通して五臓の異常が表れやすいところ。ツボを押して痛みがあるのは、五臓に負荷がかかっている、弱っているなど何らかの問題が起きているサインといえます。

もう一つ、五臓の調子を整えるために忘れてはならないのが「関節」です。関節とは、いうなればからだの中の交差点。交差点は交通渋滞が起きて事故が発生しやすい場所であるように、関節は邪気《じゃき》（悪い気）がたまりやすく、気の滞りという交通渋滞が起きて、事故（不調）が起きやすい場所となります。

とくに注意すべきは「わき関節」「ひじ関節（親指側・小指側）」「ひざ裏関節」「そけい部」の四大関節といわれる場所です。わき関節は肝《かん》に、ひざ裏関節は腎《じん》にというように、五箇所の関節はそれぞれ五臓につながっていますから、ここを刺激することもまた五臓を活かすための有効手段となります。

お灸《きゅう》・カッサについて

五臓《ごぞう》を整えるためには「お灸《きゅう》」も有効です。

お灸とは二千年以上も前に中国で確立された伝統療法の一つであり、よもぎからつくられる艾《もぐさ》を原料にしています。

経絡《けいらく》上にあるツボにお灸を置いて燃焼させるといった方法をとりますが、艾《もぐさ》が燃えることによって生まれる熱やよもぎの有効成分が、からだの深部にある骨髄にまで届きます。口を通して体内に入る飲食物は五臓六腑まで、鍼《はり》は血脈までにしか届きませんから、お灸の効果は絶大です。二千年以上、よもぎ以上

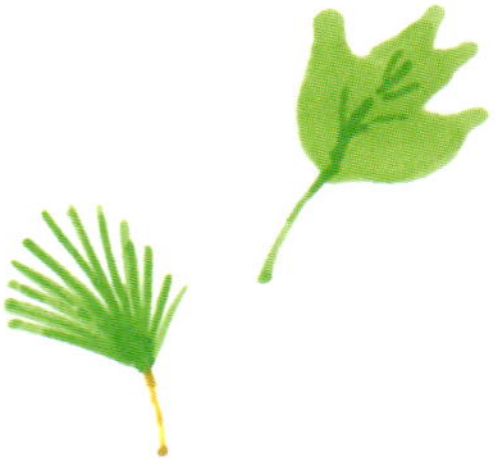

の効果が得られるものが見つかっていないことからも、効果のほどがわかります。からだを芯から温めることができるため、気《き》・血《けつ》の流れをよりスムーズにできることはもちろん、細胞の活性化や不調の改善にも効果的とされています。また「カッサ」も有効です。カッサとは中国で古くから行われてきた民間療法であり、これもまた体内に滞っている気・血を流すための方法です。

カッサは気の流れを良くするような専用の道具を使います。気の滞りが気になる場所を、経絡の流れに合わせて、カッサで優しくなでるようにすることで気の巡りが良くなります。顔や首、お腹周り、腕、足などいろいろなところに使える手軽さがあり、たるみが気になる場所に使えば痩身効果も期待できます。ただし、気虚《ききょ》体質（P２１３参照）などエネルギーが不足している人は、鉄やステンレスなどの素材は血穴が強く開きやすく、肌が赤くなりやすいので、木などのやさしい素材を選びましょう。

関節

簡単！ 関節をたたいて気《き》の滞りを解消

はじめに、簡単にできる四大関節のケア方法を紹介します。

たとえば、日常生活でイライラしたり、ストレスを感じやすいなど肝《かん》の不調が出たら「わき関節」を、湿気が多く脾《ひ》が弱りがちなときには「そけい部」をたたくなど、自分の症状や状態に合わせて取り入れてみましょう。

ポイントは1秒に1回のペースでゆっくりと、20回以上たたくこと。ある程度、たたくことで関節の気《き》の滞りを解消することができます。とくに痛みを感じたり不調を感じる部分は毎日続けることが大切です。

関節の位置

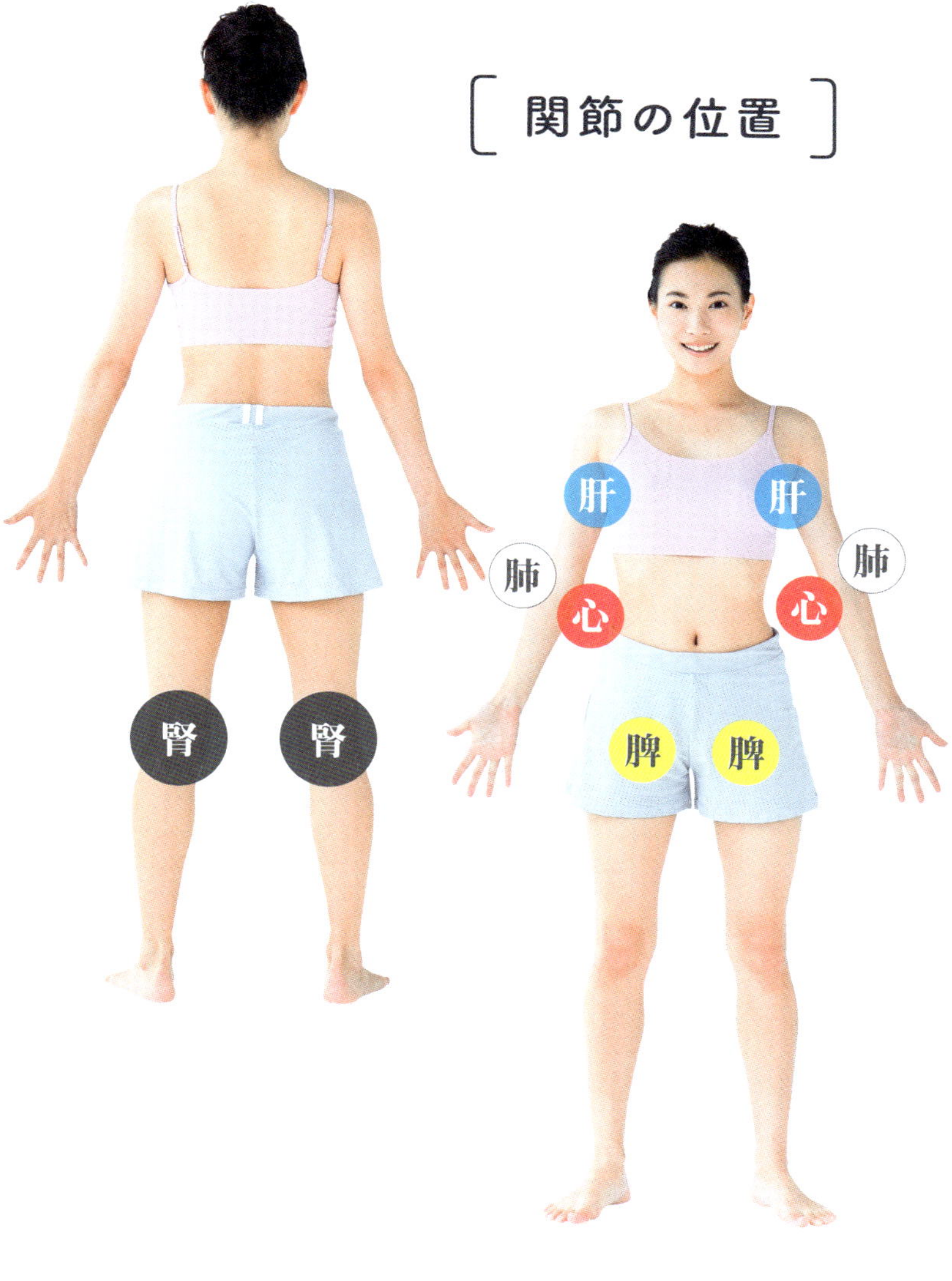

肝《かん》につながる関節は「わき」です。イライラしたとき、ストレスを感じやすいときにもおすすめ。

関節

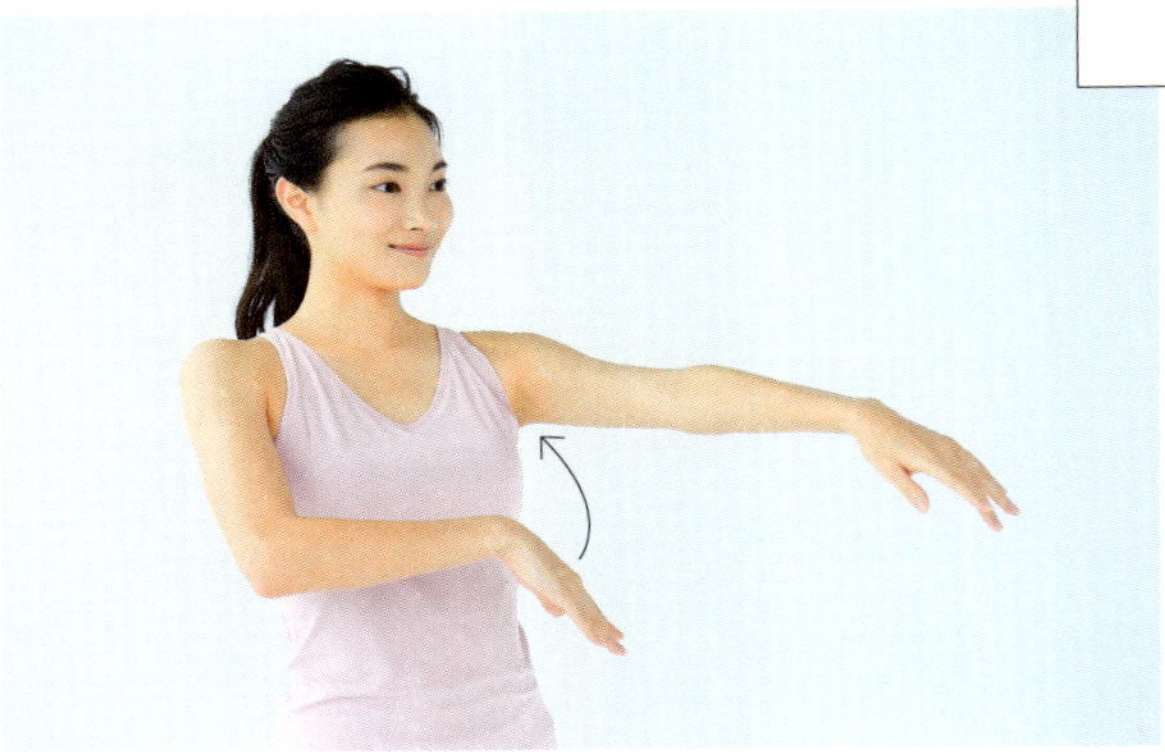

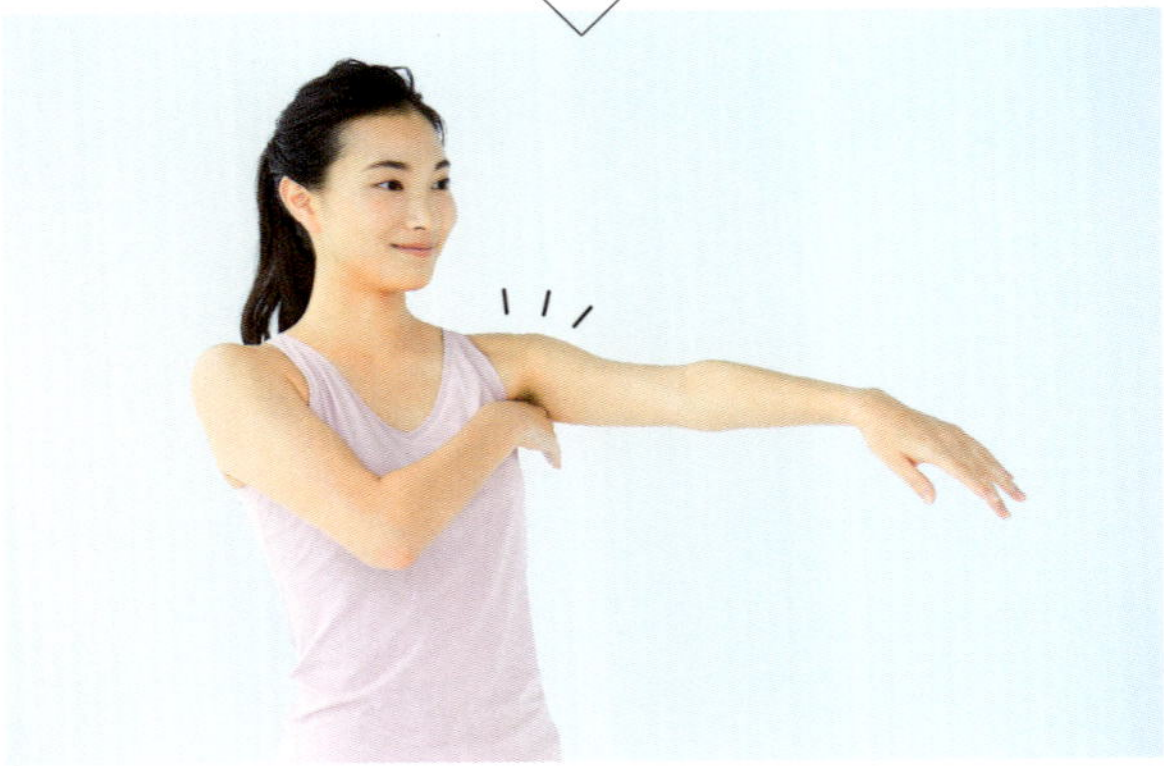

左腕を真っ直ぐ伸ばします。軽く開いた右手で「左わき」を 20 回ほどたたきましょう。

肝《かん》

［20回ずつ］

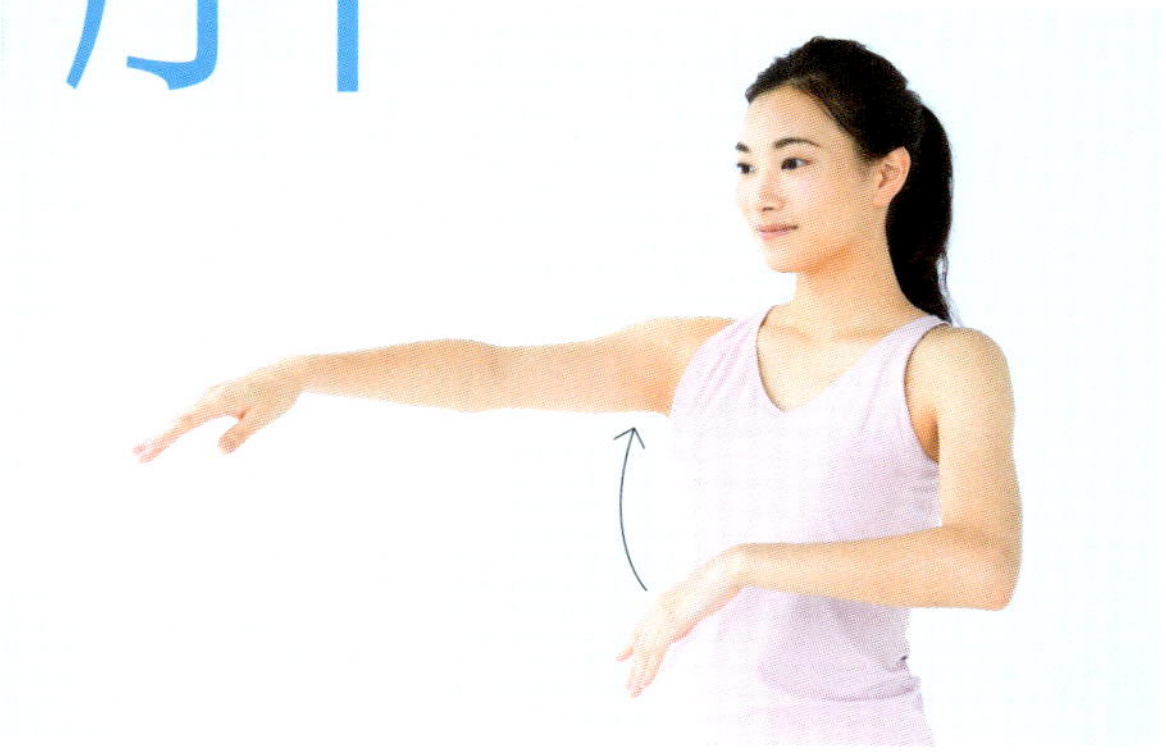

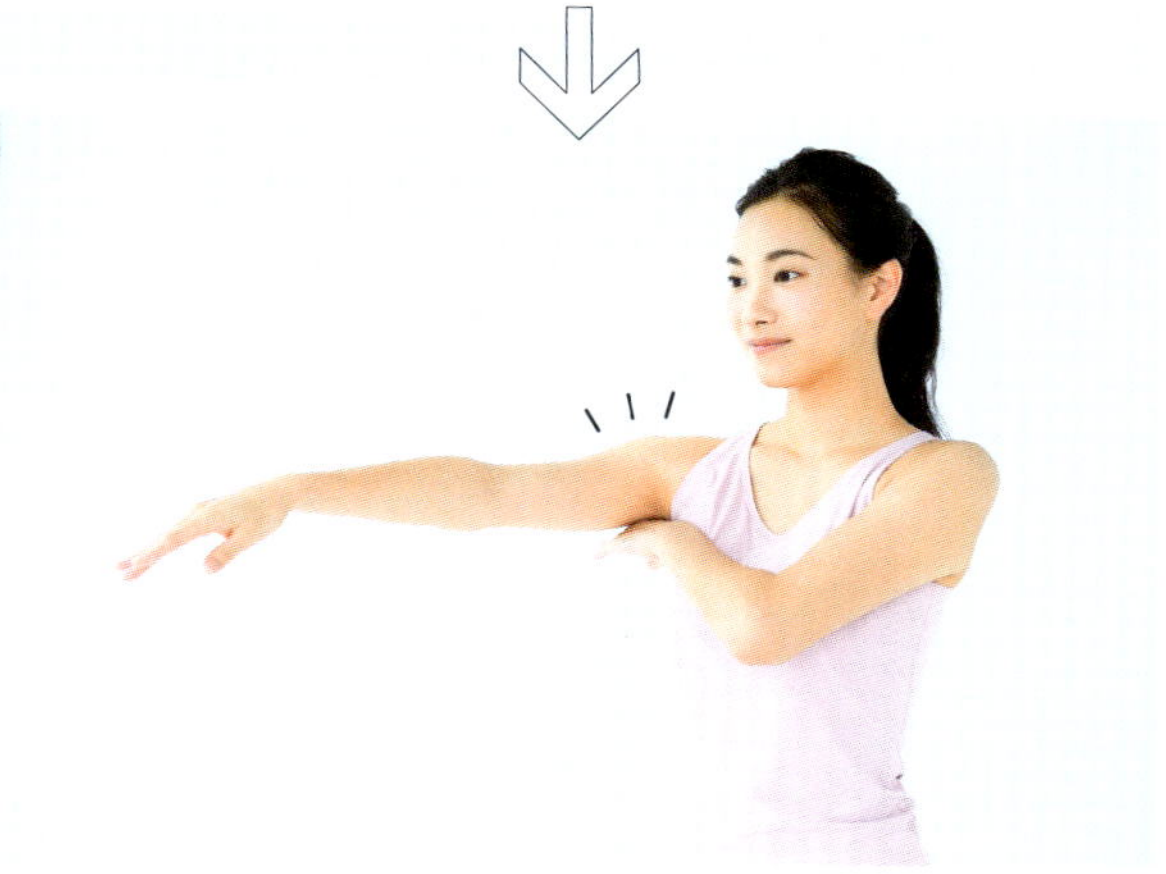

同じく「右わき」もたたきましょう。肝の不調が強いときには強めにたたくとより効果的です。

心《しん》につながる関節は「ひじの下側（小指側）」です。
眠りが浅いときや情緒が不安定なときにも。

関節

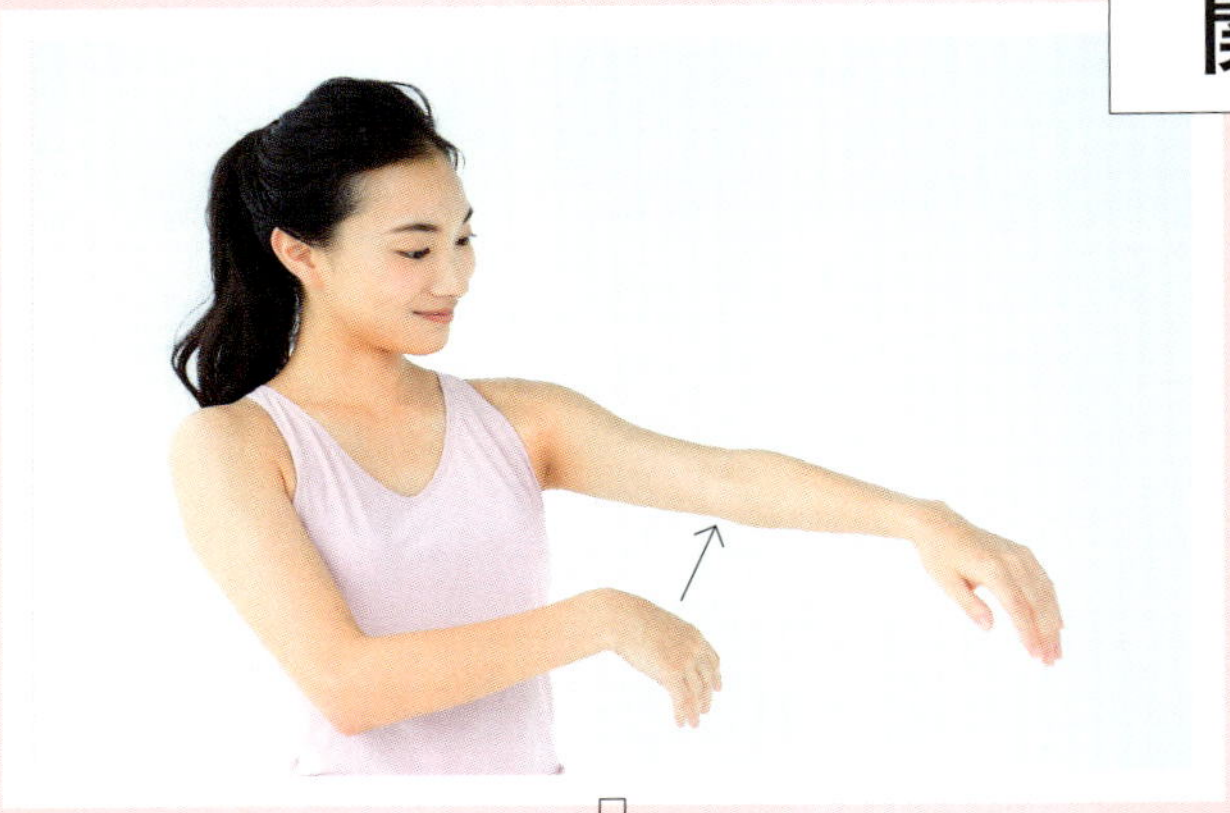

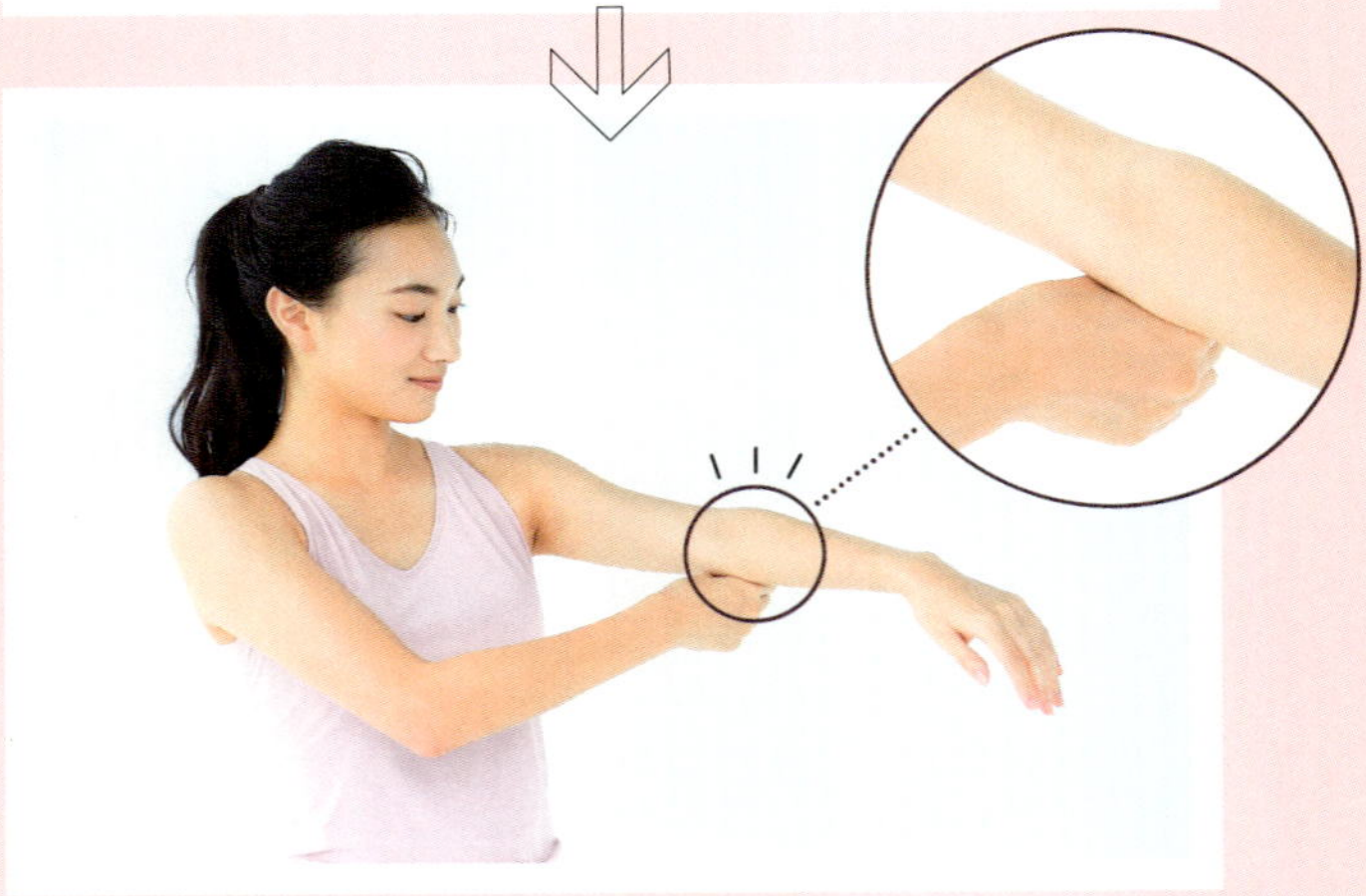

左腕を真っ直ぐ伸ばし、手の甲を上に向けます。軽く握った右手で「ひじの下側」を下からたたき上げます。

心《しん》

［20回ずつ］

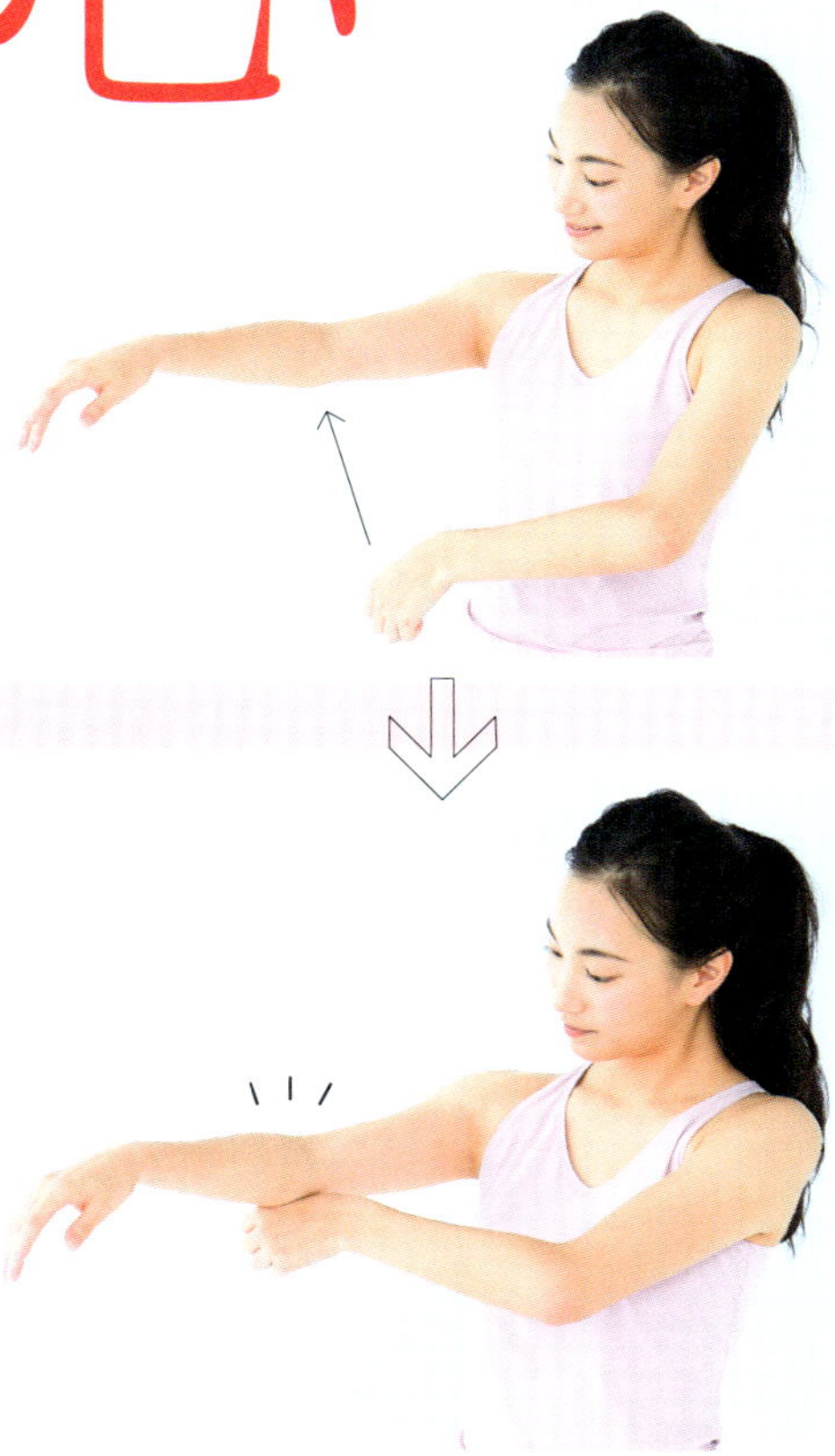

手の甲を上に向けて右腕を真っ直ぐ伸ばしたら、軽く握った左手で「ひじの下側」をたたき上げましょう。

脾《ひ》につながる関節は足の付け根の「そけい部」です。
四肢が重だるいときなどに。

関節

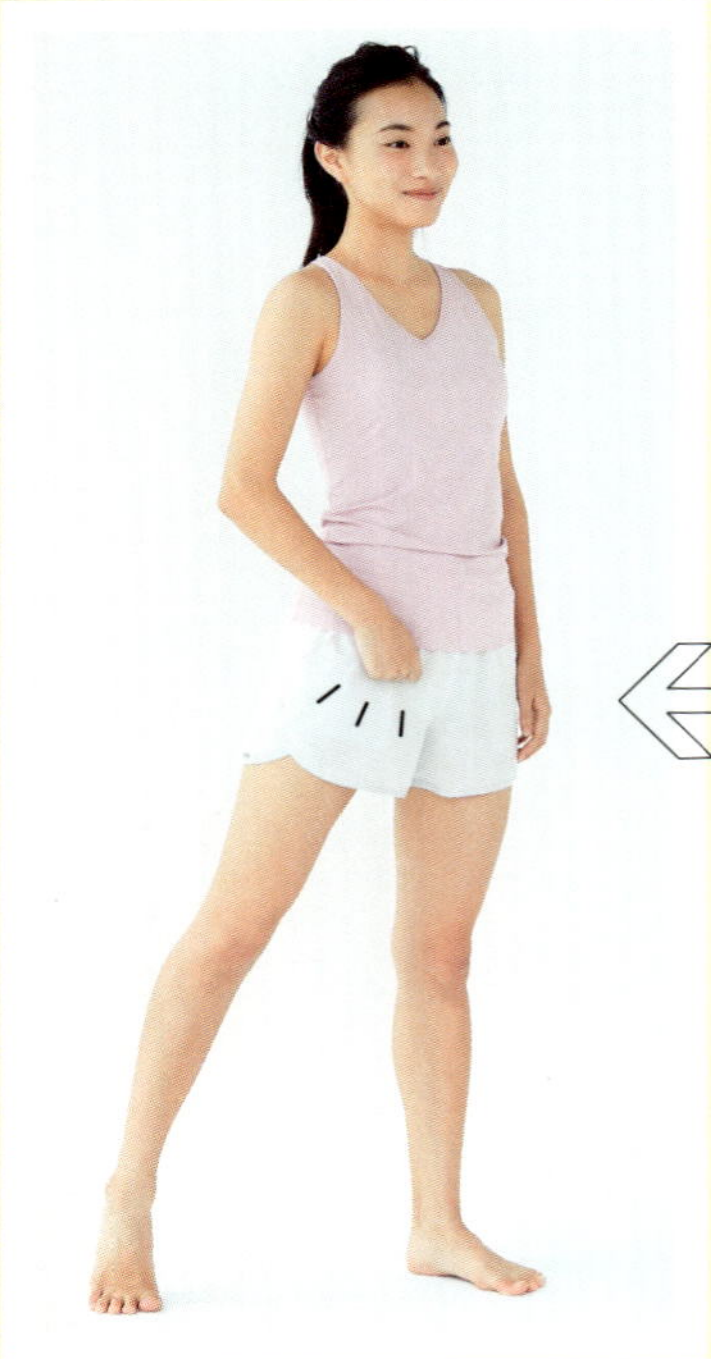

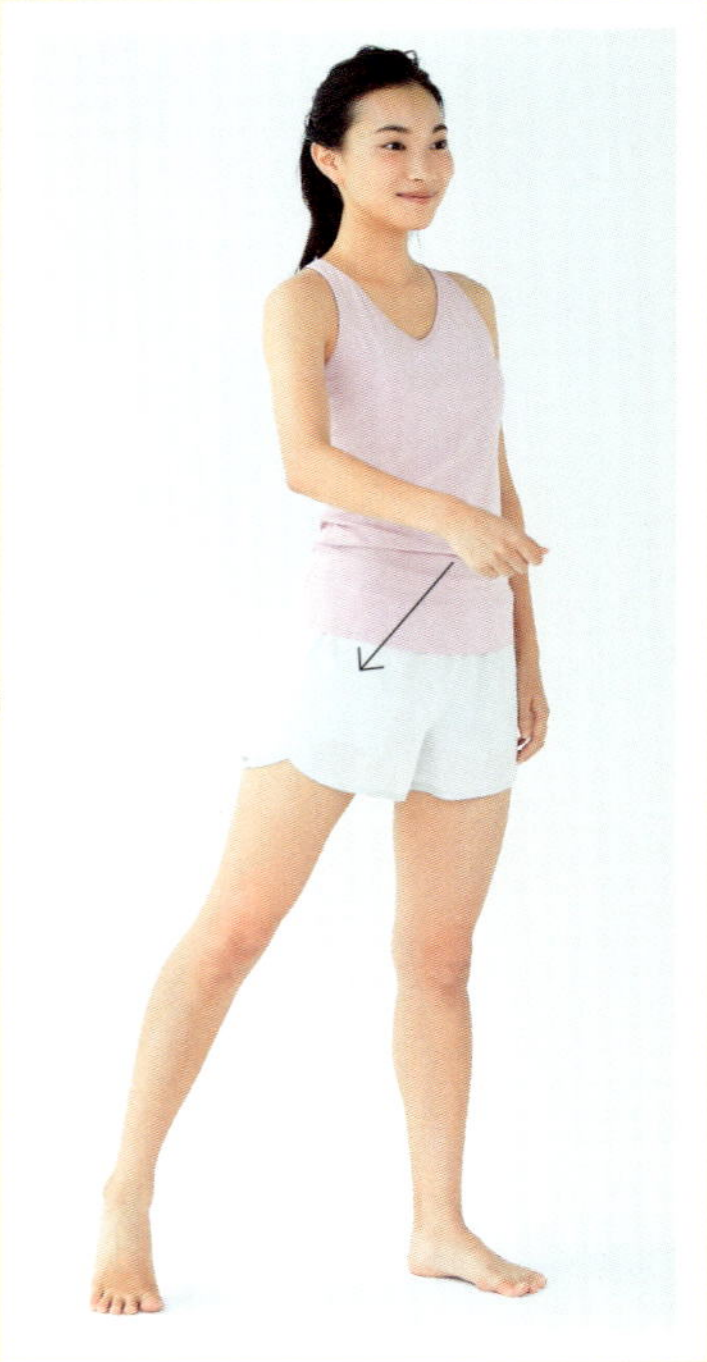

両足を開いて立ち、右足を少し引いて「そけい部」を伸ばし、軽く握った右手でたたきます。

脾《ひ》

［ 20回ずつ ］

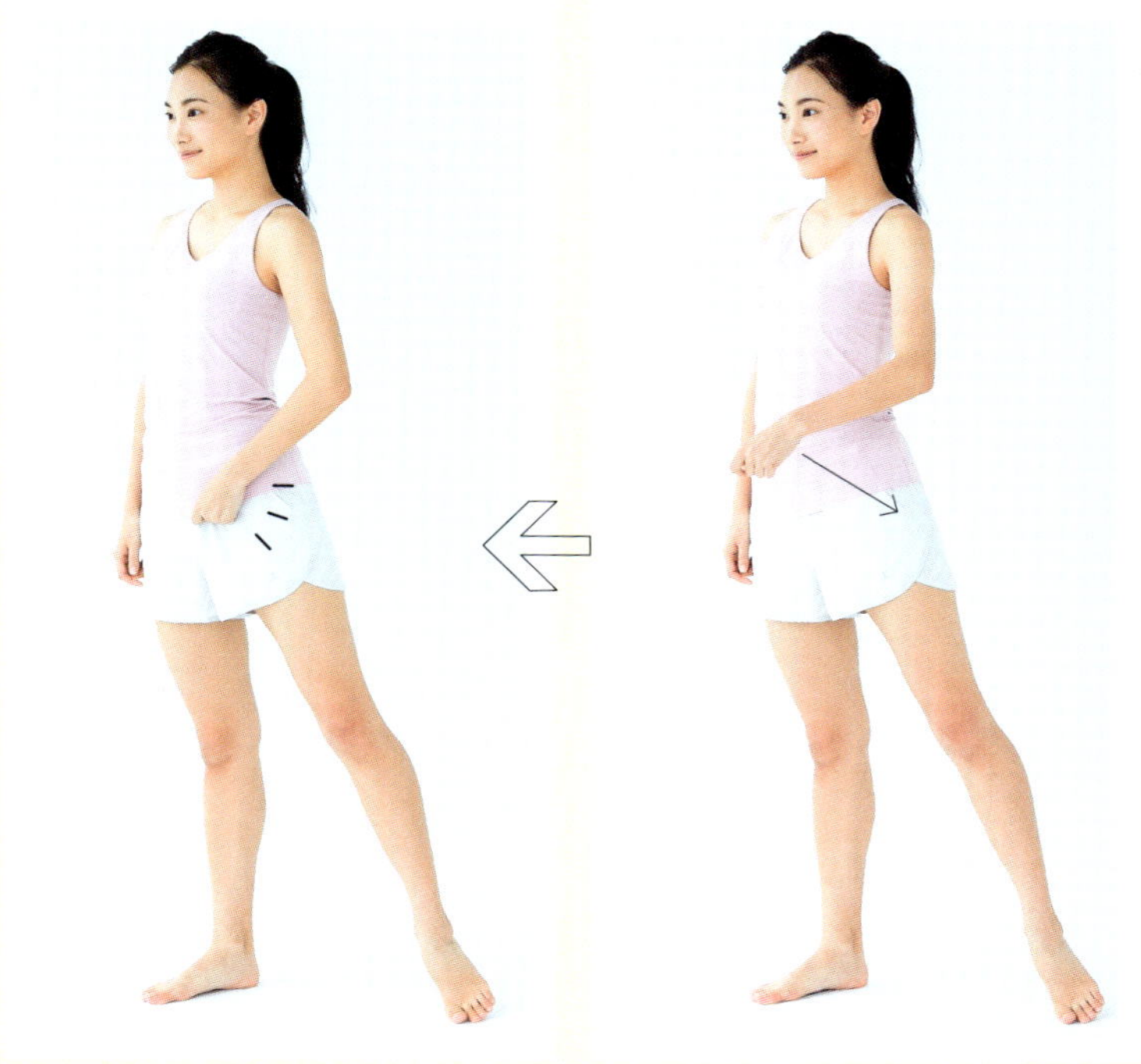

左足を少し引いて立ち、軽く握った左手で「そけい部」をたたきます。座りっぱなしの状態が続いたときにもおすすめ。

肺《はい》につながる関節は「ひじの上側（親指側）」です。
のどや鼻の調子が悪いときにも。

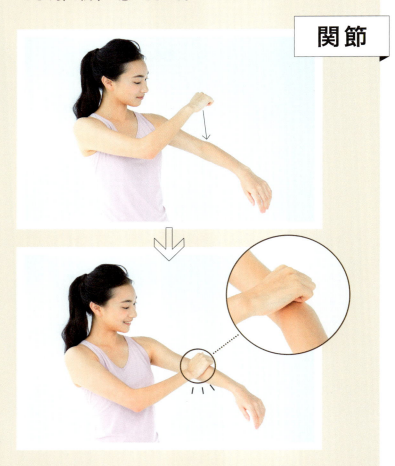

関節

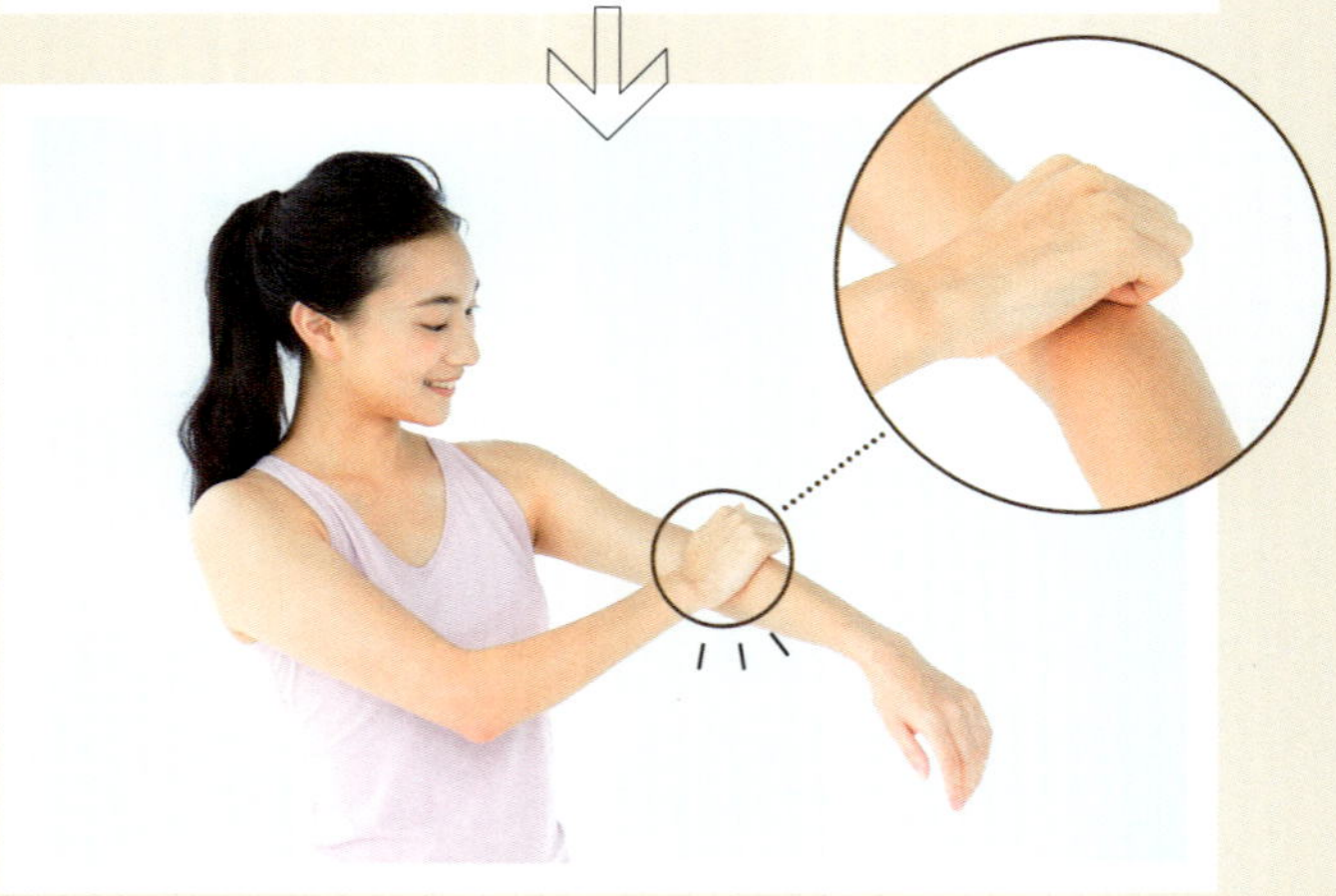

左腕を伸ばし、手の甲を上に向けます。「ひじの上側」を軽く握った右手で上からたたきます。

肺《はい》

［20回ずつ］

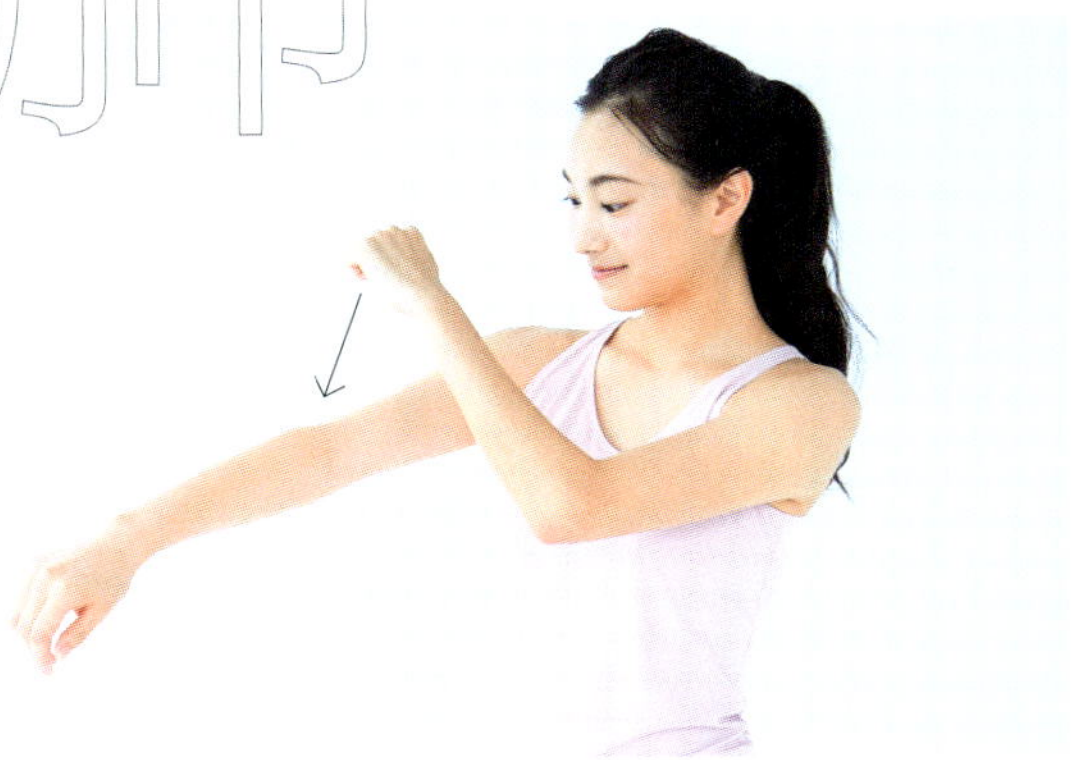

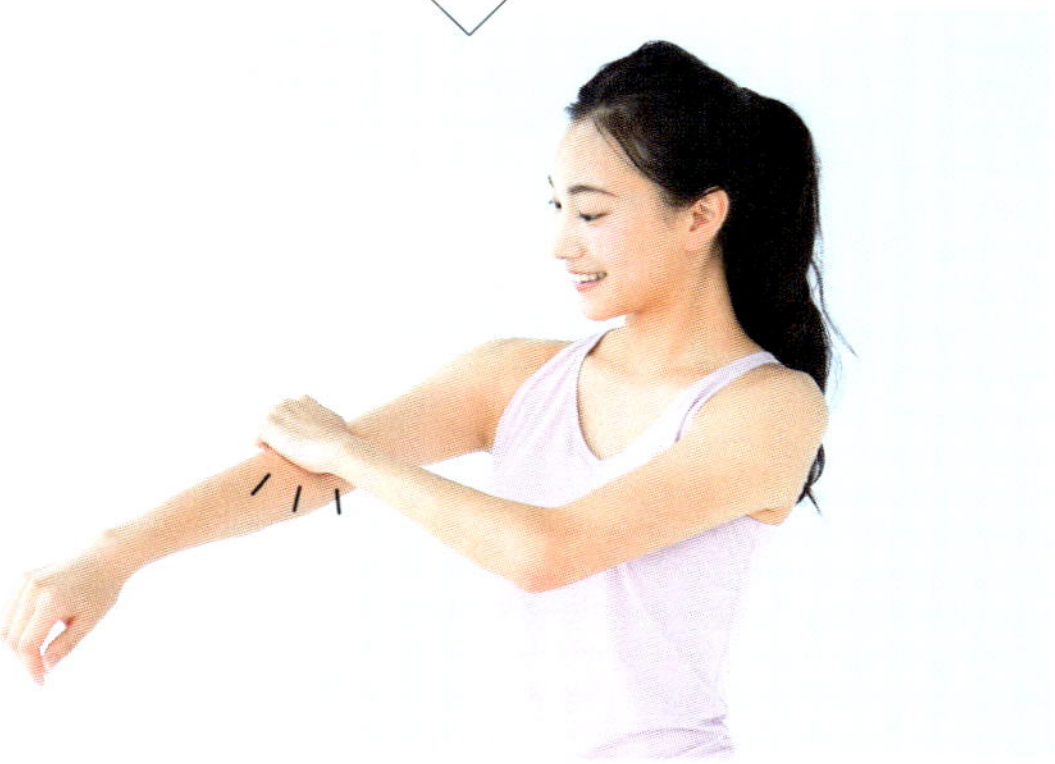

肺

手の甲を上にして右腕を伸ばしたら「ひじの上側」をたたきます。1秒に1回ペースでゆったりとたたきましょう。

腎《じん》

腎《じん》につながる関節は「ひざ裏」です。下半身の冷えやむくみにも。

関節

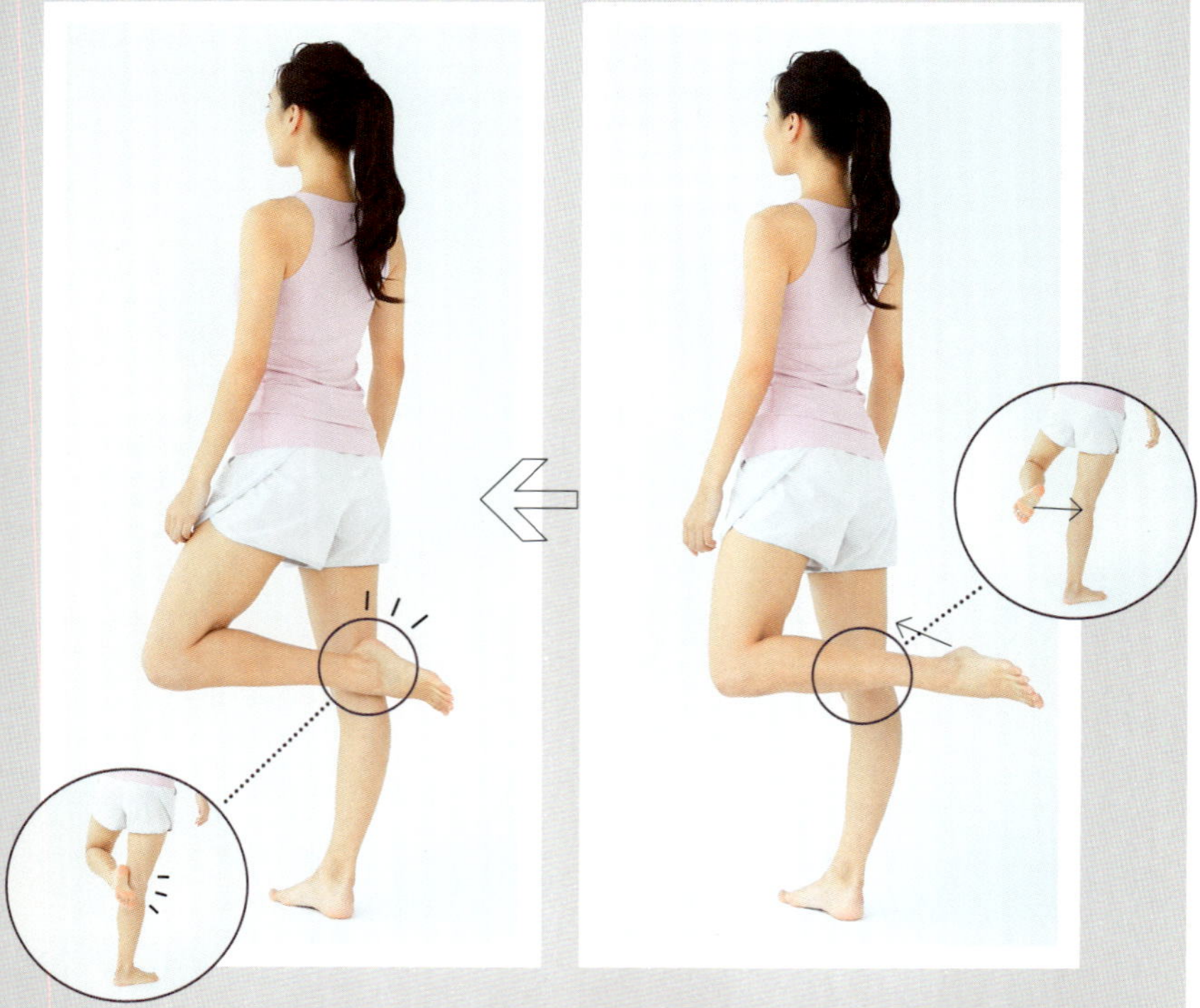

両足を肩幅に開いて立ち、左足の甲部分で右足の「ひざ裏」をたたきます。

［ 20回ずつ ］

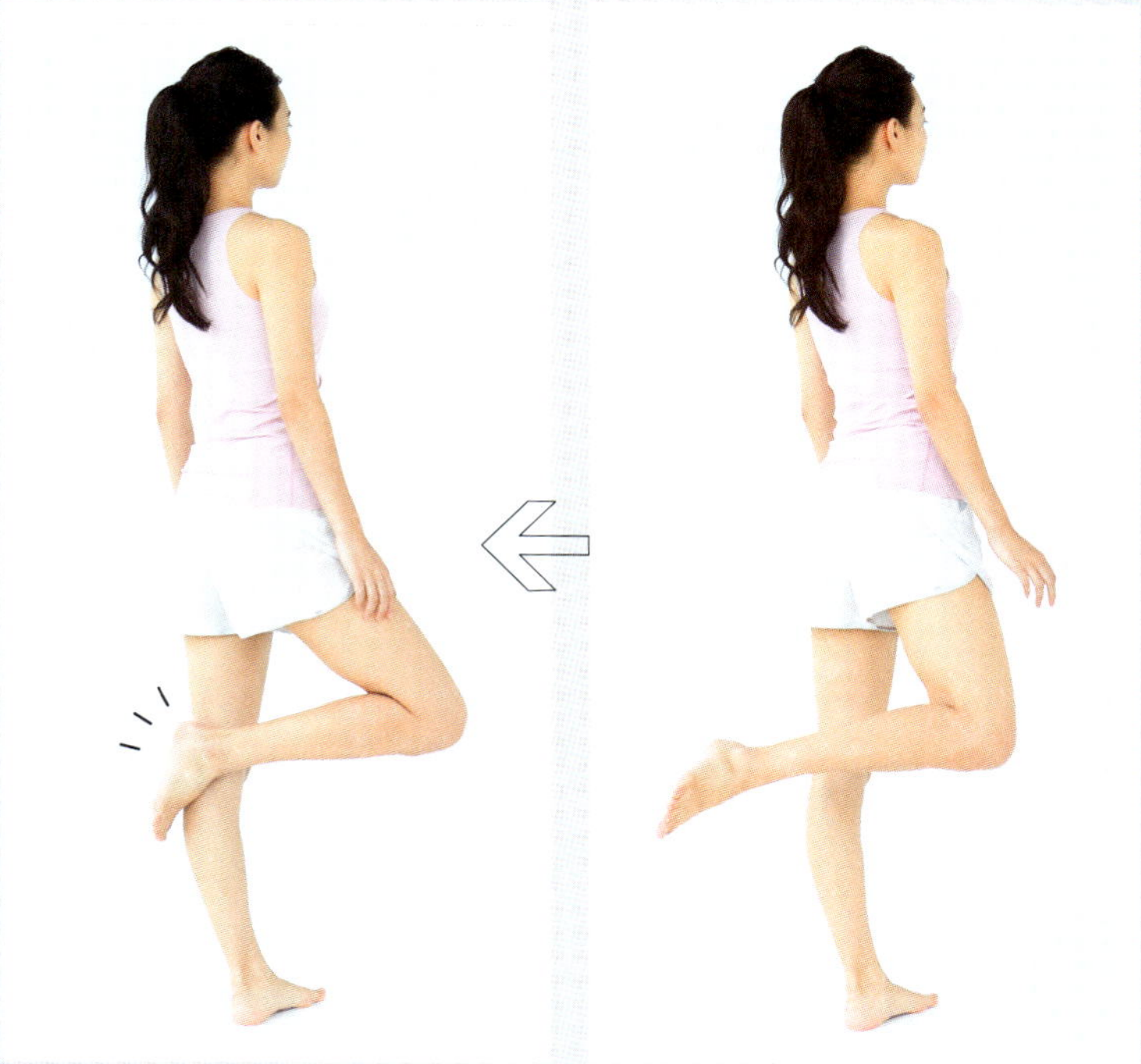

右足の甲部分で左足の「ひざ裏」をたたきます。痛いときは気が滞っている証拠です。

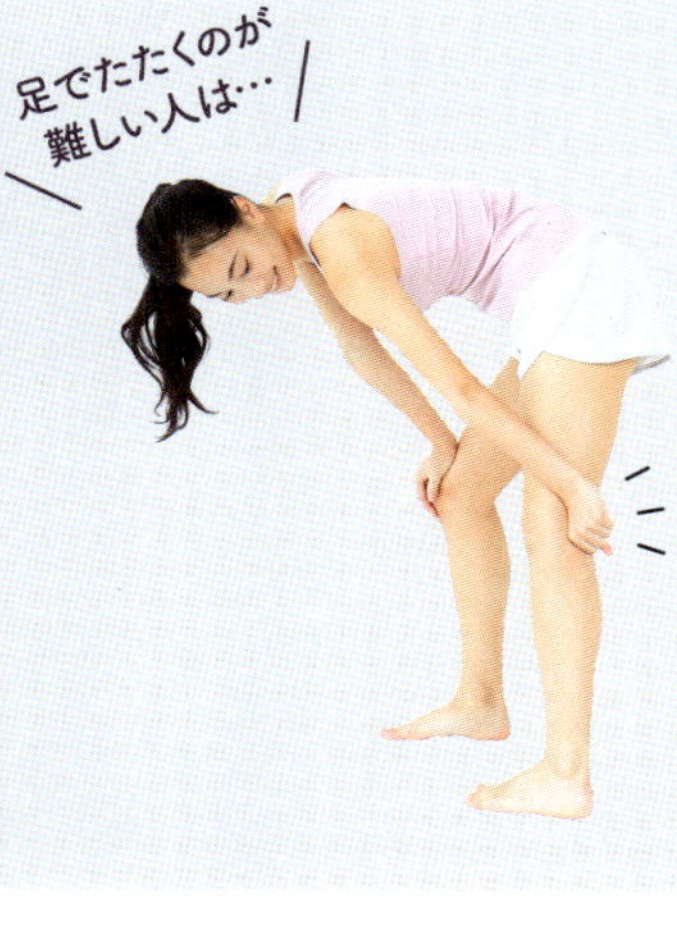

手でひざ裏をたたく

片足立ちが難しい人は、軽く手を握って「ひざ裏」をたたきます。無理のない体勢で。

経絡《けいらく》

経絡《けいらく》マッサージで気の通りを良くする

肝《かん》・心《しん》・脾《ひ》・肺《はい》・腎《じん》それぞれに直接つながる経絡《けいらく》をマッサージしましょう。気《き》の流れに合わせて、順番にもみ進むことが大切。滞っていた気の通りがスムーズになり、不調をもたらしていた五臓の働きを改善へと導きます。

経絡はからだのなかに縦横無尽に張り巡らされていますが、経絡上にツボがあるので、そのツボをポイントとして説明していきます。一箇所につき5回程度もみほぐすようにやさしくマッサージしてください。またここで紹介する経絡は左右両方に流れているので、両方ともバランス良く行いましょう。

肝《かん》の経絡マッサージ

肝

足の親指の先から、足の内側を通り、上半身にまで伸びていくのが肝《かん》につながる経絡です。

※三陰交は脾経、肝経、腎経三つの経絡が交わるツボです。「脾経」に属するツボ（十四経絡上）ですが、女性にとって大事なツボなので、肝経にも記載しています。

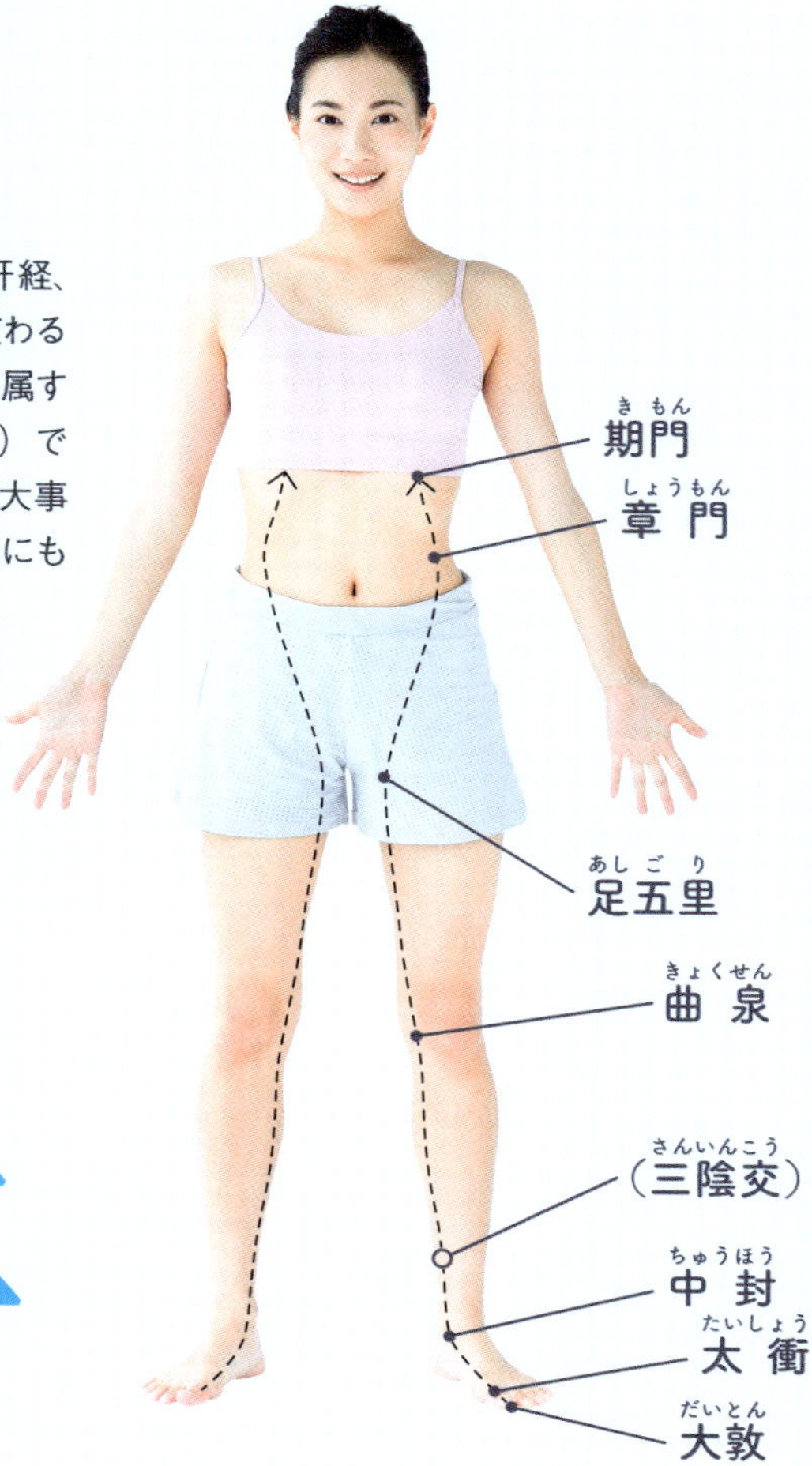

肝《かん》

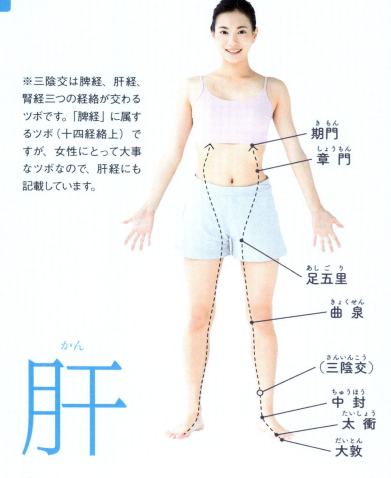

肝経《かんけい》

1

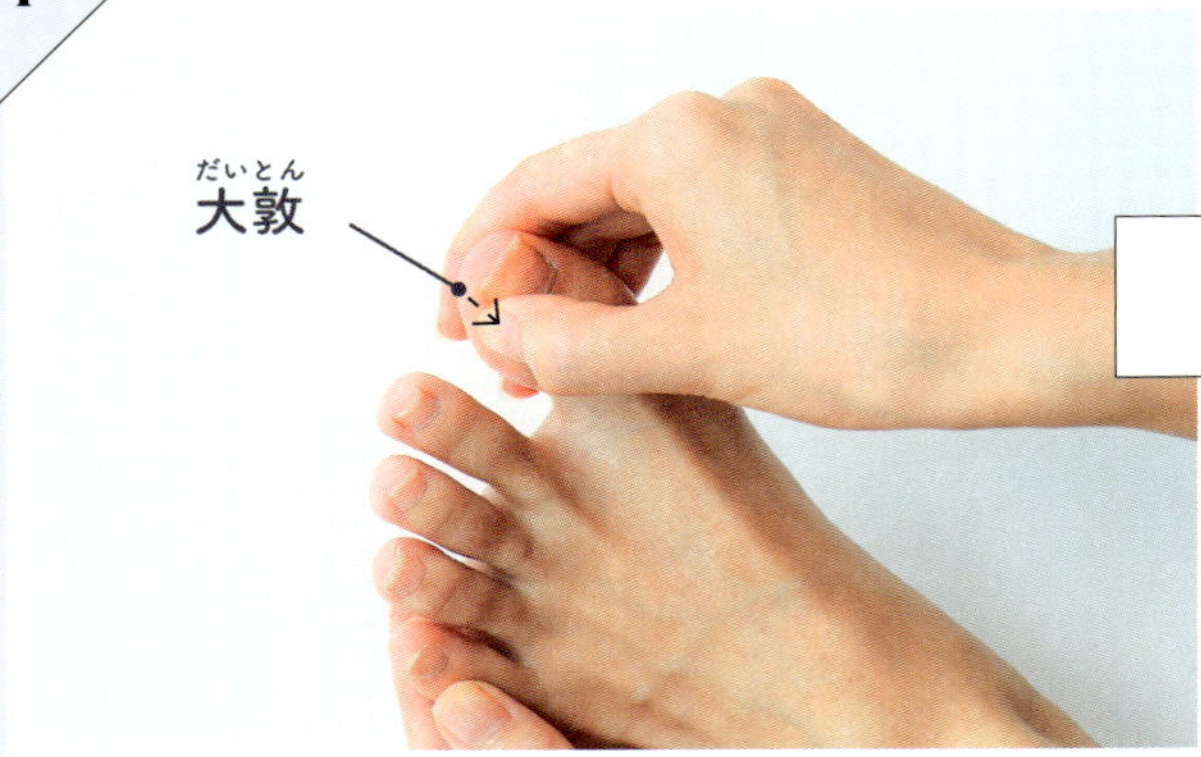

肝の経絡のはじまりは足の親指の内側「大敦《だいとん》」です。
ここを5回ほど押します。痛いときには重点的に。

2

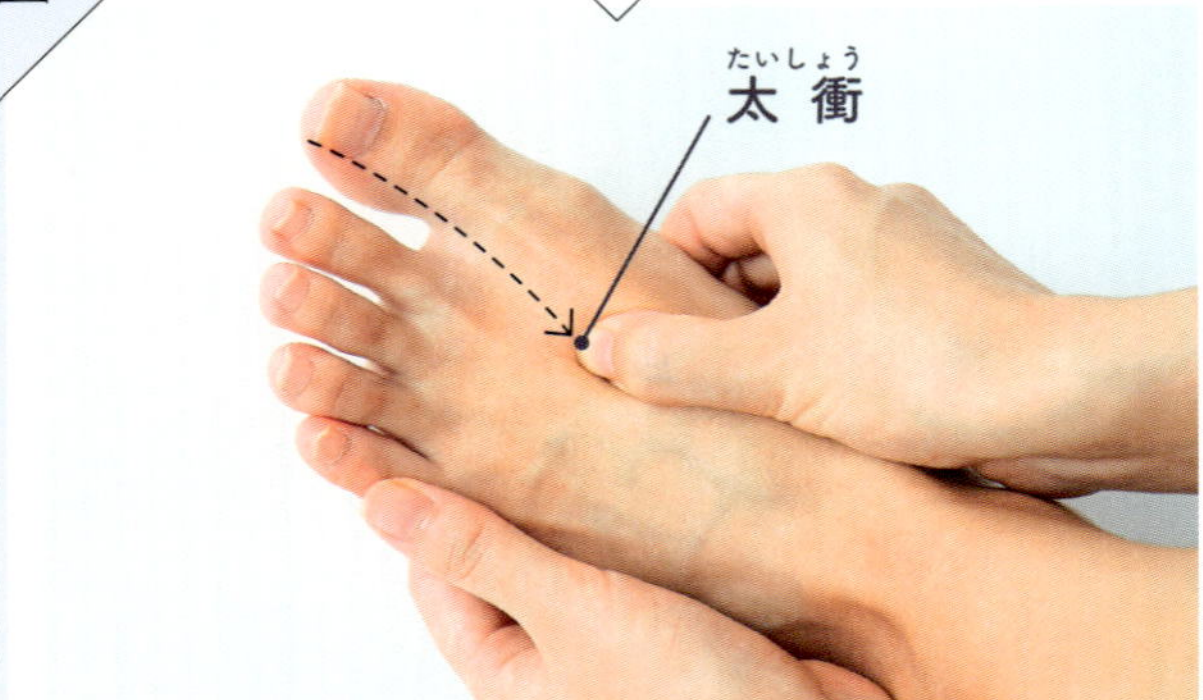

足の親指と人差し指の骨の間のくぼみにある「太衝《たいしょう》」を押しながら、足の甲を足首側に押し進めます。

3

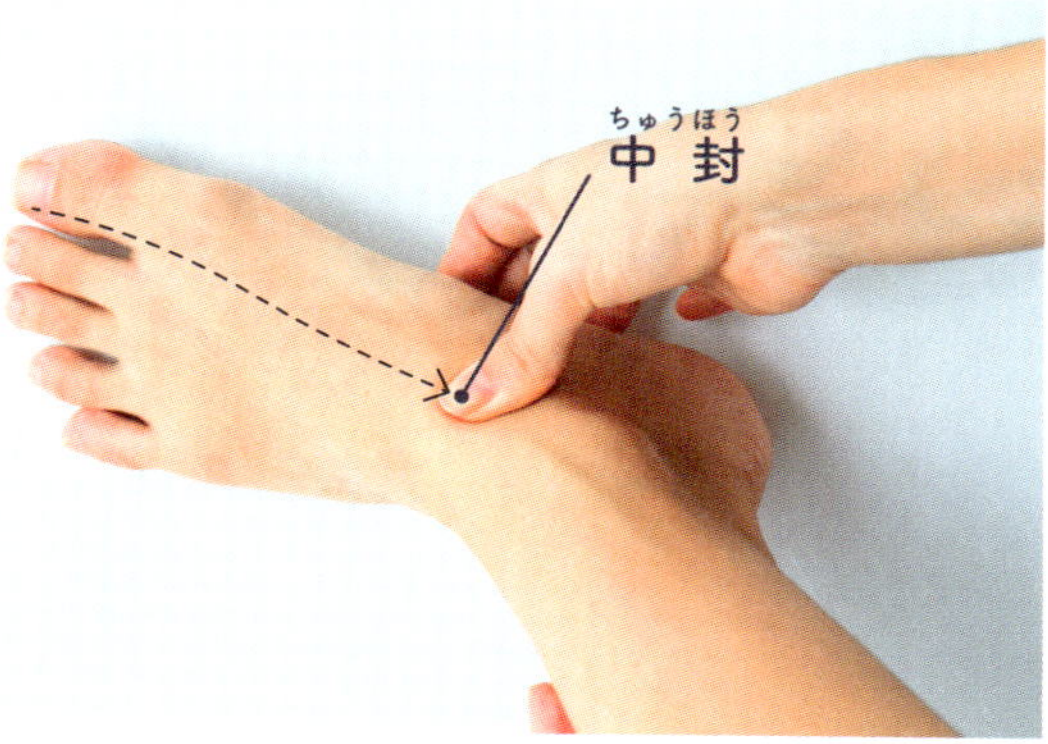

内くるぶしの手前にある凹んだ部分「中封《ちゅうほう》」を通り、
そのまま足の筋肉に沿って押し進めます。

4

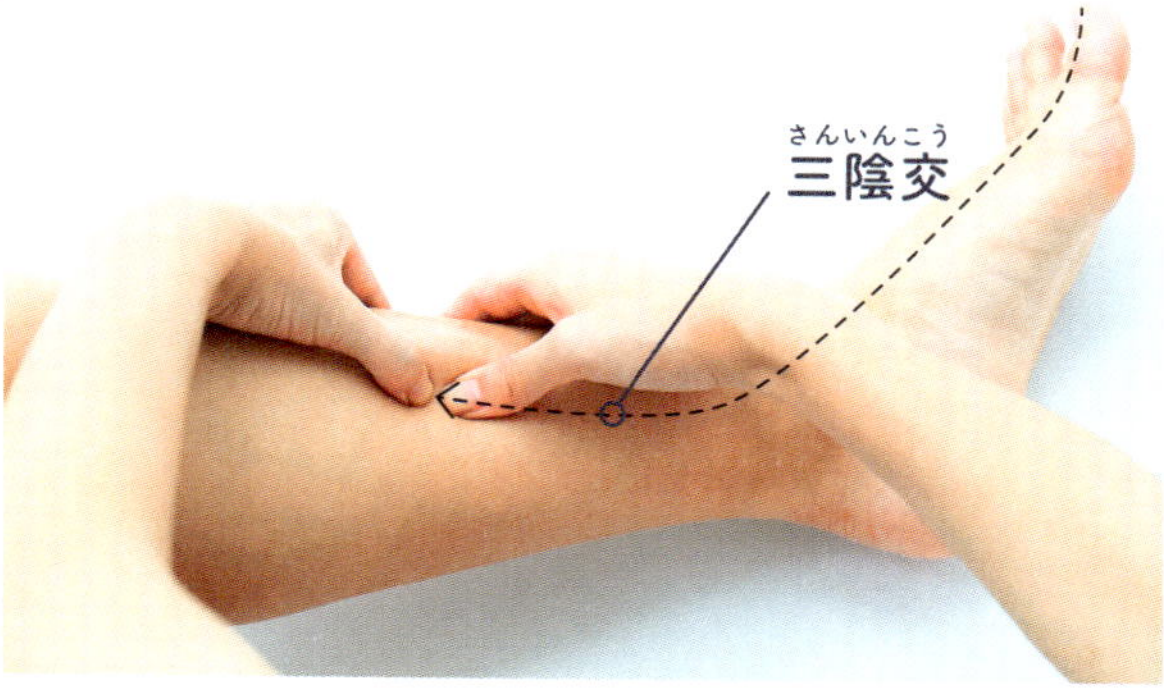

内くるぶしから指4本分上に位置する「三陰交《さんいんこう》」を押し、
そのまま上に押し進めます。

5

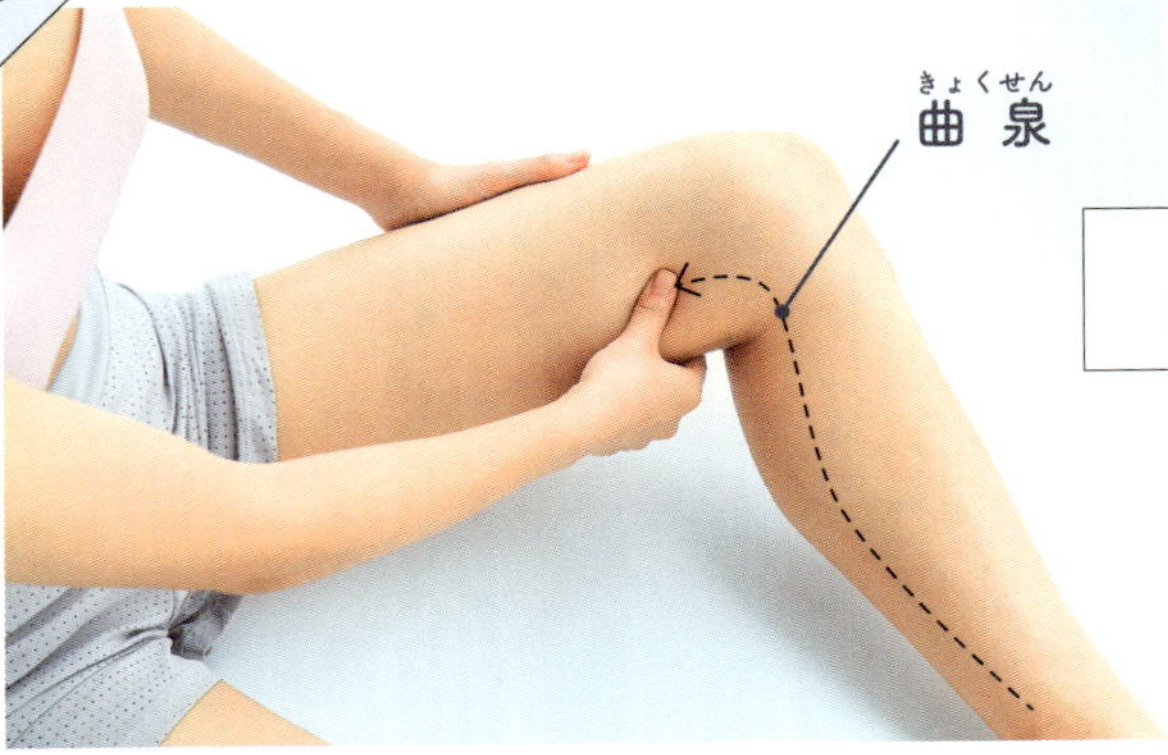

内ひざの少し下部分にあるくぼみ「曲泉《きょくせん》」を通り、そのまま上がって太腿の内側を押し進んでいきます。

6

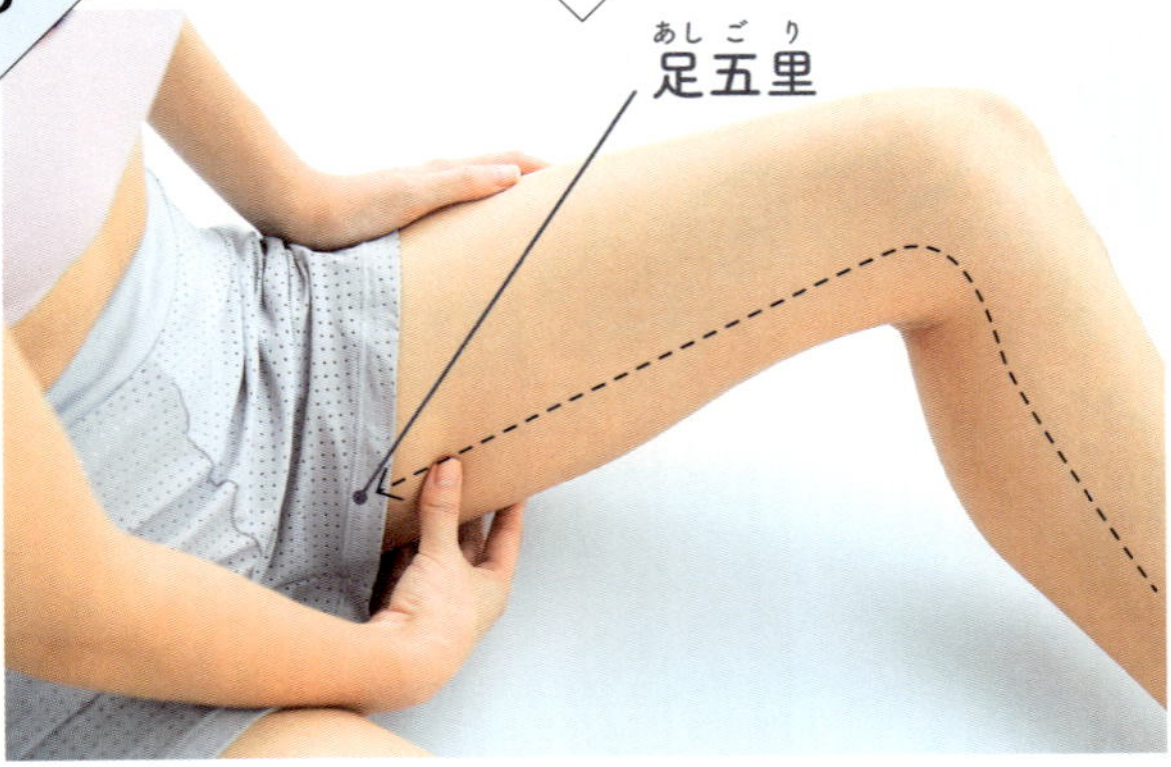

太腿の内側を通って、足の付け根の少し下にある「足五里《あしごり》」を通っていきます。

肝

7

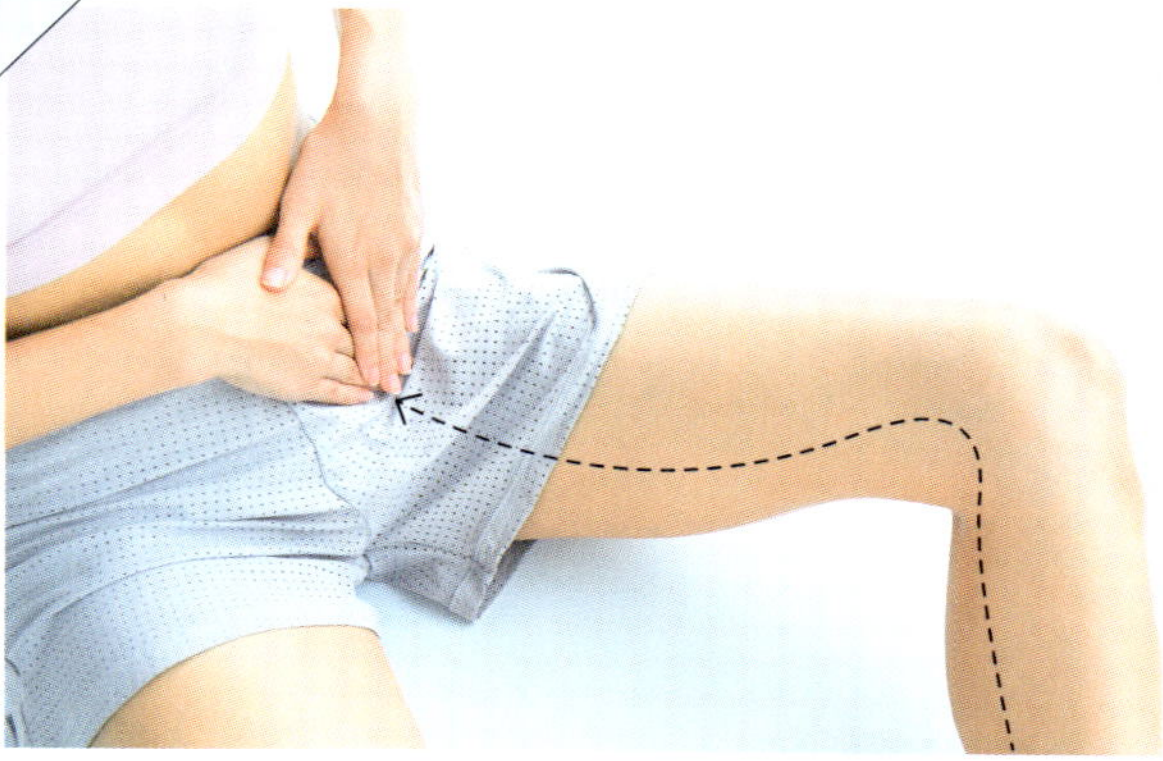

足の付け根から、そけい部に入ります。手を重ねて、左右の指で押し進めます。

8

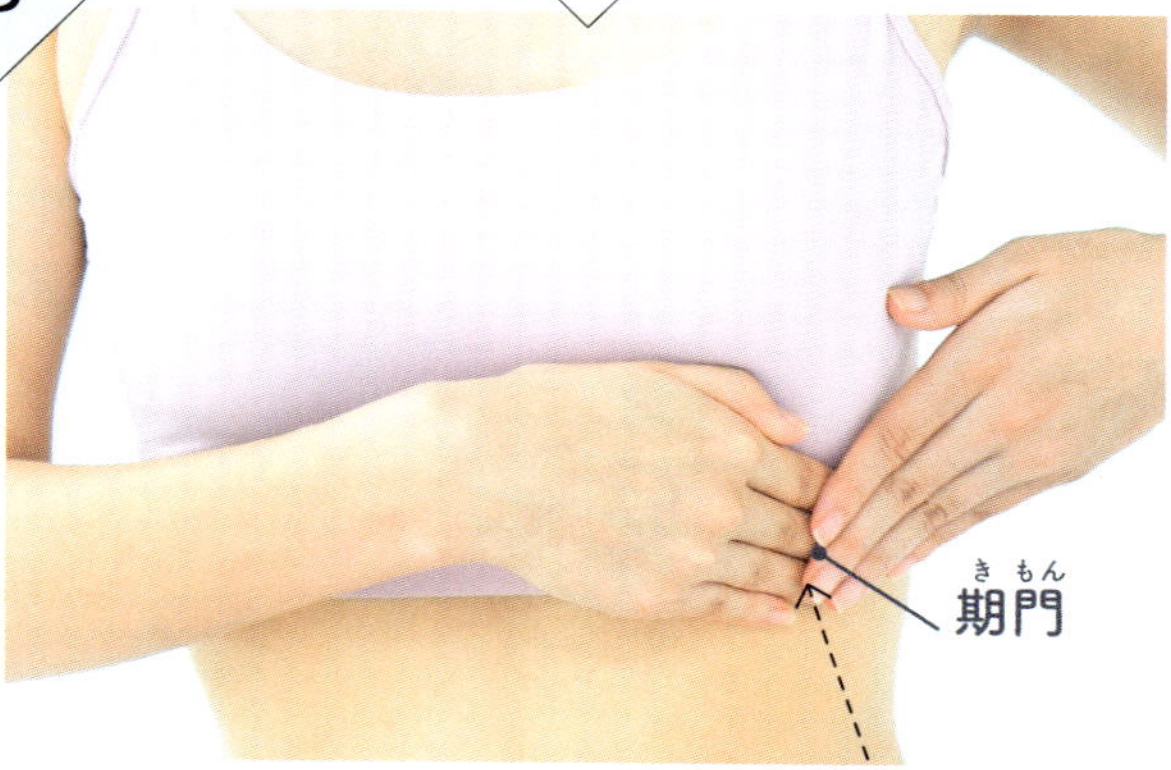

わき腹の少し内側にある「章門《しょうもん》」に登り、乳頭から真っ直ぐ下がり肋骨とぶつかる「期門《きもん》」まで押し進めます。

心《しん》の経絡マッサージ

心《しん》の気の流れを良くするための経絡は、わきの下からはじまり、腕の内側を通って小指まで進みます。

心経《しんけい》

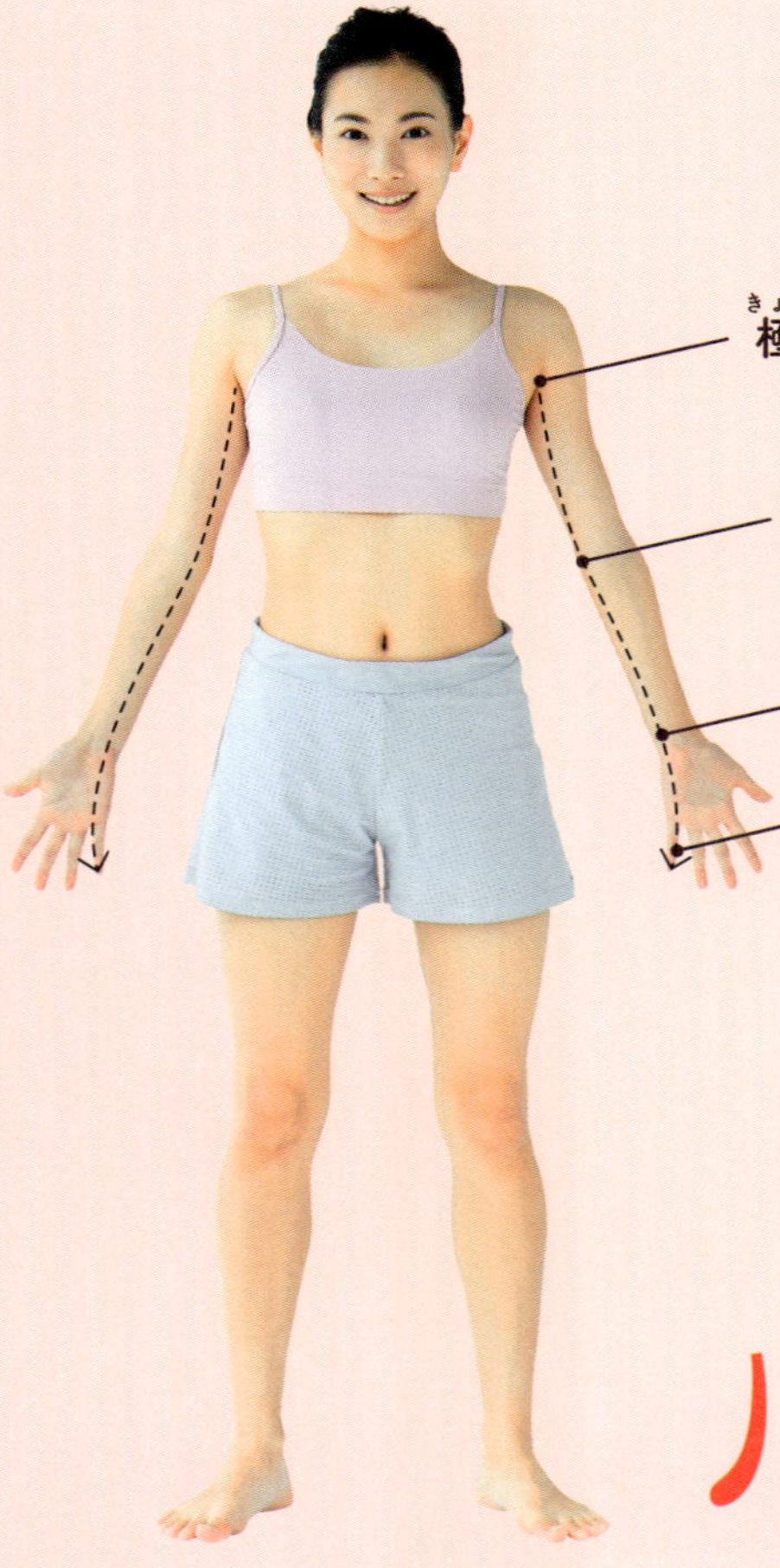

心《しん》

心

1

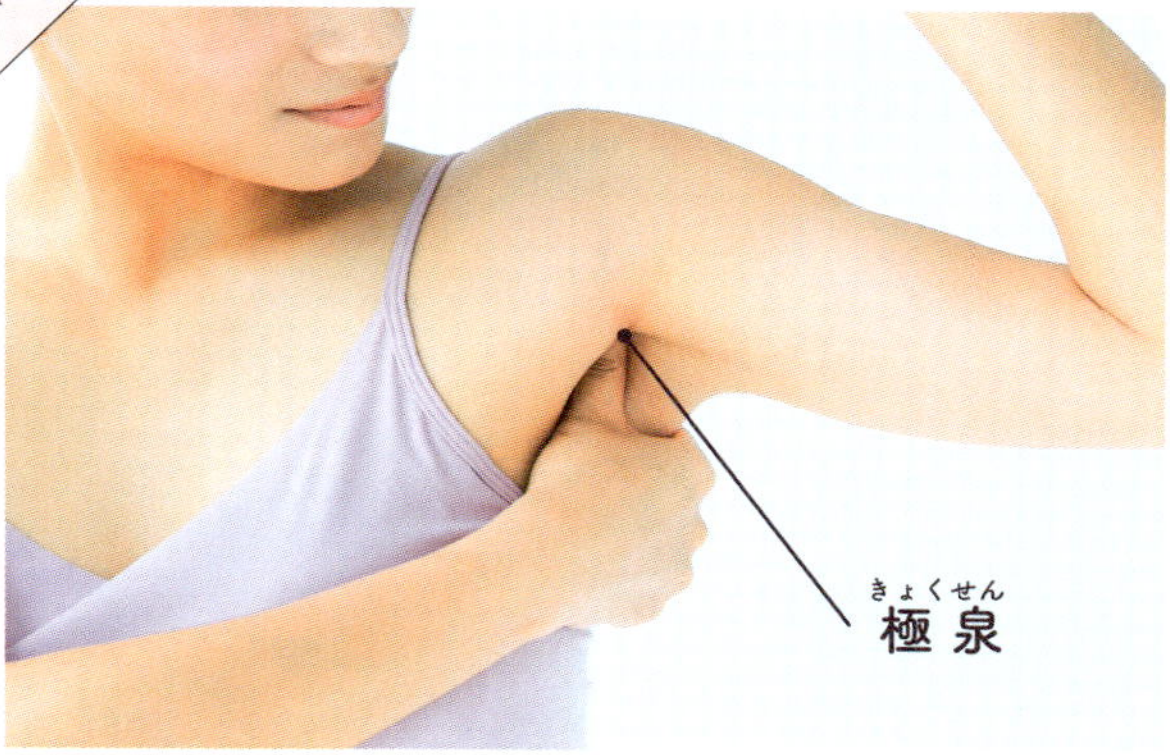

心の経絡のはじまりはわきの下にある凹んだ部分「極泉《きょくせん》」です。ここを5回ほど押します。

2

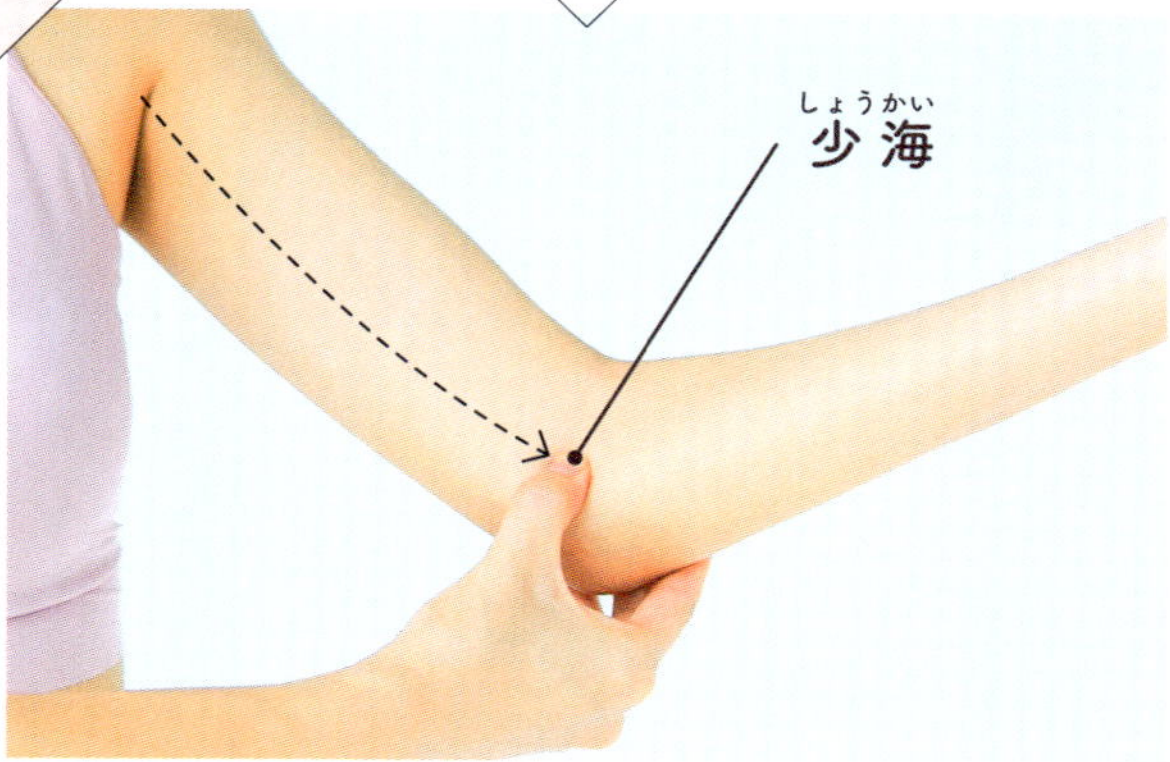

筋肉に沿って腕の内側をひじのほうへと押し進み、ひじの内側のゴリゴリとした骨の内側「少海《しょうかい》」を押します。

3

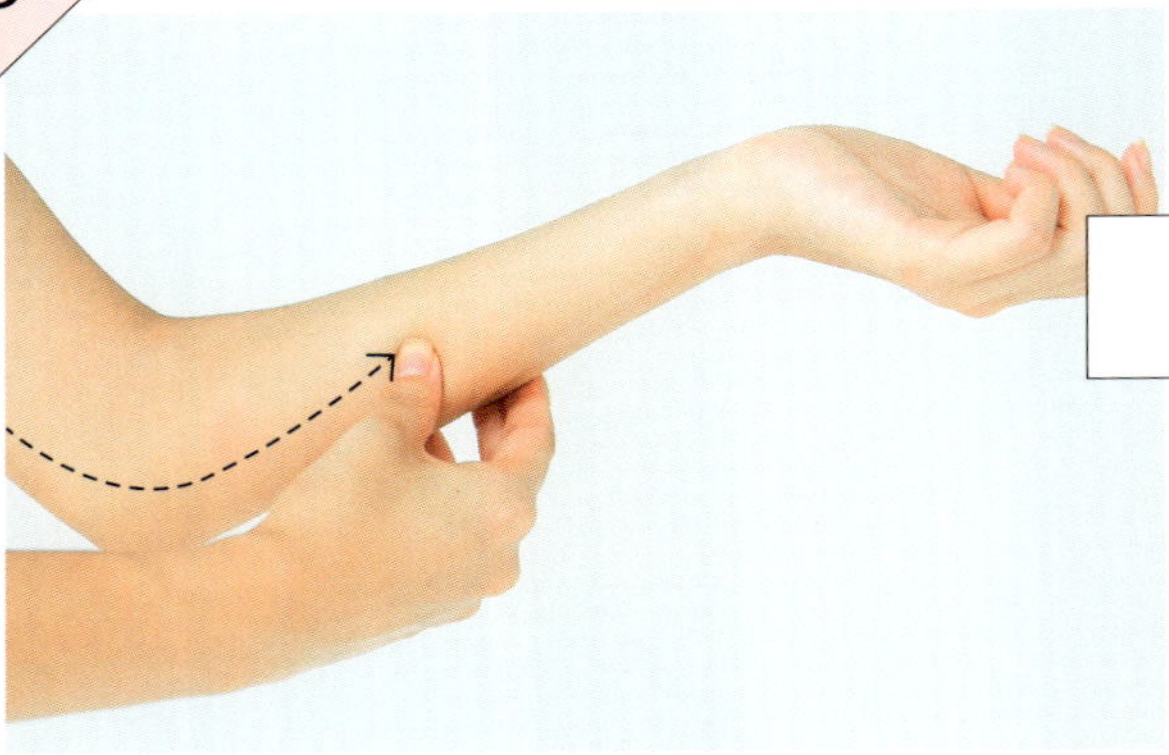

心経《しんけい》

そのまま筋肉に沿って腕の内側を、手首のほうへと押し進めます。

4

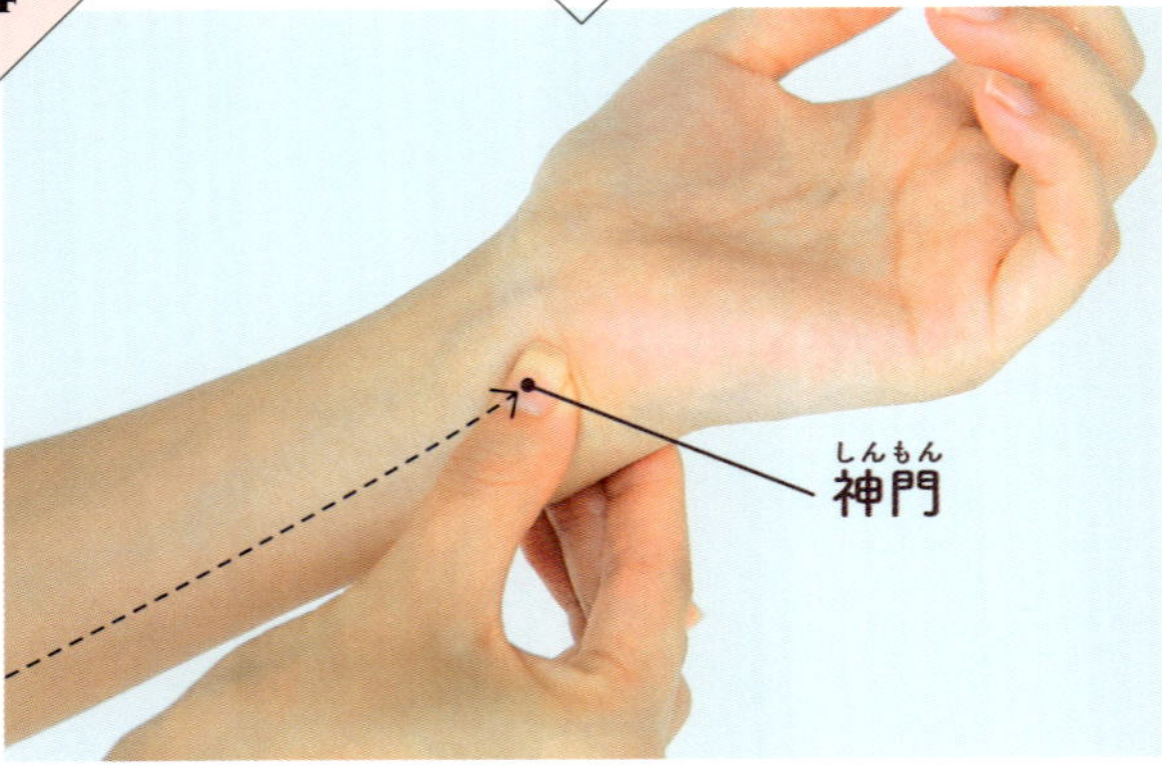

手首の内側（小指側）にあるくぼみ部分「神門《しんもん》」を押します。

心

5

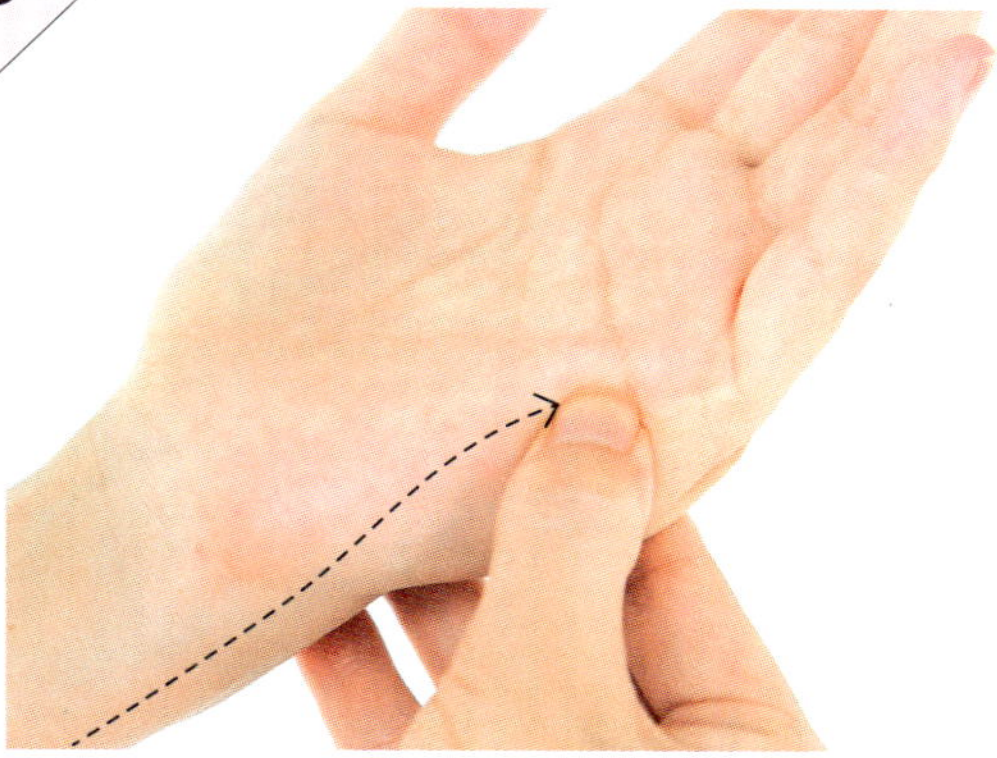

そのまま手のひらに登り、小指の下の少しふっくらとした筋肉をもみながら押し進めます。

6

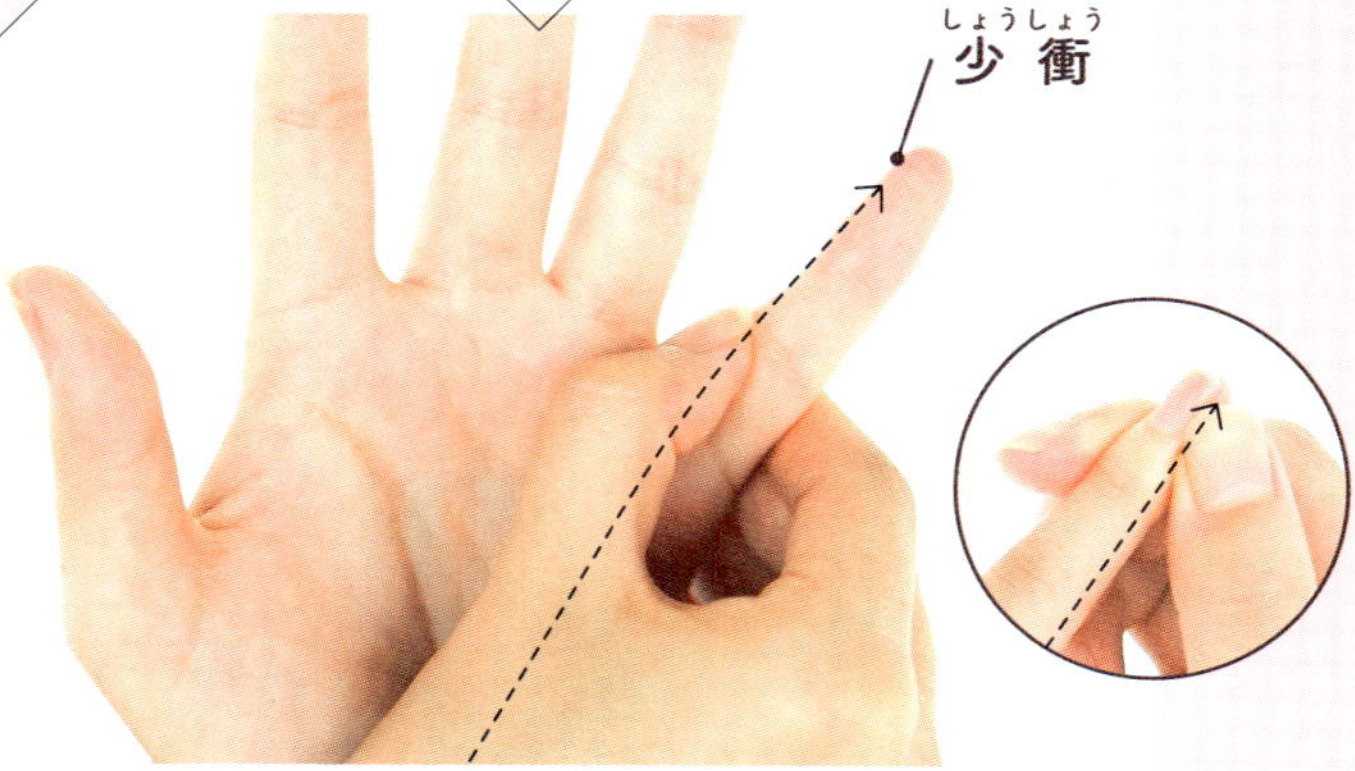

小指の内側へと回り込むようにもみ進み、小指の内側の先端部分にある「少衝《しょうしょう》」まで押し進めます。

脾《ひ》の経絡マッサージ

脾《ひ》に通じる経絡は足の親指の外側からはじまり、上半身へと伸びていって、一旦下がってわきまでです。

脾《ひ》

脾経《ひけい》

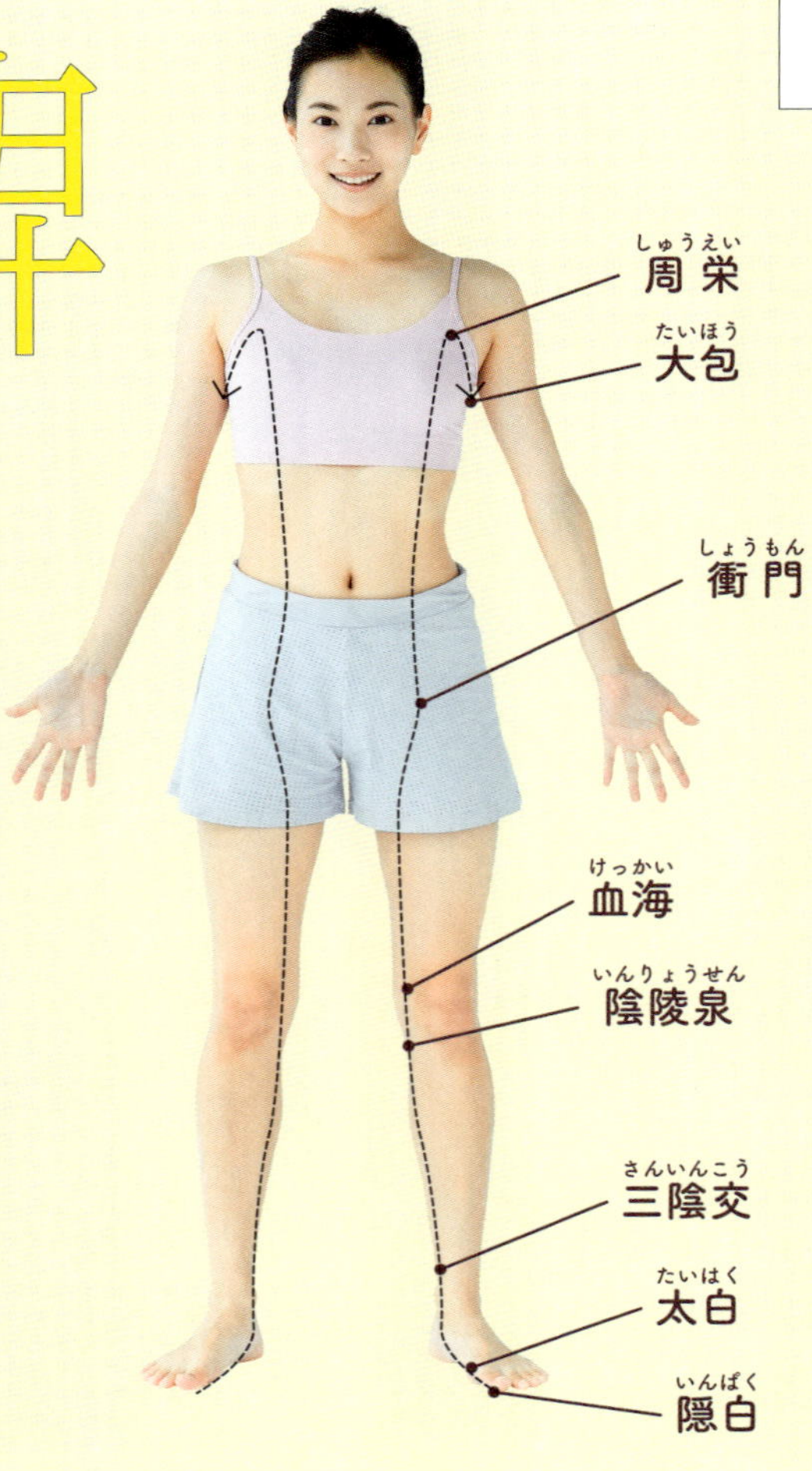

1

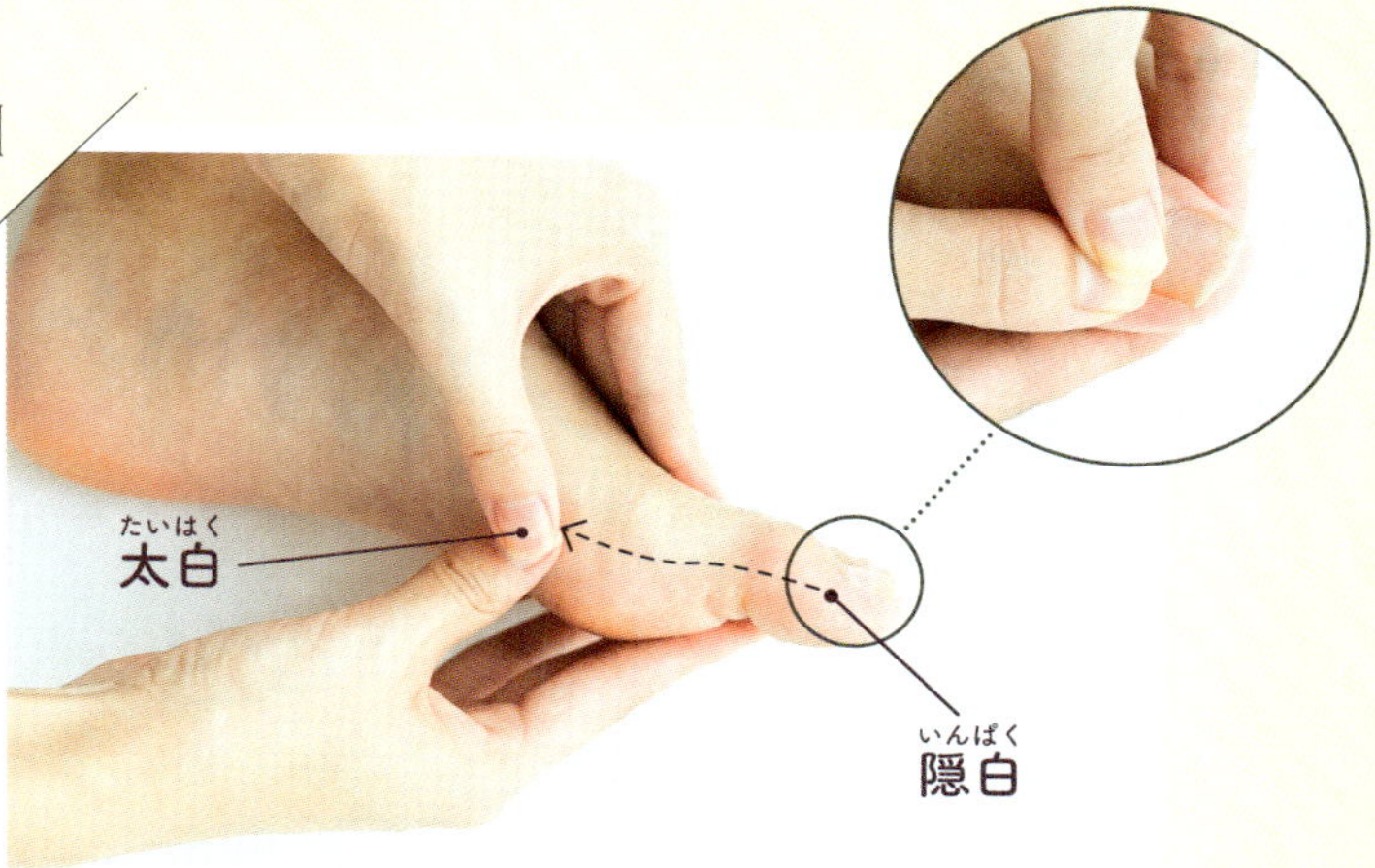

脾の経絡のはじまりは親指の外側にある「隠白《いんぱく》」です。
親指下の大きな骨の下の凹み部分「太白《たいはく》」へと進みます。

2

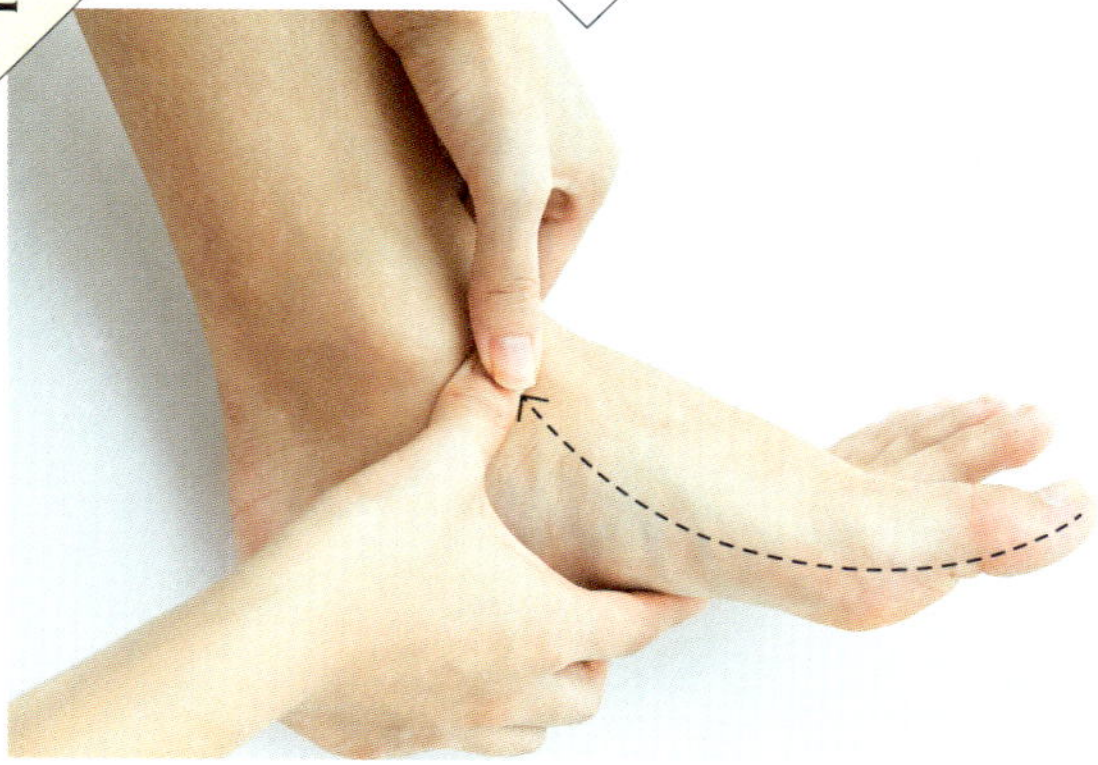

足の裏と甲のちょうど境目辺りを押し進んで、内くるぶしの前を通っていきます。

脾経《ひけい》

3

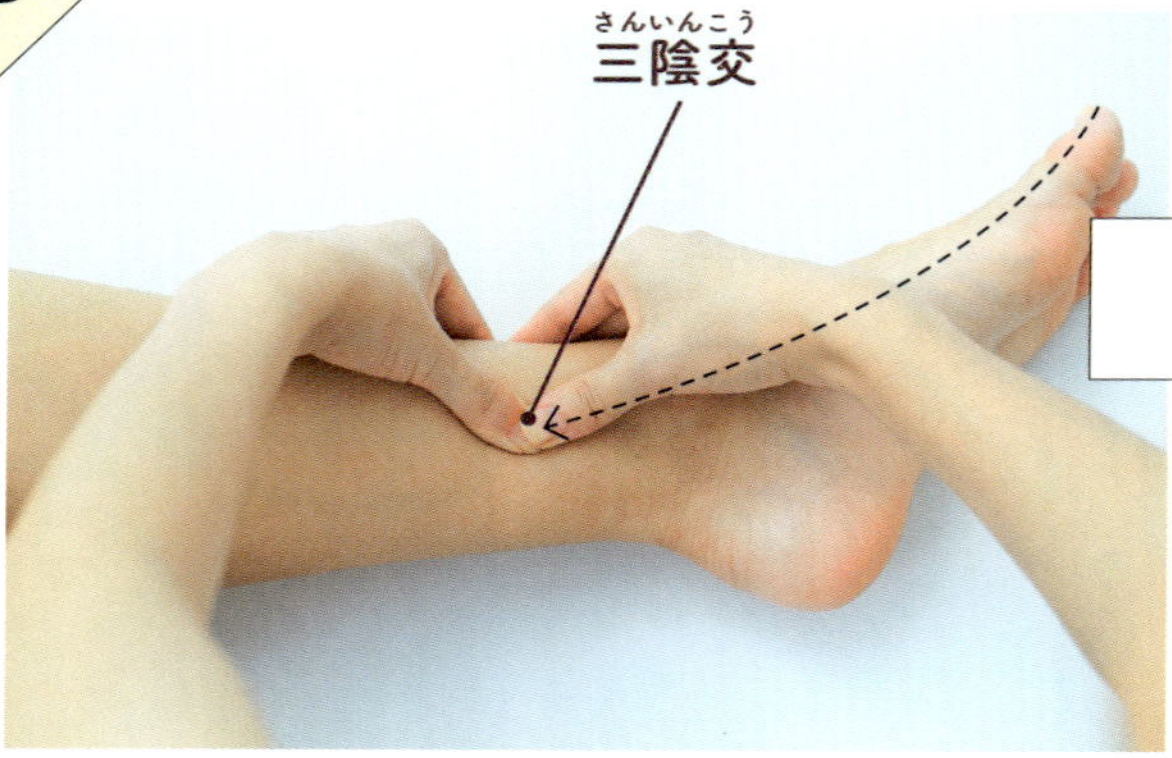

そのまま足の筋肉に沿って押し進め、内くるぶしから指4本分上に位置する「三陰交《さんいんこう》」を押します。

4

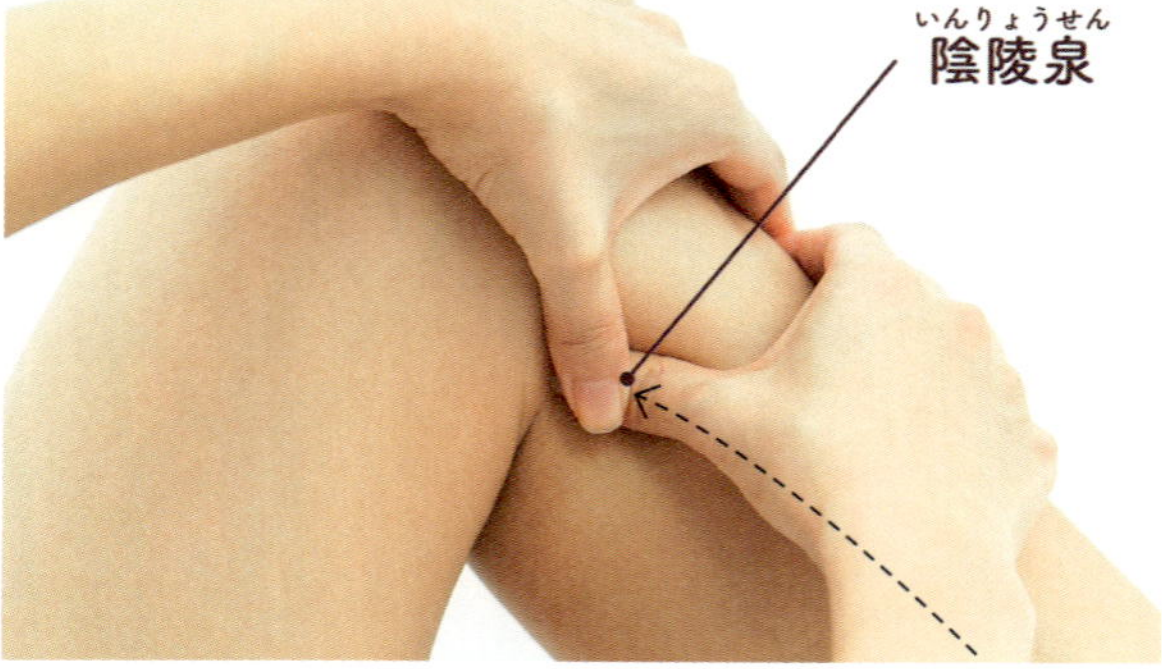

ひざの下辺りの内側にある大きな骨の下のくぼみ「陰陵《いんりょう》泉《せん》」を押します。痛みがある場合は重点的に押しましょう。

5

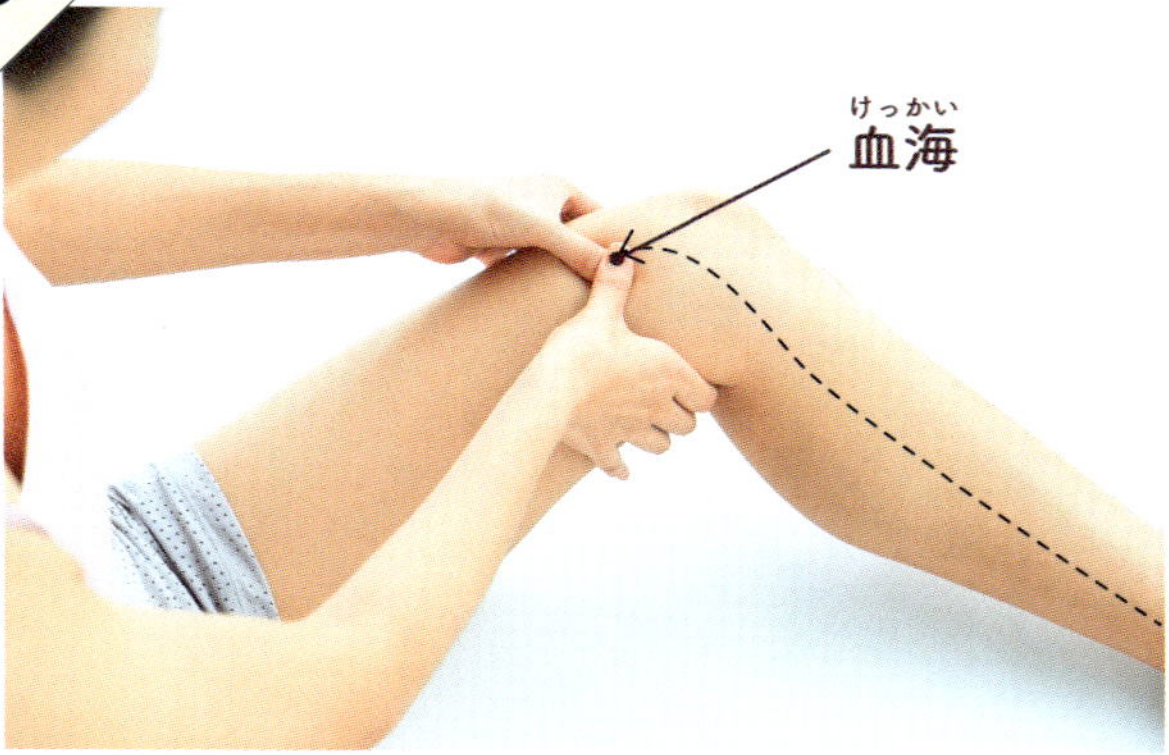

ひざの少し上の内側にある「血海《けっかい》」を通ります。ひざの皿の内側上部から指3本分ほどの位置にあります。

6

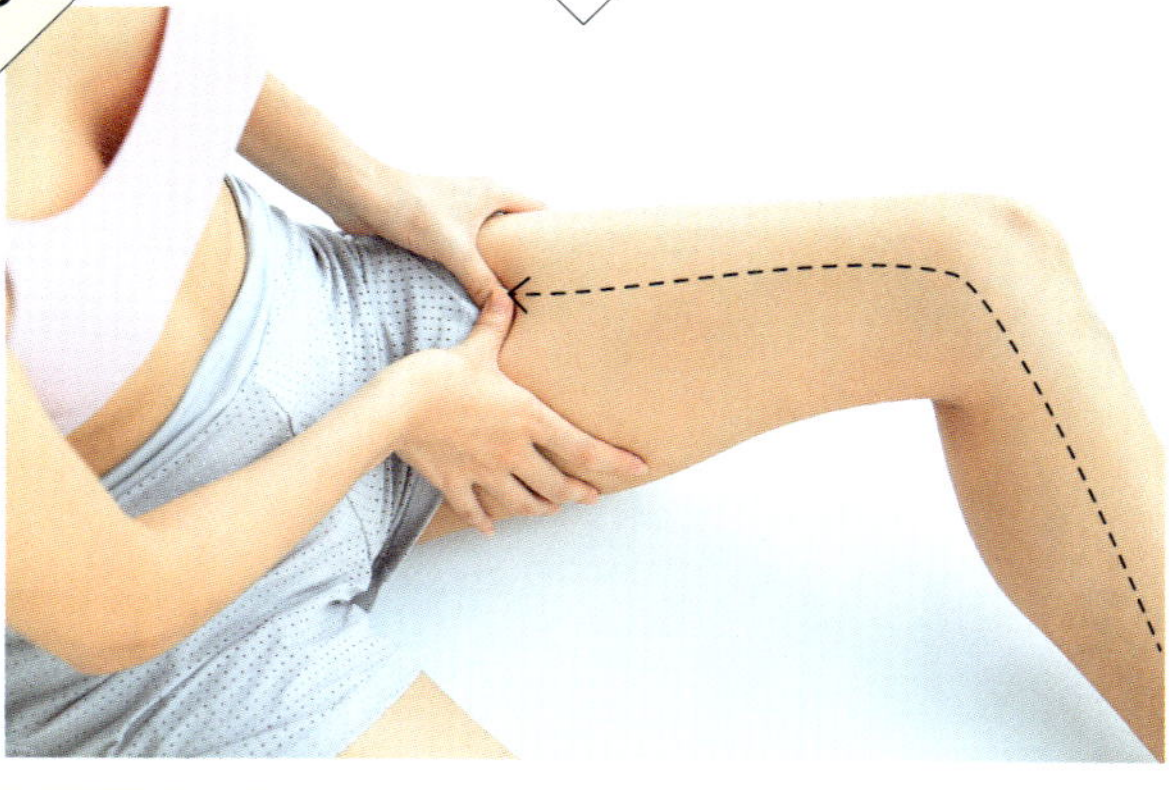

「血海《けっかい》」からそのまま真っ直ぐ太腿の上を、そけい部に向かって押し進めます。

7

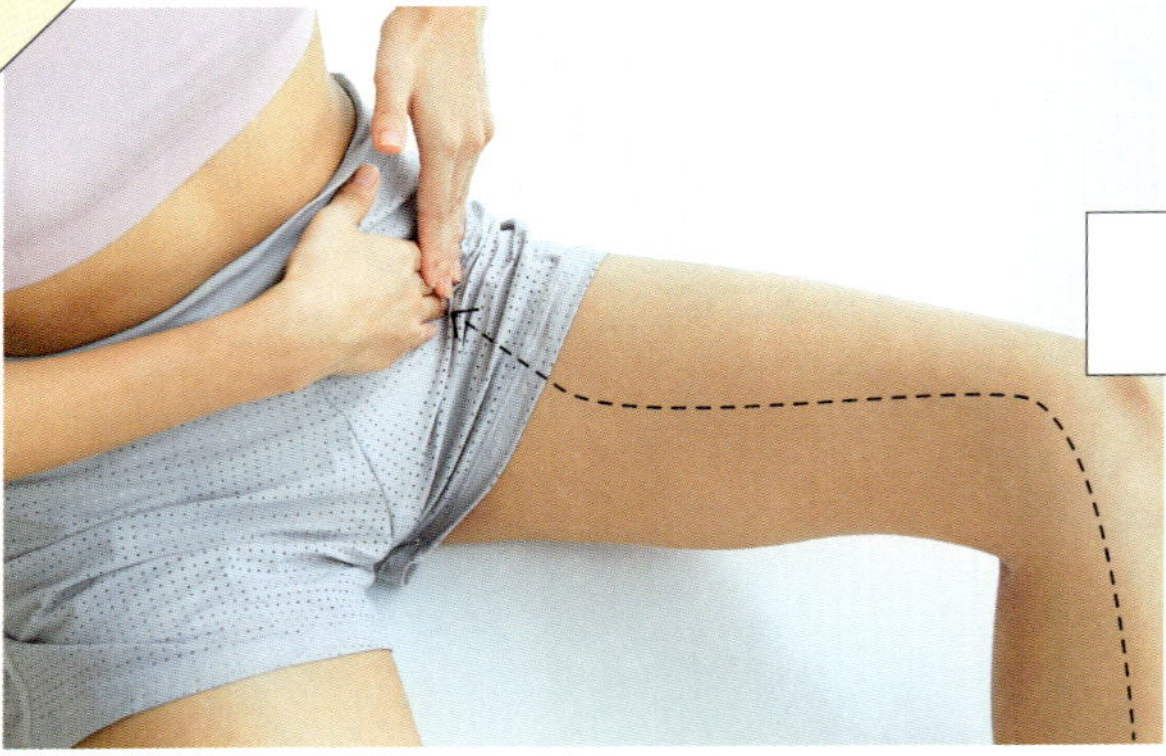

脾経《ひけい》

そけい部辺りの「衝門《しょうもん》」を通って上へと押し進みます。
両手の指先を重ねるようにして押すといいでしょう。

8

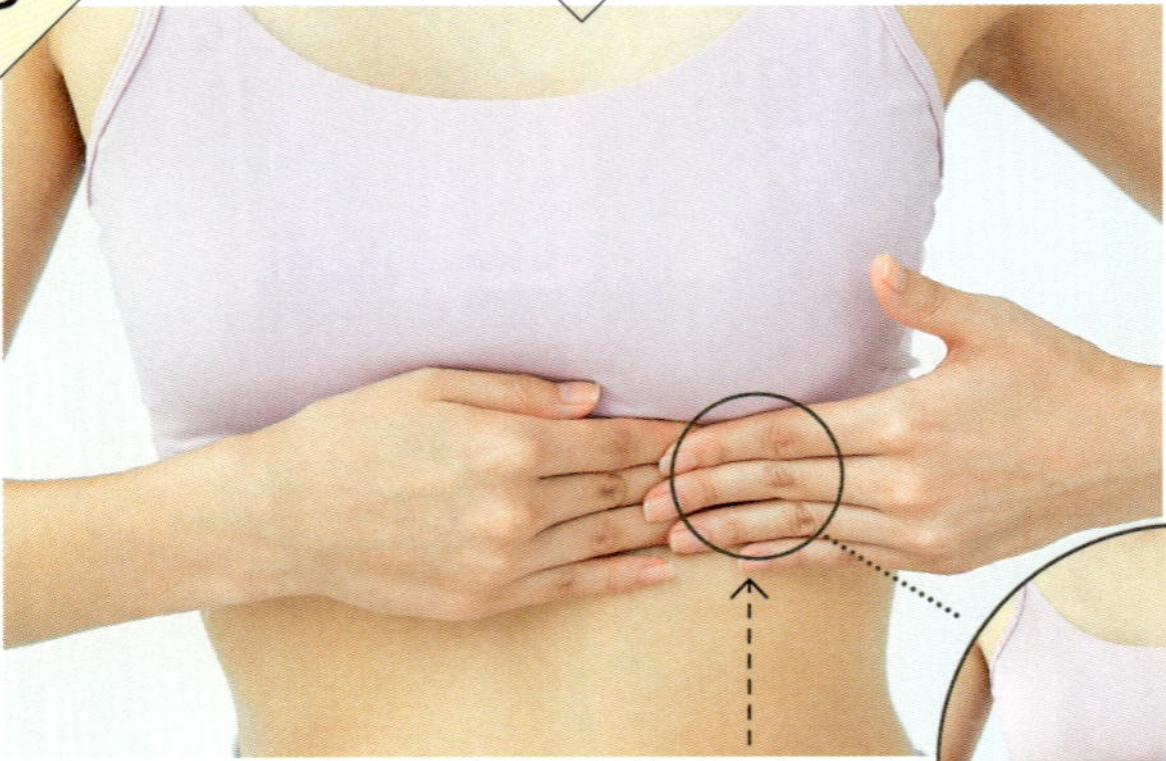

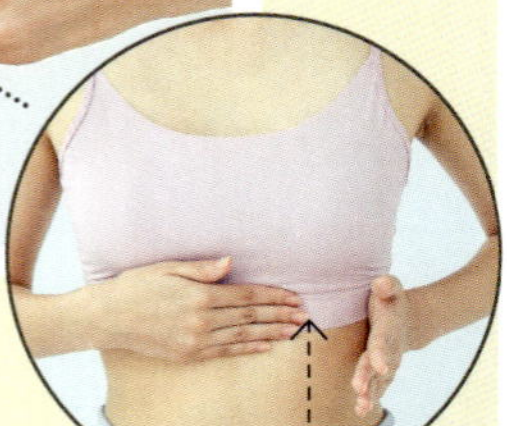

わき腹の少し内側を通り、そのまま上に真っ直ぐ上がります。腎《じん》の経絡（P182 参照）よりも少し外側（乳首の外側）に位置します。

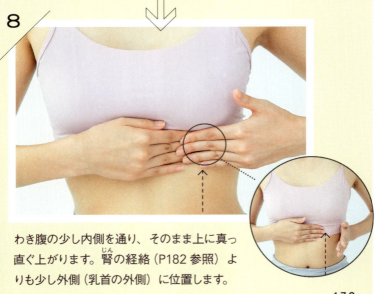

9

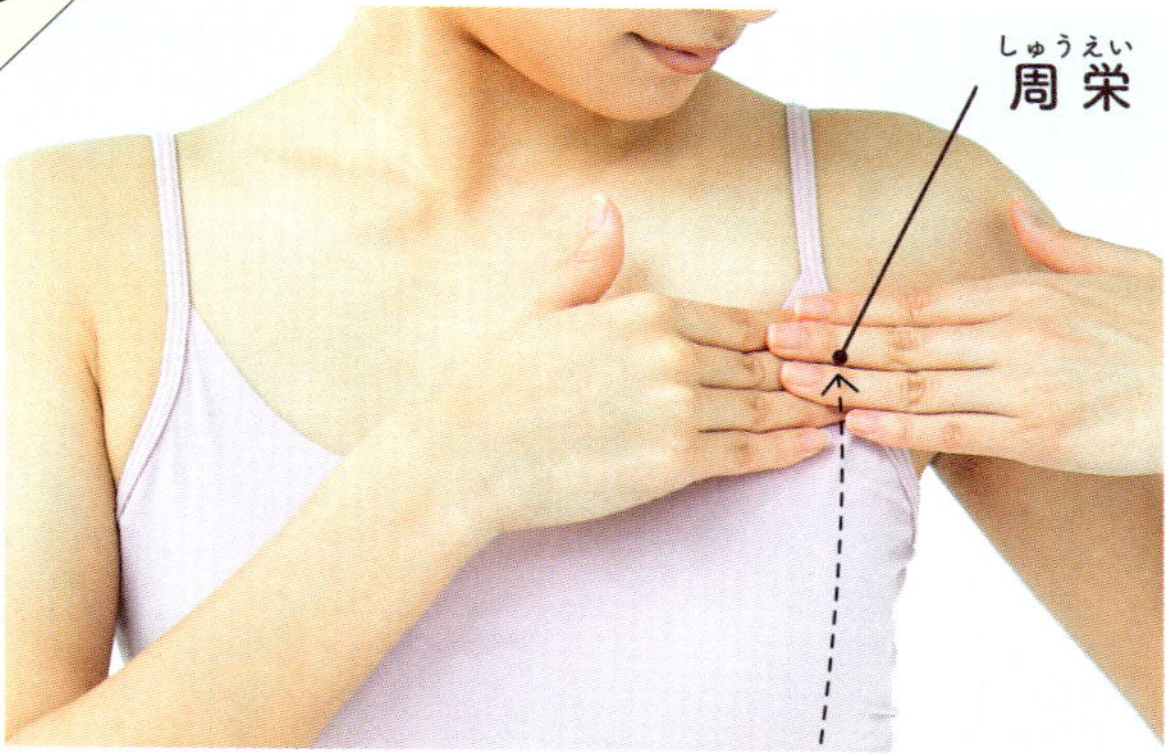

胸の上の外側寄りを押し上がり、胸の上の「周栄《しゅうえい》」を押します。

10

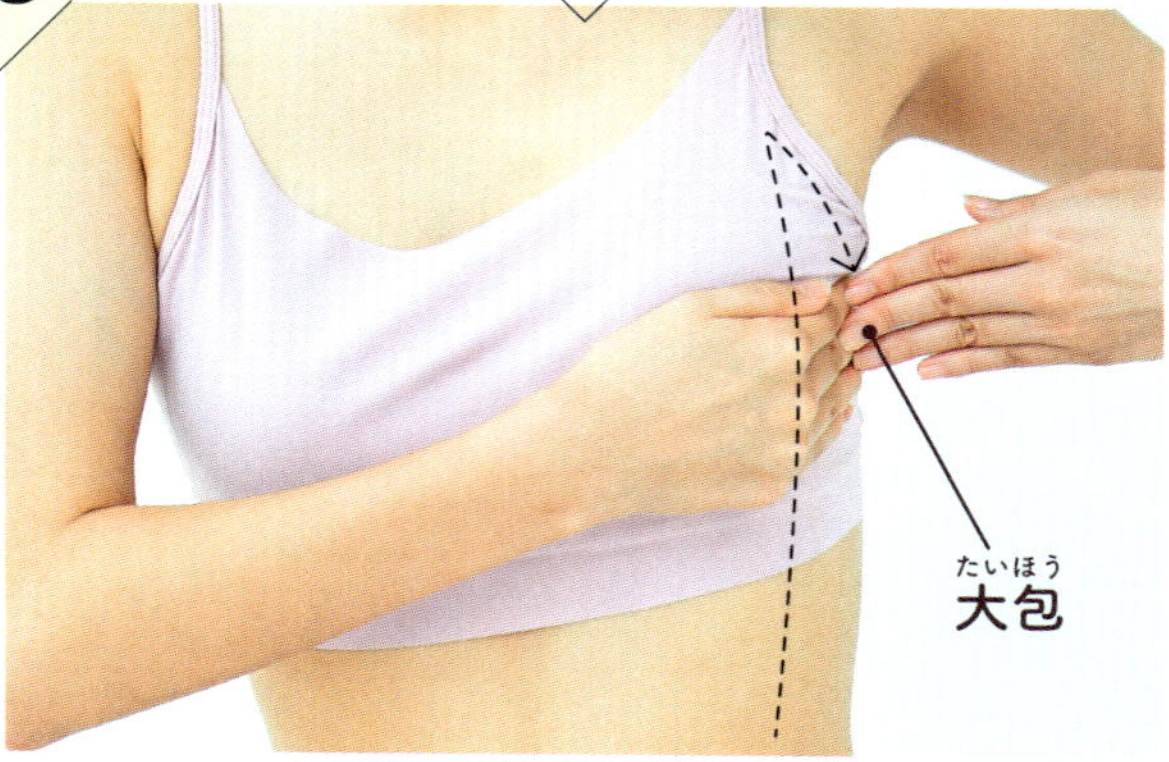

「周栄《しゅうえい》」を押したら、今度はわき腹部分へと折り返して
下がり、「大包《たいほう》」まで押し進めます。

肺《はい》の経絡マッサージ

肺《はい》につながる経絡は腕の外側に位置します。肩の下あたりから指先へと向かいます。

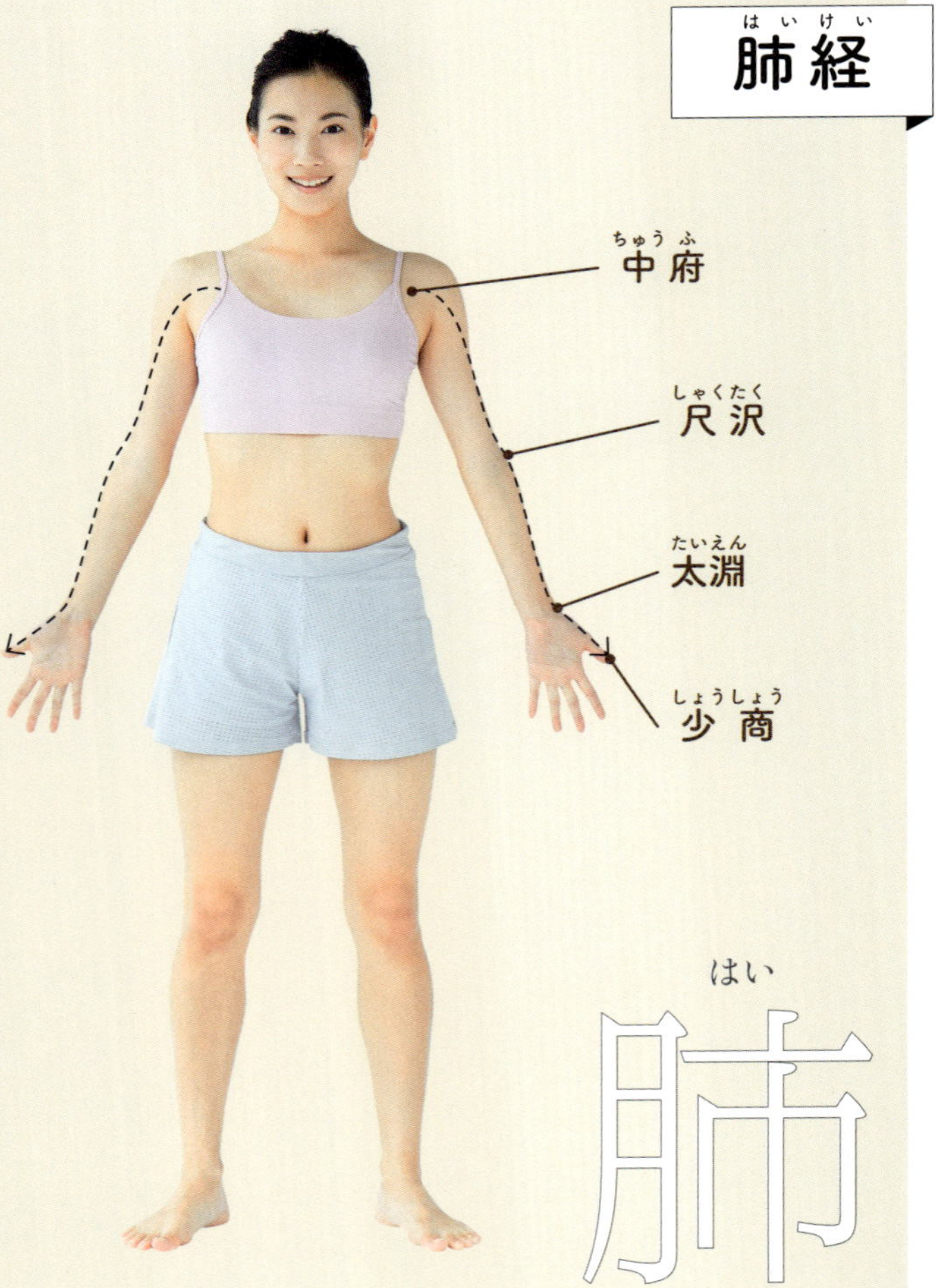

肺

1

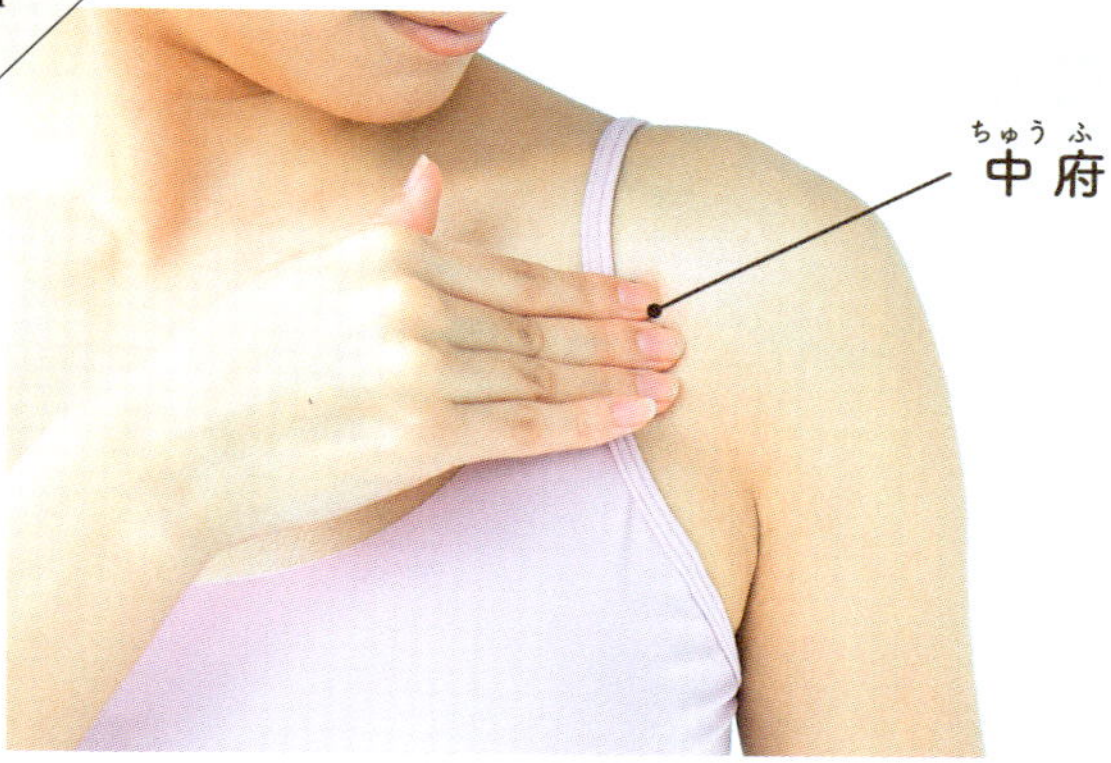

鎖骨の外側の下あたりにあるくぼみ「中府《ちゅうふ》」を押します。
肩を前に出したときに凹む部分です。

2

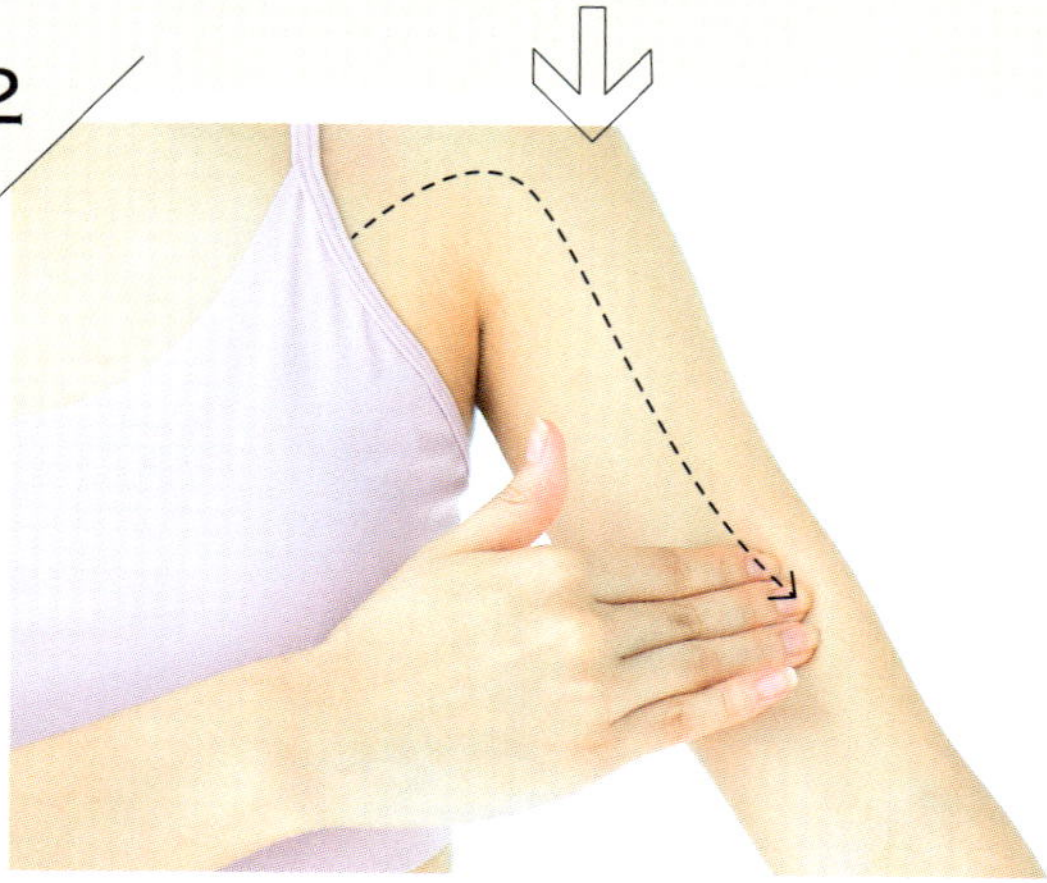

腕を軽く伸ばします。そのまま腕の内側をひじに向かって押し進めます。

3

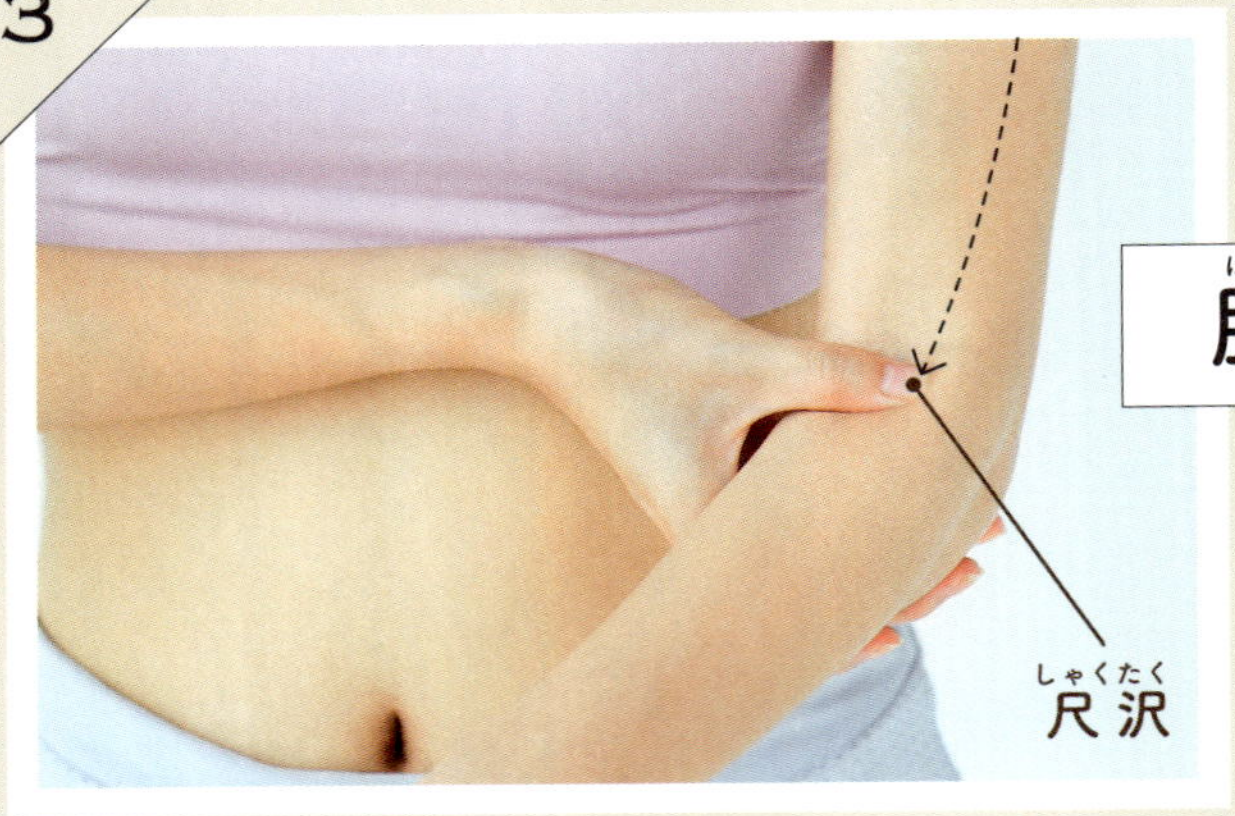

ひじを曲げたときにできるシワの上側（親指側）のくぼみ「尺沢《しゃくたく》」を押します。

4

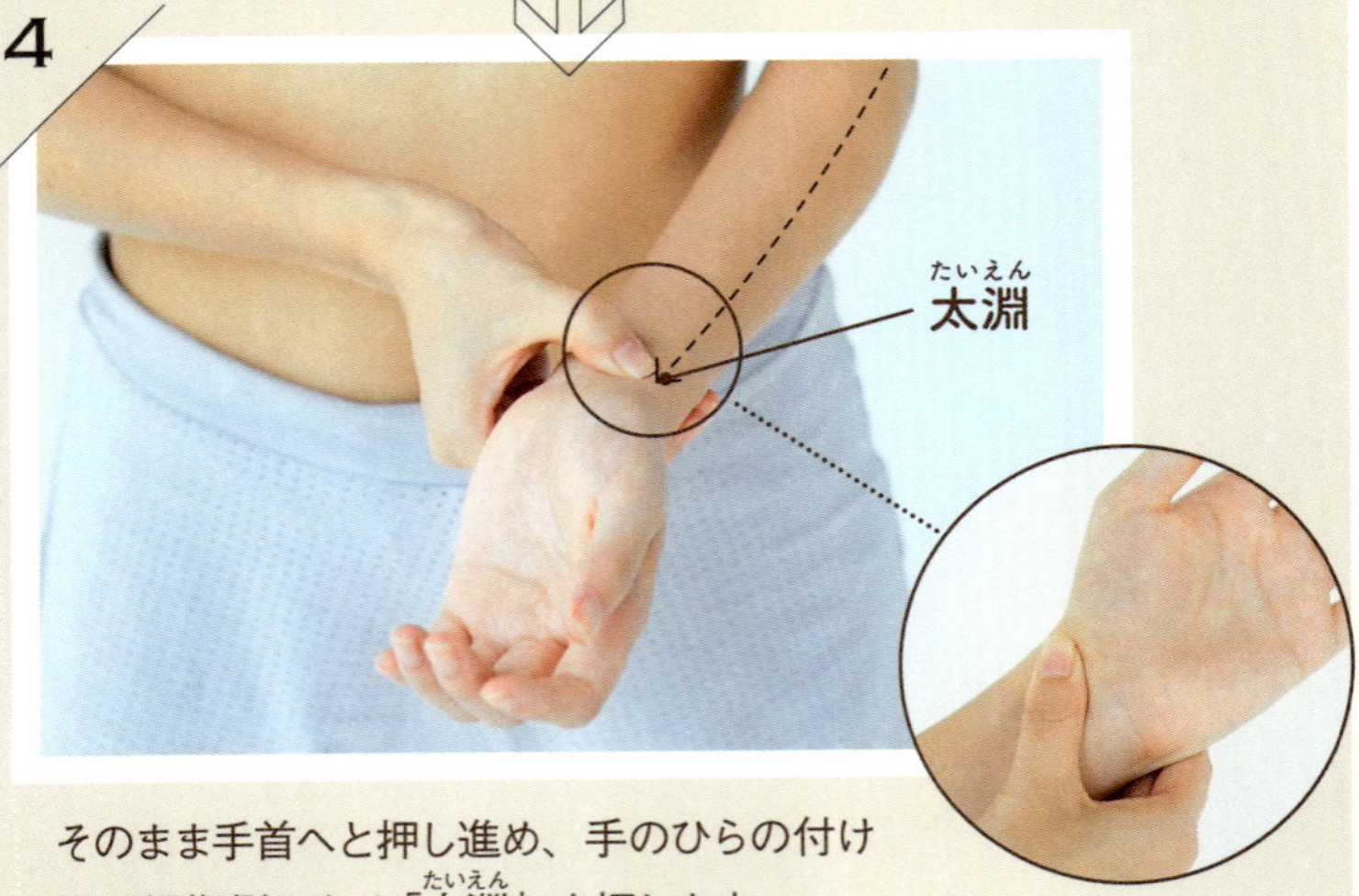

そのまま手首へと押し進め、手のひらの付け根の親指側にある「太淵《たいえん》」を押します。

肺

5

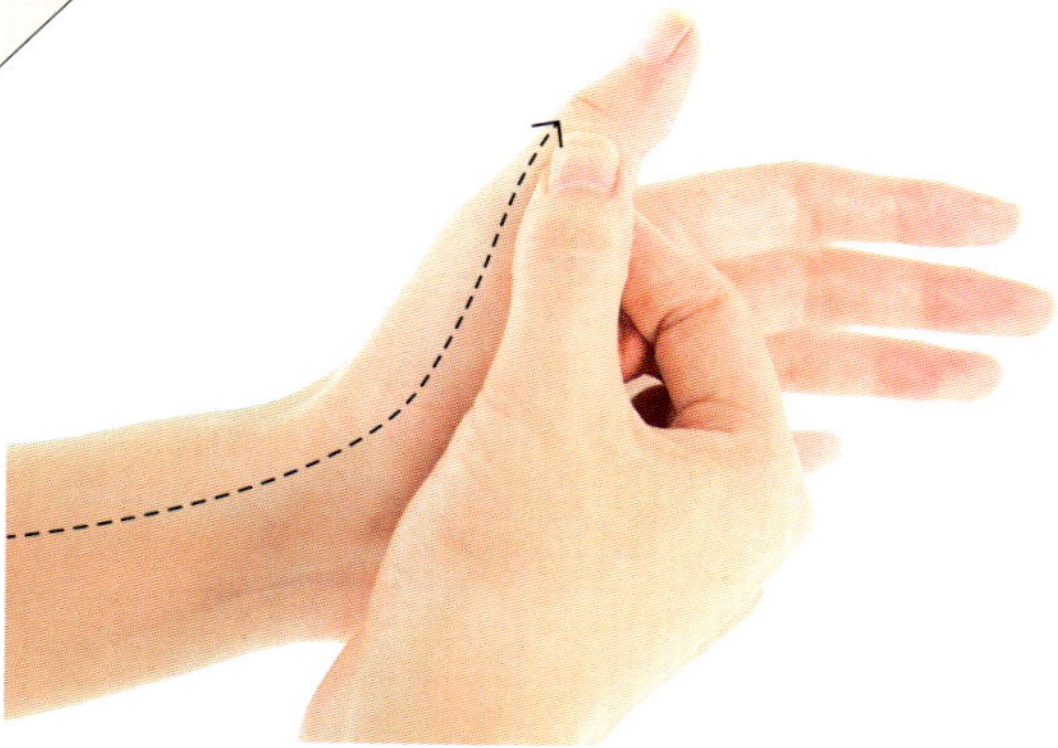

親指の付け根部分から指先に向かって、肉厚な部分を押しながら進みます。

6

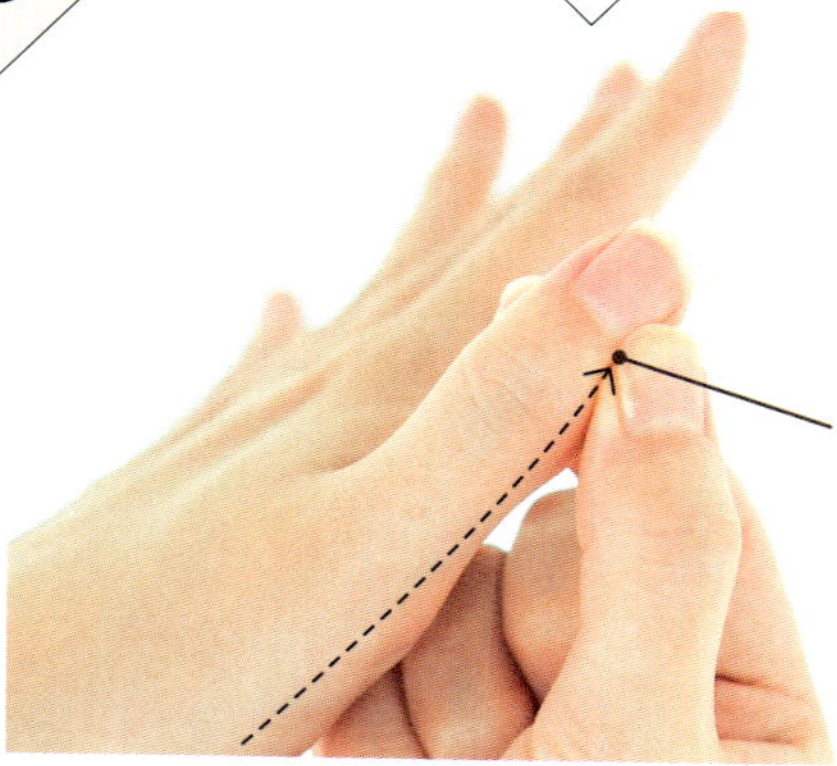

親指を細かくもみながら、指先の外側にある「少商《しょうしょう》」まで押し進めます。

腎《じん》の経絡マッサージ

足の裏からはじまり、太腿の裏側を通って上半身の前側へと通じているのが腎《じん》の経絡です。

腎経《じんけい》

※三陰交は脾経、肝経、腎経三つの経絡が交わるツボです。「脾経」に属するツボ(十四経絡上)ですが、女性にとって大事なツボなので、腎経にも記載しています。

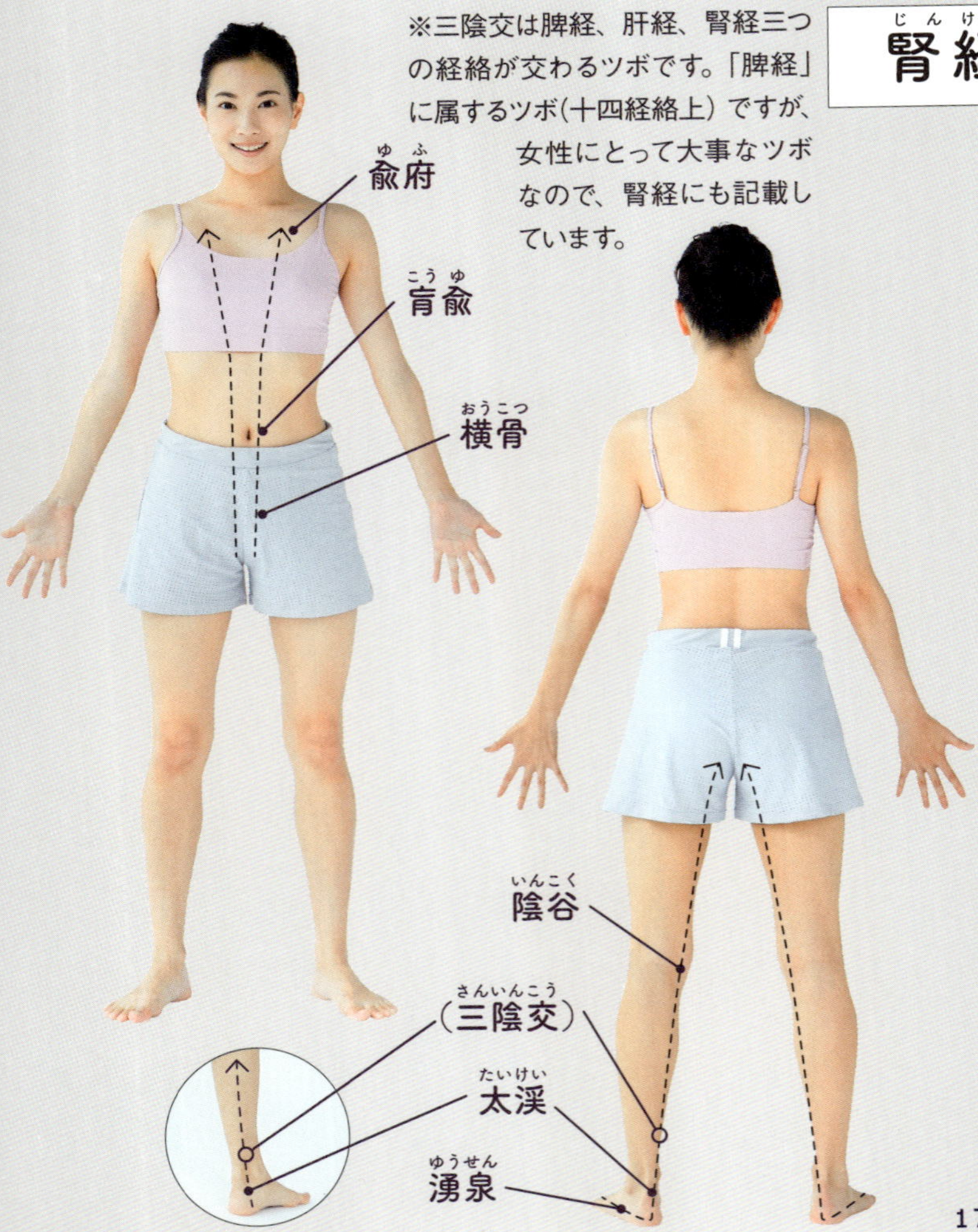

腎《じん》

1

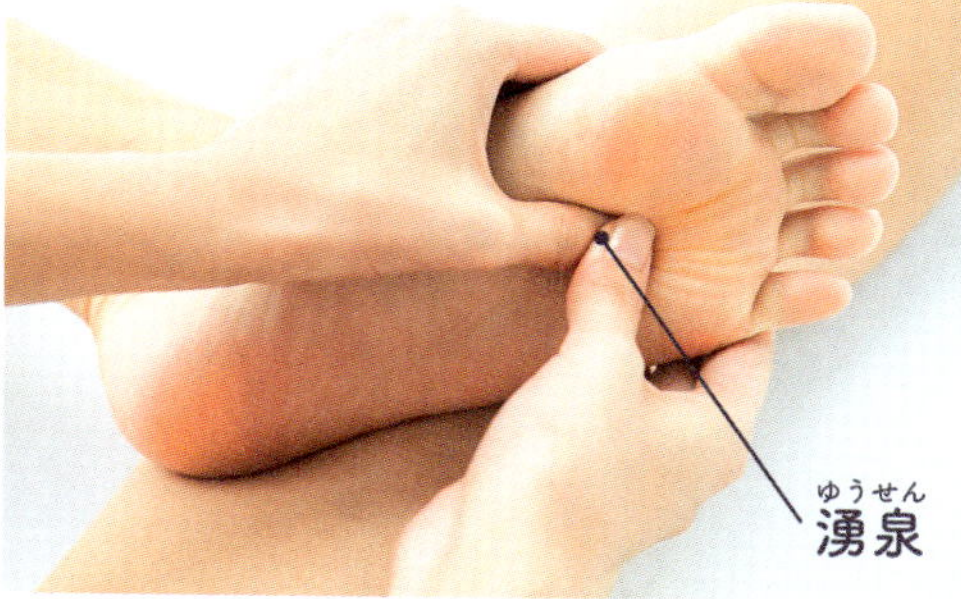

腎の経絡のはじまりは「湧泉《ゆうせん》」です。親指の下の肉厚な部分が終わったくぼみの部分です。

2

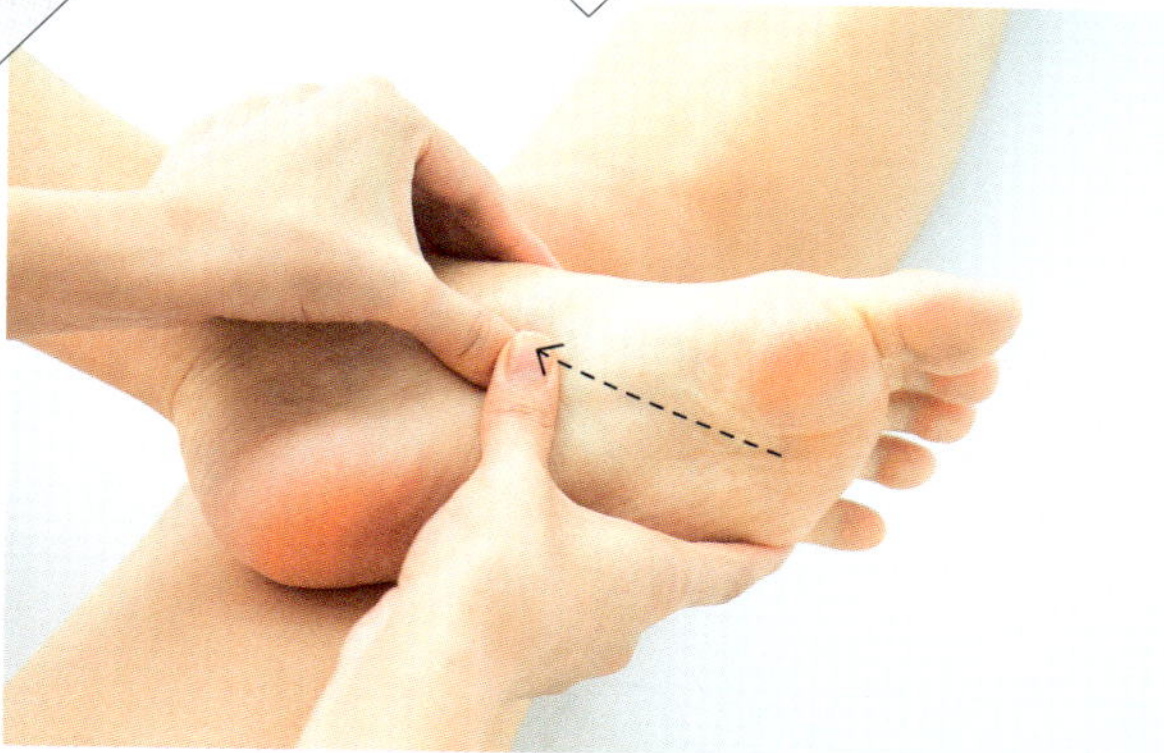

「湧泉《ゆうせん》」から足の内側部分を上にもみ進めます。親指を重ねてギュギュッと押すようにしましょう。

3

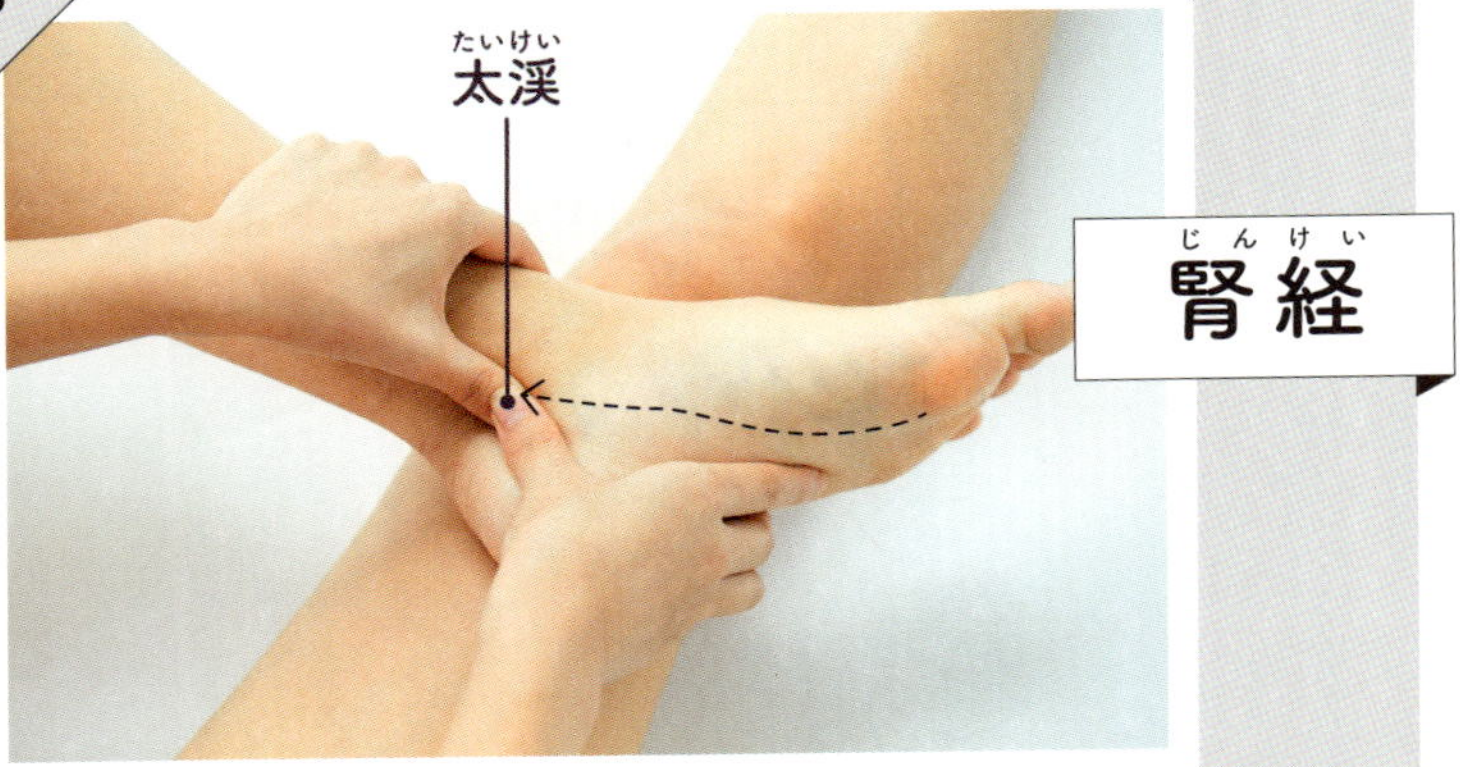

内くるぶしの後ろ側に位置する「太渓《たいけい》」（アキレス腱の凹んだところ）を押します。

4

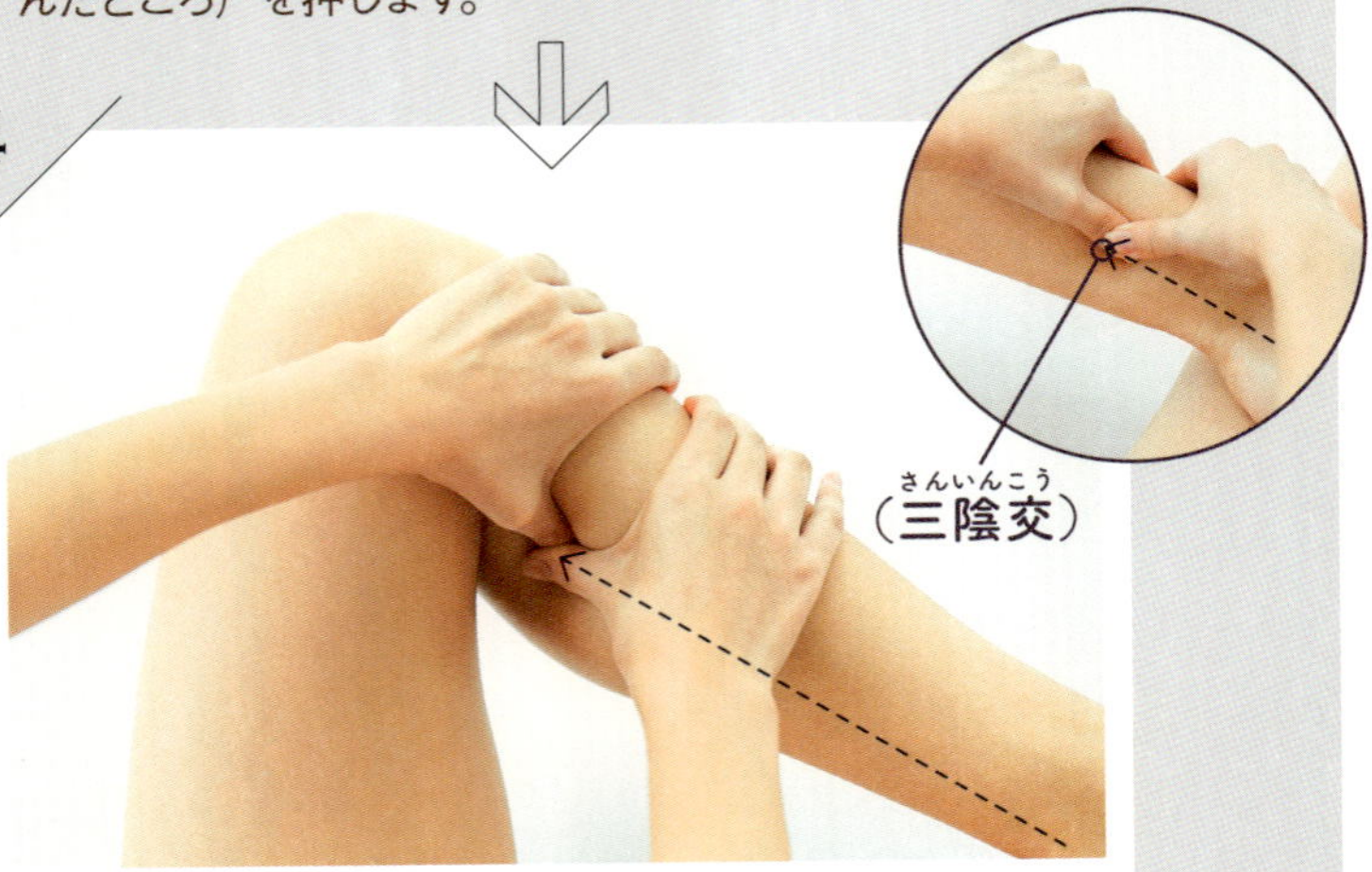

そのまま「三陰交《さんいんこう》」（肝《かん》や脾《ひ》の経絡を参照）を通り、ひざのほうへと上がっていきます。

5

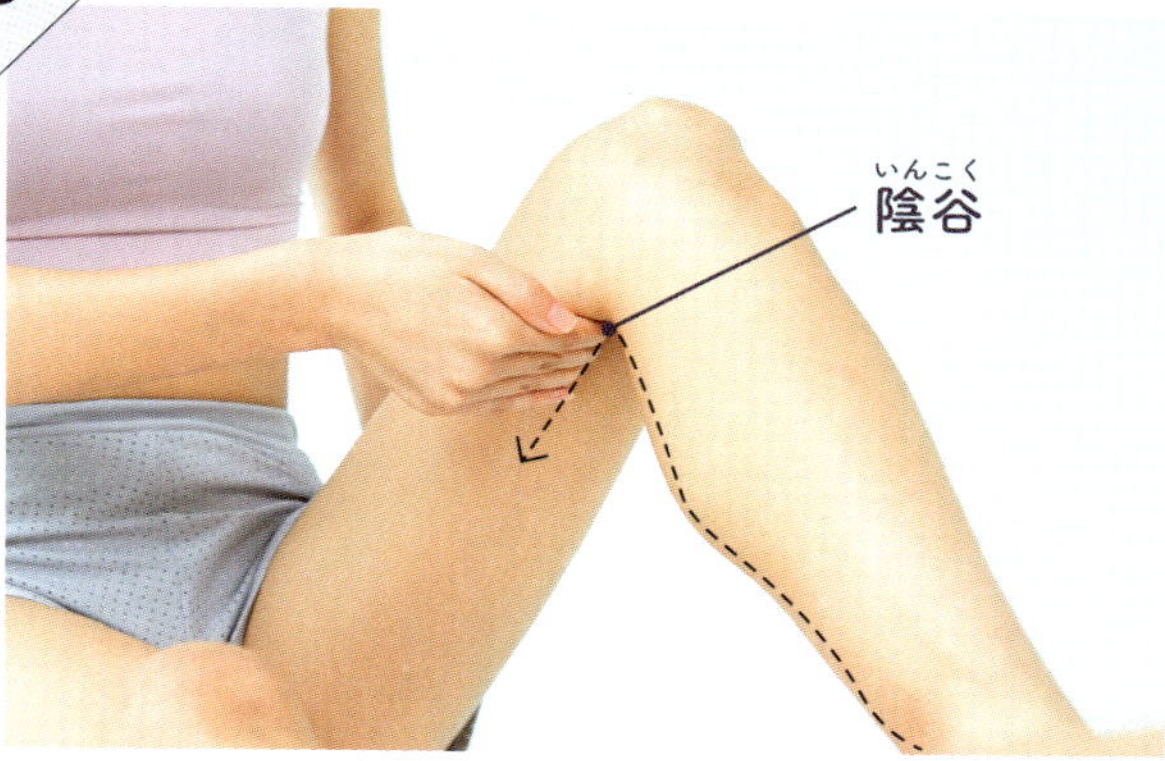

ひざを曲げたときにできるシワのやや内側にある、
「陰谷《いんこく》」を押していきます。

6

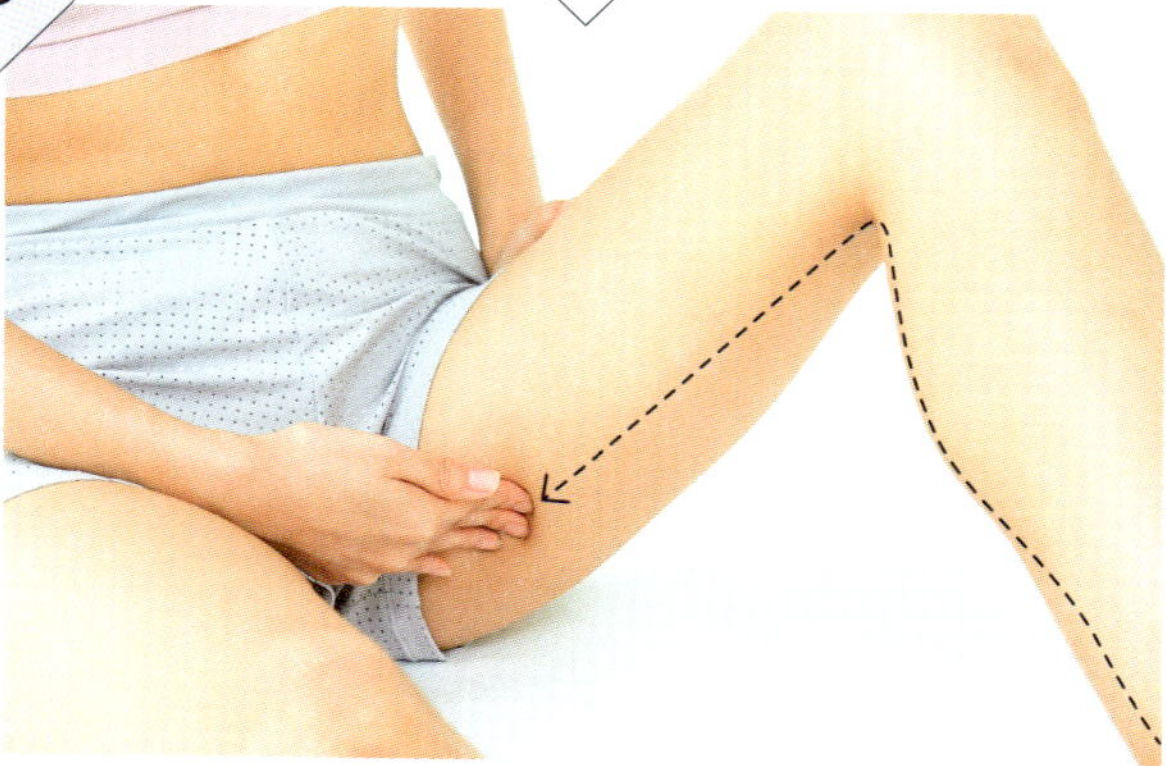

「陰谷《いんこく》」からさらに太腿の裏側を押し進み、肛門のほうへ向かっていきます。

腎

腎経《じんけい》

7

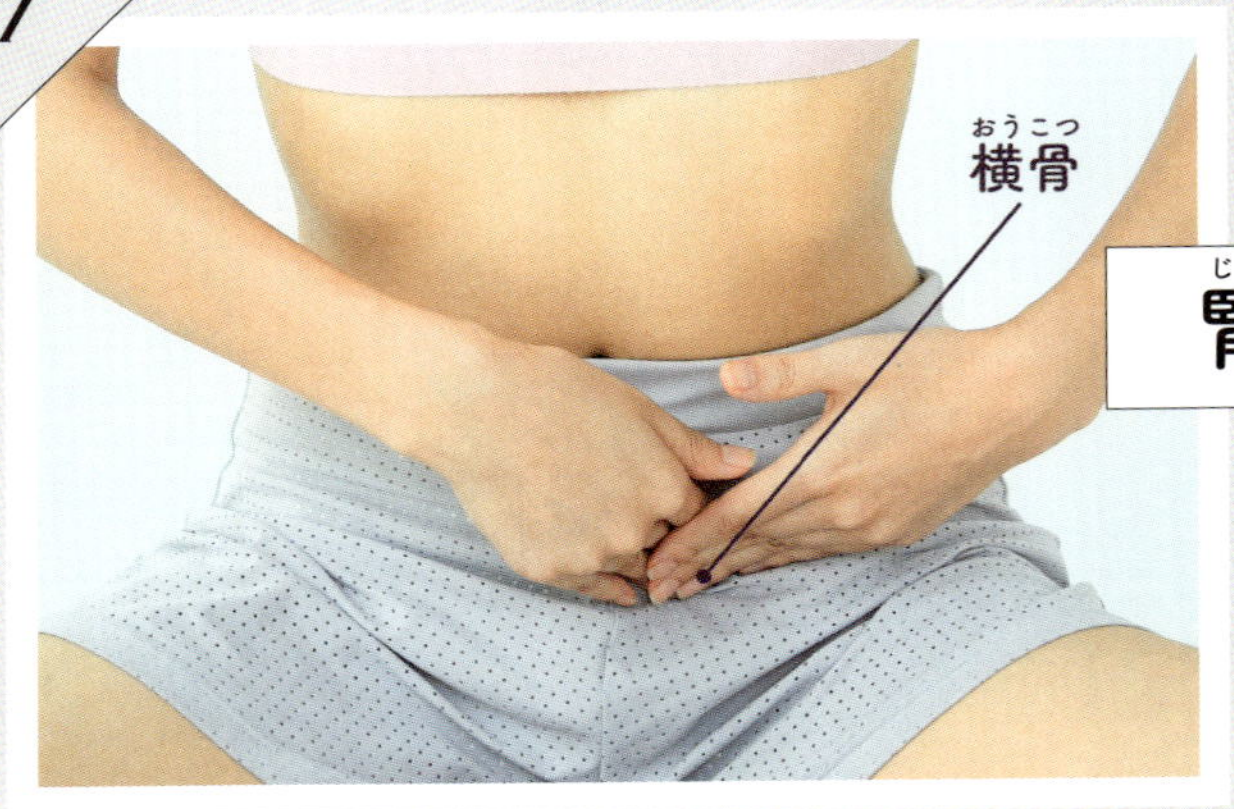

肛門からお腹の内側を通るイメージで上半身の前に出て、恥骨の少し左側に位置する「横骨《おうこつ》」を押します。

8

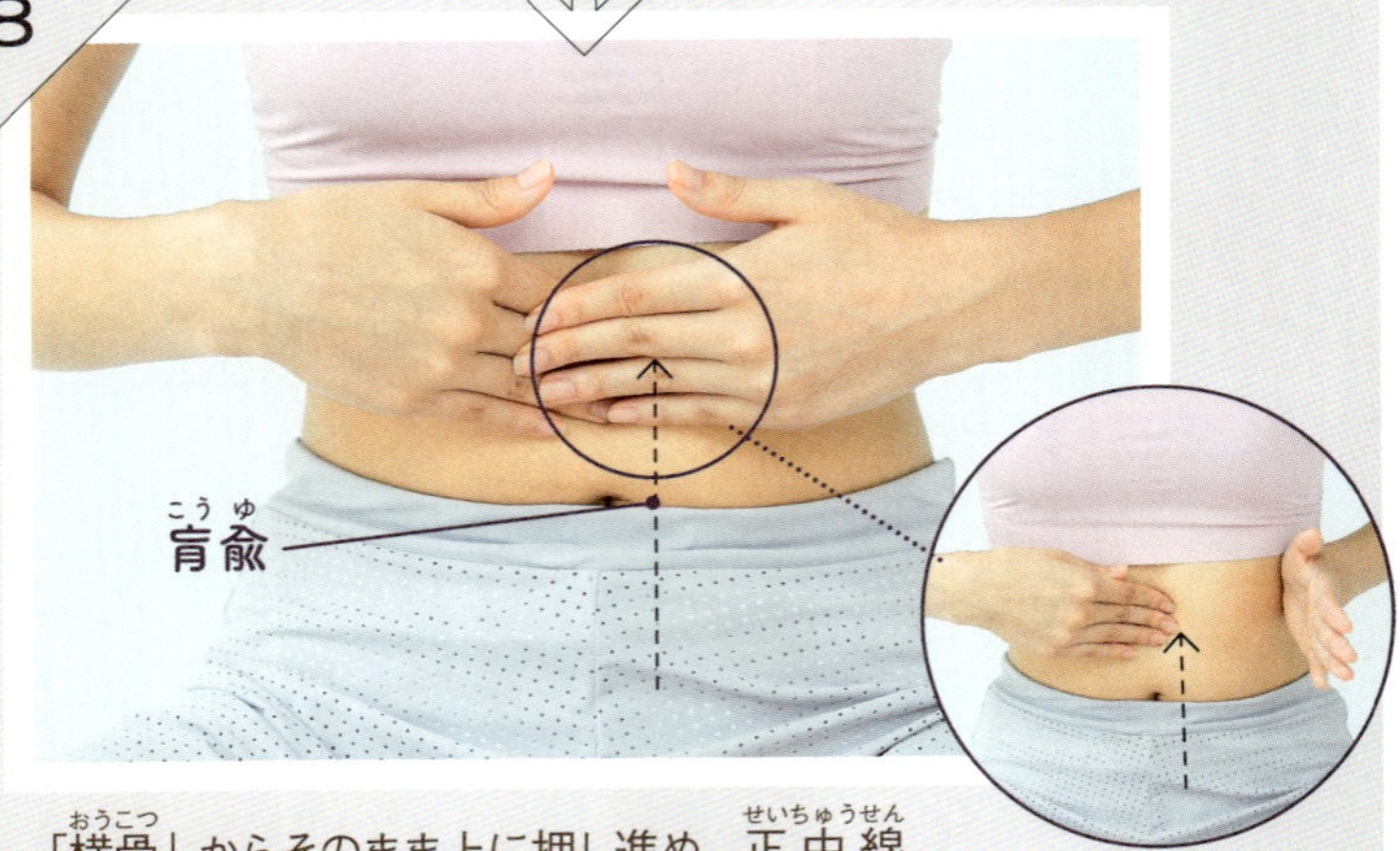

「横骨《おうこつ》」からそのまま上に押し進め、正中線《せいちゅうせん》（からだの真ん中）より少しだけ外側に位置する「肓兪《こうゆ》」を押します。

9

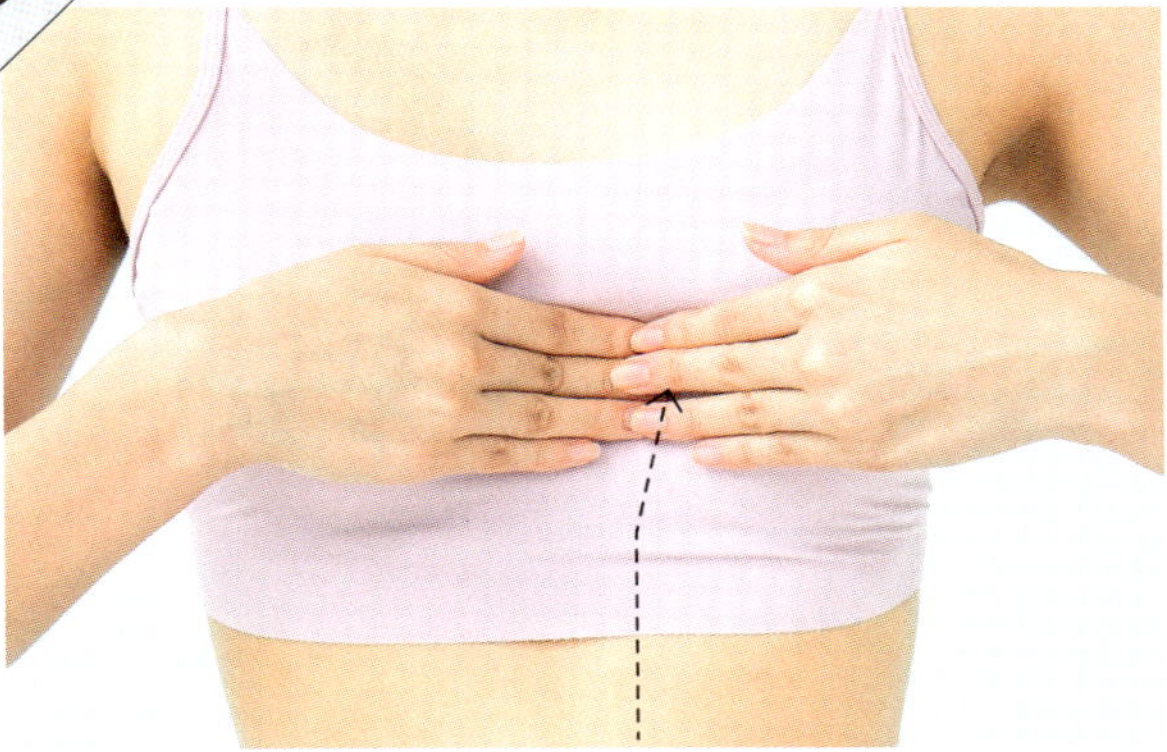

そのまま上に上がり乳首より少し内側を押し続けます。
正中線と乳首の間、ちょうど真ん中辺りです。

10

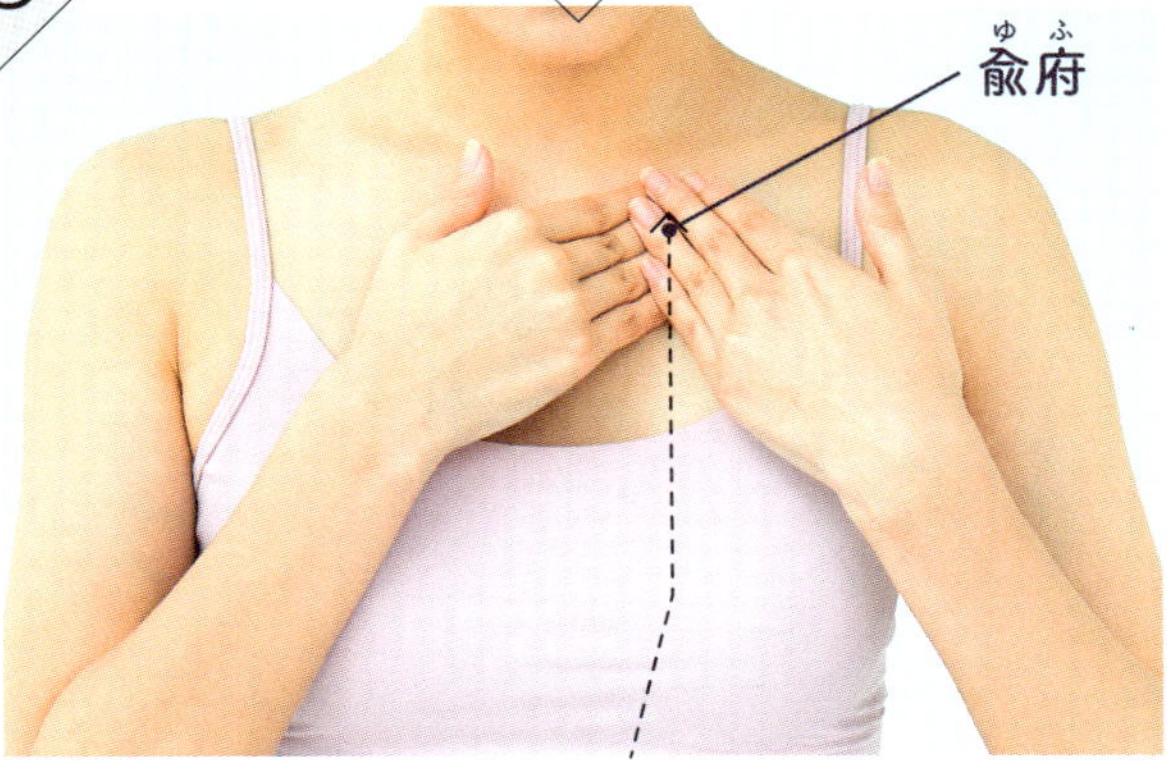

そのまま真っ直ぐ上がり、鎖骨のギリギリ下あたりの「兪《ゆ》府《ふ》」まで押進めます。

ツボ

ツボ押しで経絡《けいらく》をさらに刺激する

経絡《けいらく》マッサージに加え、さらにツボ押しで五臓《ごぞう》を整えていきましょう。先に紹介した経絡の中から、とくに気《き》や血《けつ》の滞りやすいツボを重点的に押して刺激することで、不調の改善にもつながります。

同じ経絡上にあるツボには、共通した臓の機能を高める働きがあります。それだけではなく、たとえば生理不順、冷え性、胃腸の弱い人に効くツボなど、ツボごとにそれぞれ異なる役割があり、その知識を持つことでさらに効果的に。軽く押しても刺激が足りないので、強く、回数は多めに押していきます。

セルフツボ押しのコツ

ツボ押しはマッサージより強めにギュッと押しましょう。少なくとも一箇所につき20回、できればそれ以上押すと効果が得やすくなります。痛みの強い場所ほどしっかりと押すようにしてください。ちなみに紹介するツボは片方ですが、いずれも左右にありますから両方ともバランス良く実行するようにしてください。

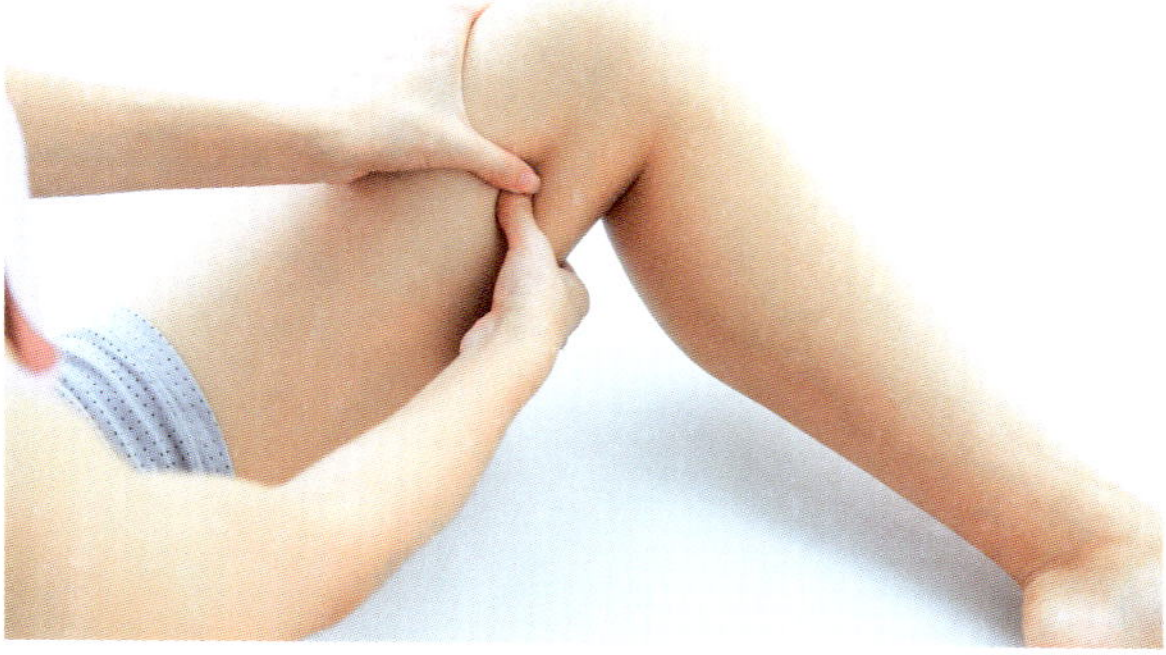

ツボを押すときは場所によって指を変えます。両手で押せる場所なら、指を重ねると力が入りやすくなります。

肝《かん》

ツボ

肝《かん》はからだ全体の気《き》の流れの調整役でもありますから、定期的にツボを押してケアしましょう。

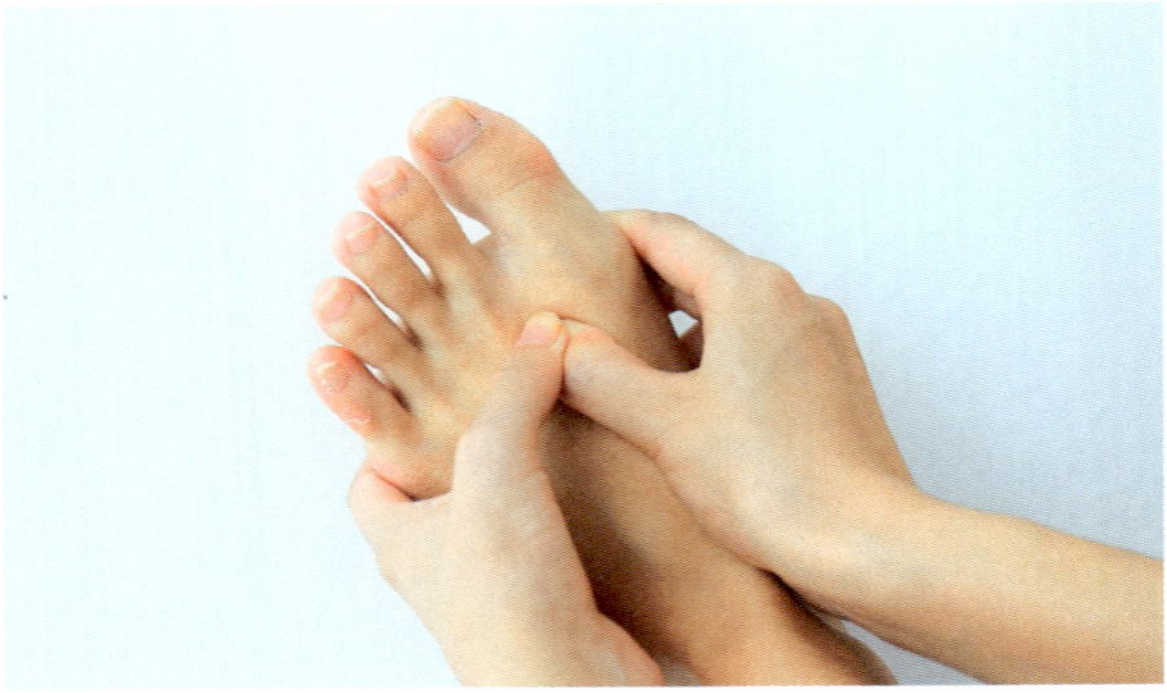

［ 大衝《たいしょう》 ］

足の親指と人差し指の骨の間にあるくぼみ部分。生理不順などの婦人科系トラブルやイライラにも効果的です。

肝

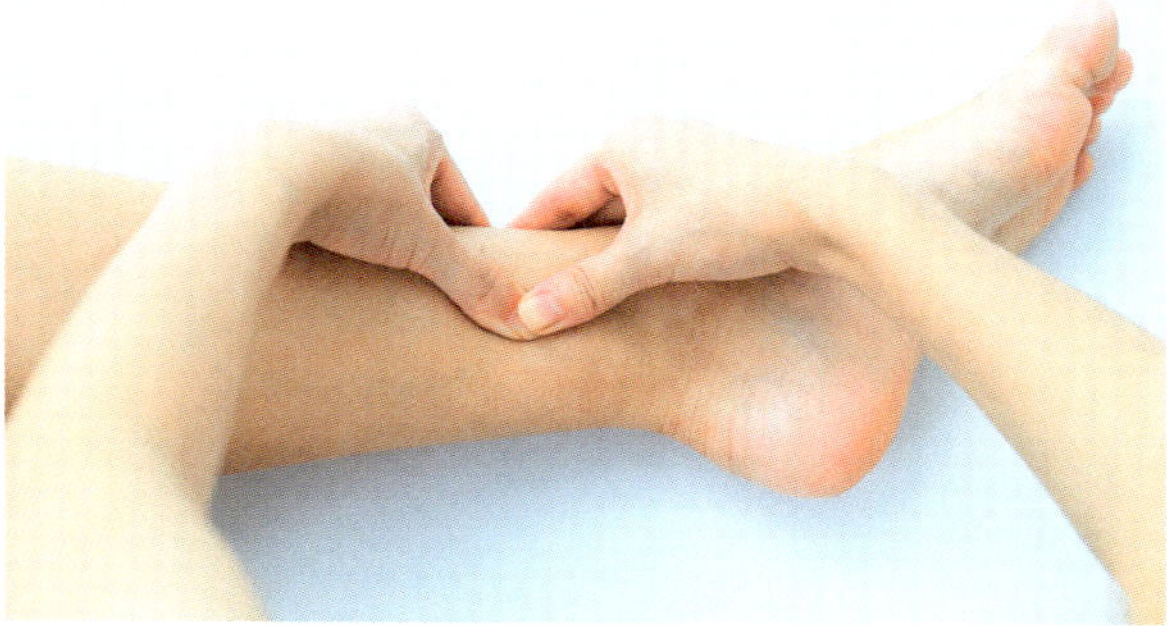

[三陰交《さんいんこう》]

内くるぶしから指４本分上に位置し、骨のすぐ横にあるくぼみ。
肝だけでなく脾、腎にとっても有効なツボです。

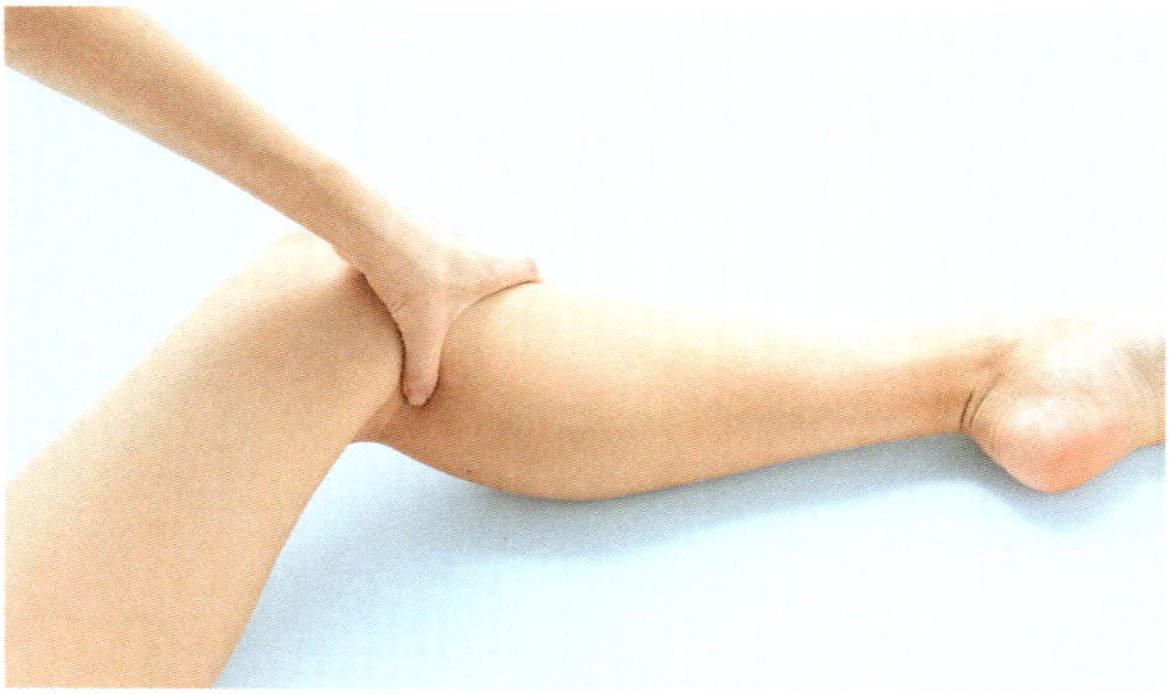

[曲泉《きょくせん》]

内ひざの少し下にあるくぼみの部分。足がつったり、頭痛などの症状にも。

肝《かん》が改善すると

- 顔色が明るくなり、シミやクマができにくくなります
- 無意味にイライラすることがなくなり、情緒が安定してきます
- 血《けつ》の流れがスムーズになり、月経にまつわる不調が改善します

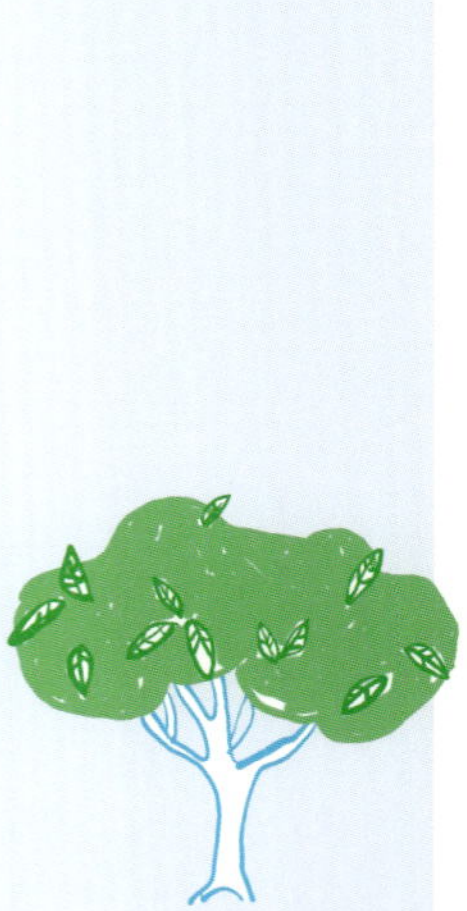

肝

☑ ドライアイなどの目の不調や、爪の変形などのトラブルも少なくなります

☑ 精神的な不安が減少するため寝つきが良くなり、睡眠の質も上がります

☑ 血行不良による肩こりや首、背中周りの痛みが軽減します

☑ 気《き》・血の巡りが良くなり、足がつるなどの症状が改善します

ツボ

心《しん》

心《しん》の働きを高めるために。元気が出ない、不眠、うつなど心《しん》の不調があるときにも押したいツボです。

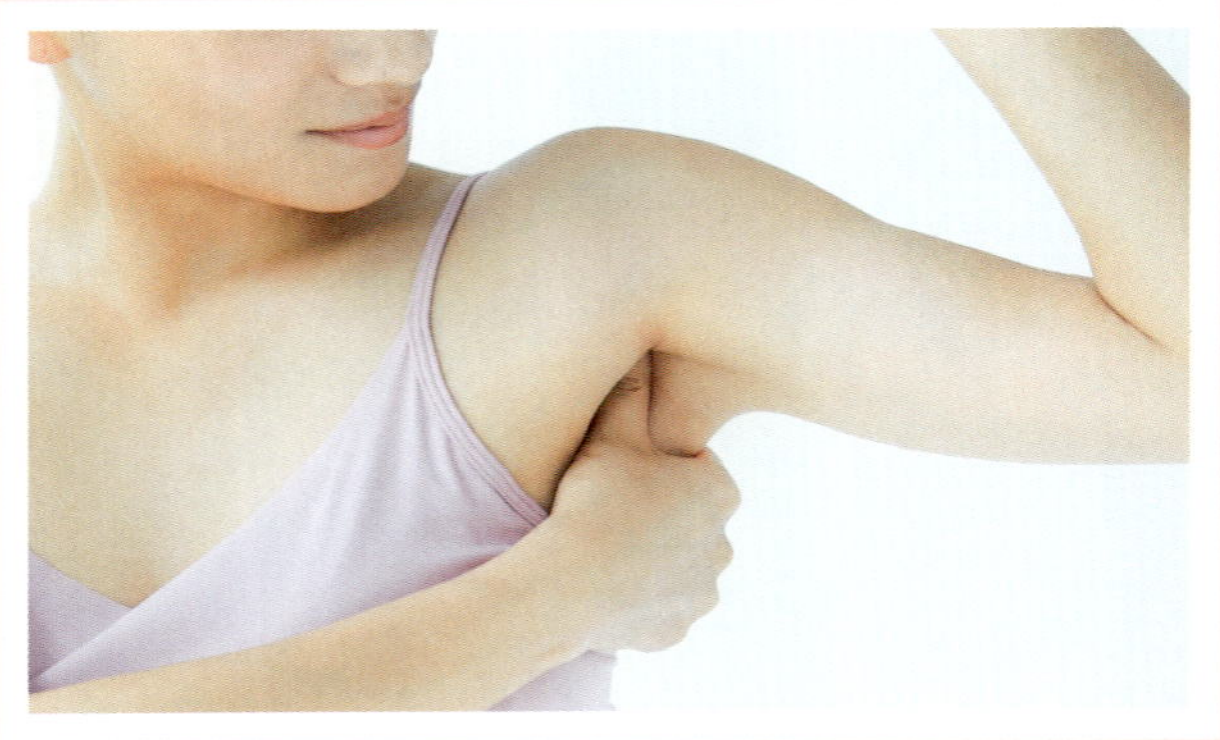

[極泉《きょくせん》]

わきの下にある凹んだ部分。手が冷たいとき、むくみや、ひじの関節に痛みがあるときなどにも効果的です。

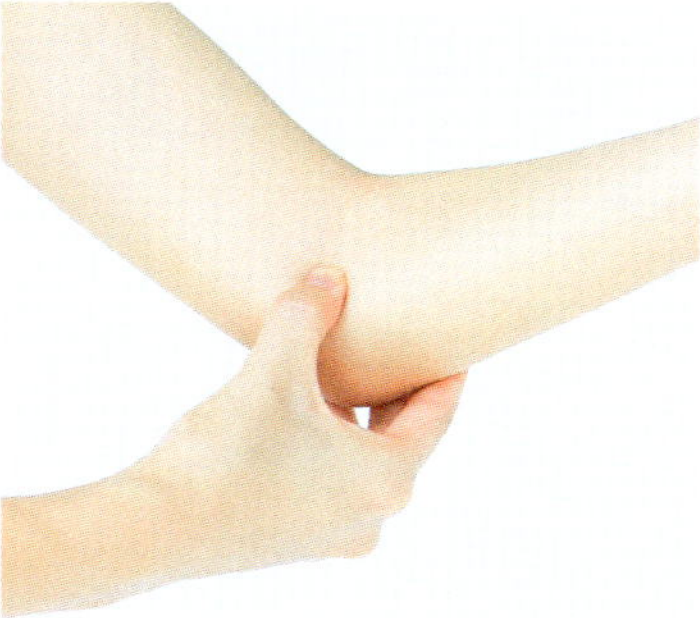

[少海《しょうかい》]

ひじの内側のゴリゴリとした骨の少し内側部分を親指で押します。ひじの痛みの軽減や便秘解消、頭痛、めまいにも。

[神門《しんもん》]

手首の小指側にあるくぼみ部分を押しましょう。寝つきが悪い、眠りが浅い人、便通が悪い人にもおすすめです。

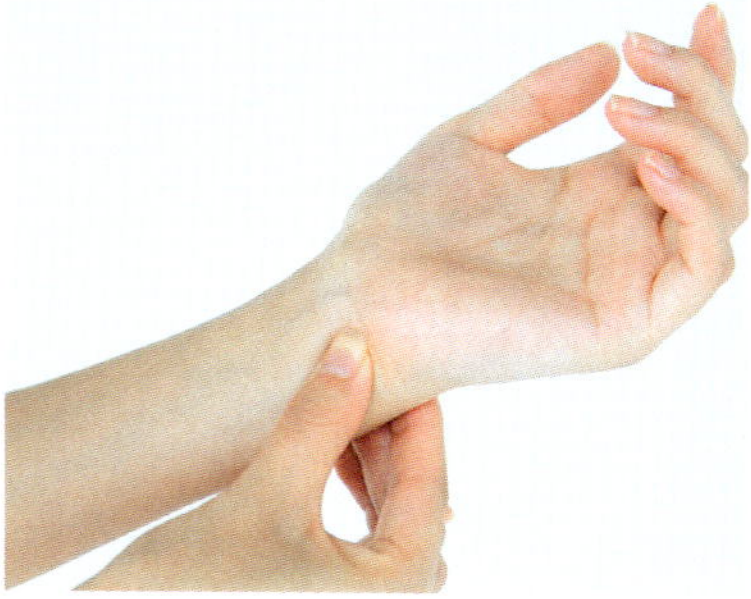

心経《しんけい》以外のツボ

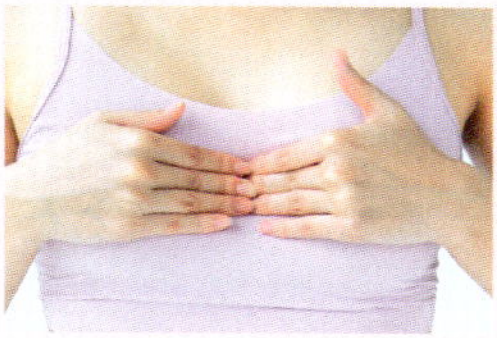

[膻中《だんちゅう》]

左右の乳頭を結んだ線上の中央に位置。女性の場合は、胸がたれていることもあるので、写真の位置を参考にしましょう。

心《しん》が改善すると

- こころの中のモヤモヤが晴れて、気持ちが安定してきます
- 血流が正常になれば顔の色ツヤや血色が良くなります
- 心《しん》の気《き》が不足していたことによる動悸《どうき》や息切れ、めまいも緩和します

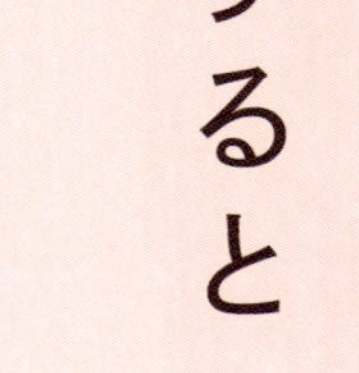

心

☑ 厳しい夏の暑さにも対応でき、夏バテしにくくなります

☑ 精神的に充足した状態を保ち、ストレスにも強くなれるでしょう

☑ 体内の熱をほどよく発散できるため赤ら顔やのぼせが軽減できます

☑ 眠りが深くなり、疲労や倦怠感《けんたいかん》の残りにくいからだに

ツボ

脾《ひ》

からだがなんとなく重い、だるいときには脾《ひ》のツボを。梅雨時期や季節の変わり目に押すといいでしょう。

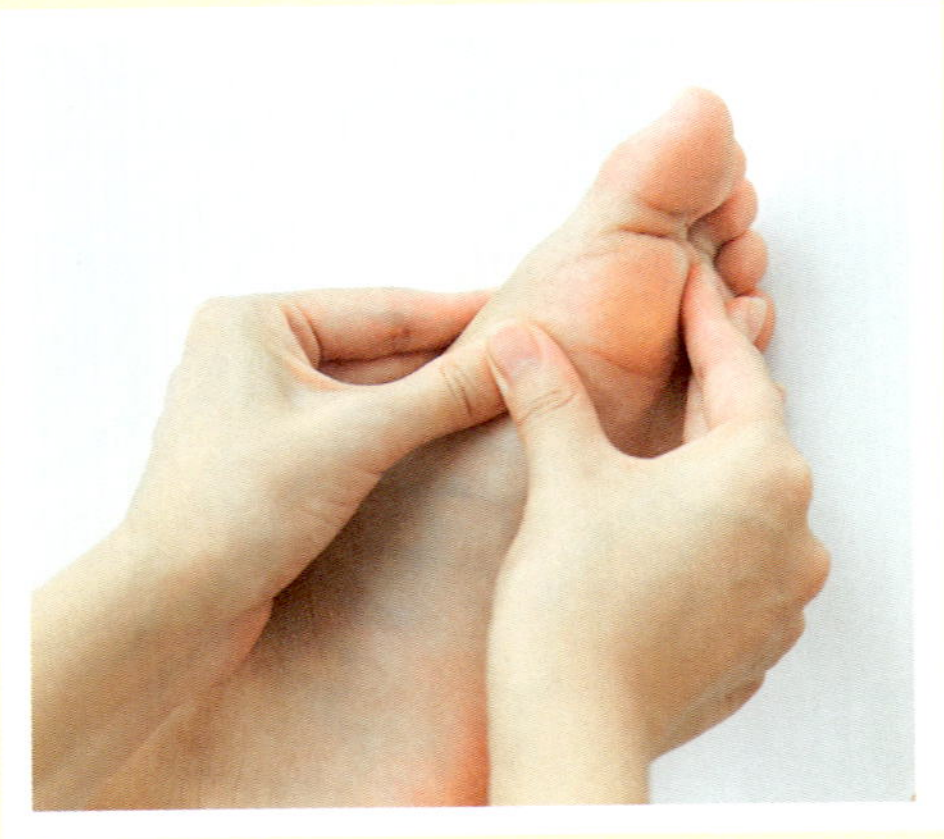

[太白《たいはく》]

足の親指下の大きな骨の下の凹み部分。胃痛や腹痛、脾・胃が弱っているときの便秘にも強い味方です。

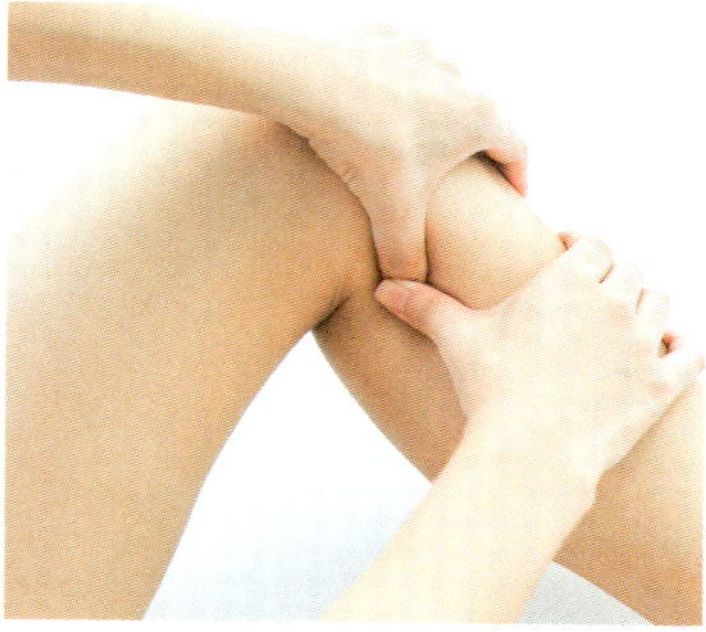

[陰陵泉《いんりょうせん》]

ひざの下辺りの内側にある大きな骨の下のくぼみ部分。からだが重だるいと感じるときにはこのツボを。

脾

[血海《けっかい》]

ひざの皿の内側上部から指3本分ほど上がった部分。生理不順や生理痛、不正出血、冷え性にも有効です。

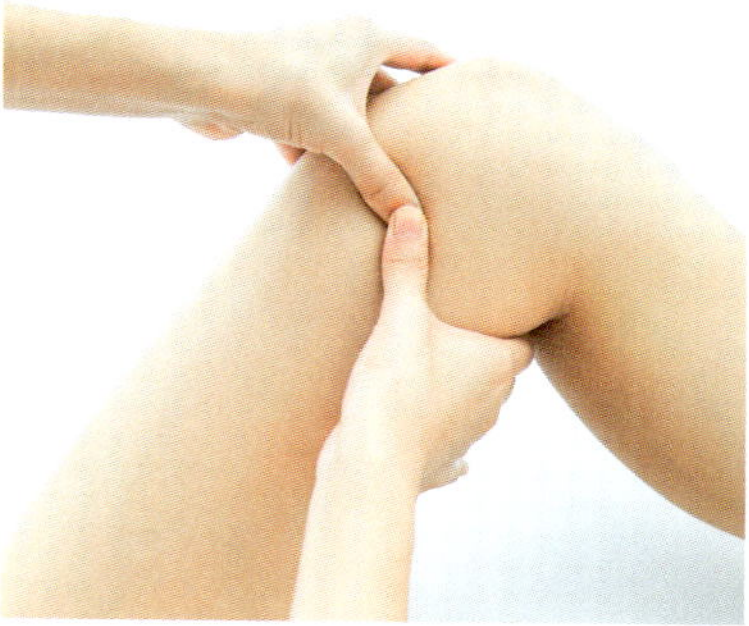

脾経《ひけい》以外のツボ

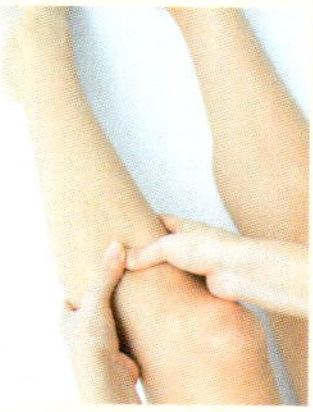

[足三里《あしさんり》]

ひざ下の向こうずね外側のくぼみ。脾の経絡上ではないものの、脾や胃にも効果的なツボです。

脾《ひ》が改善すると

- 顔のたるみや毛穴の広がりが軽減。肌がひきしまり、若々しい印象に
- 湿気が多い季節の、頭が重い、だるいといった症状が少なくなります
- 脾《ひ》の不調が原因の吹き出物やニキビに悩まない、キメの細かい肌に

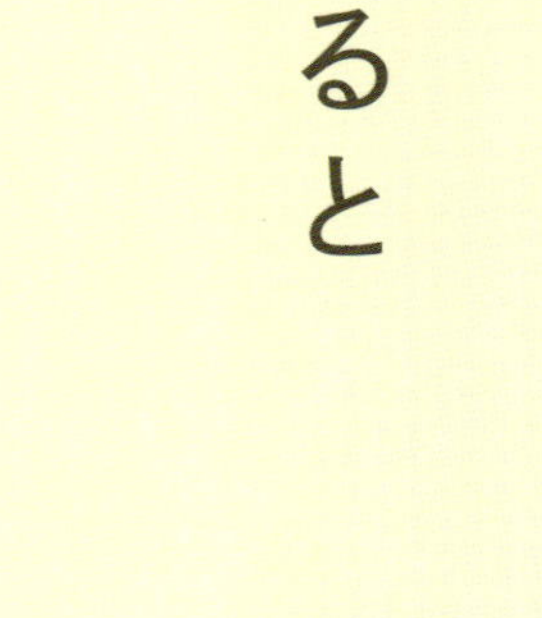

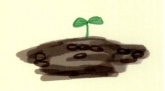

□ 下痢や軟便などのトラブルが減り、便通の調子が良くなります

□ 血流が統制され、月経の不調や不順が整います

□ 胃もたれや消化不良、食欲不振が改善。バランスの良い食欲が戻ります

□ 体内で気《き》・血《けつ》が充分につくられてやる気や元気が出てきます

脾

ツボ

肺《はい》

肺《はい》の機能を高めるためのツボです。
乾燥する季節や、鼻が詰まったり、
咳が出やすいときなどにも。

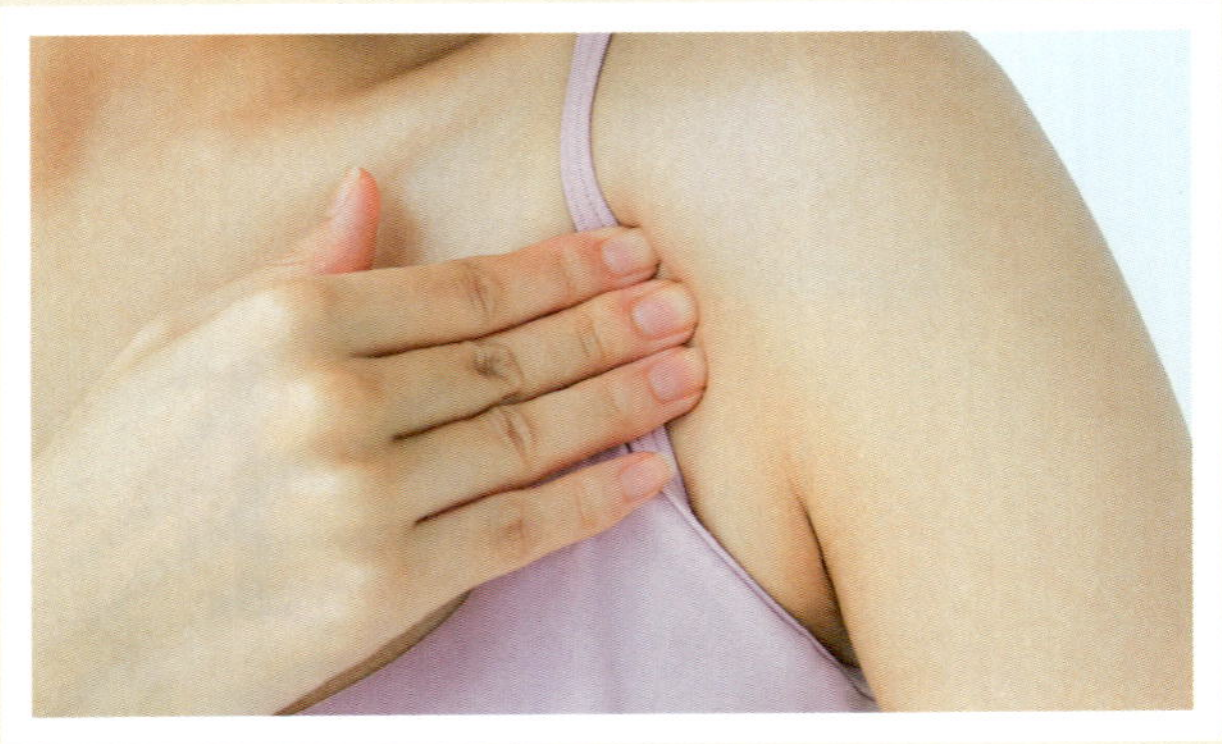

[中府《ちゅうふ》]

鎖骨の外側の下あたりにあるくぼみを指3本で押します。
胸が苦しいときや末端冷え性にも有効です。

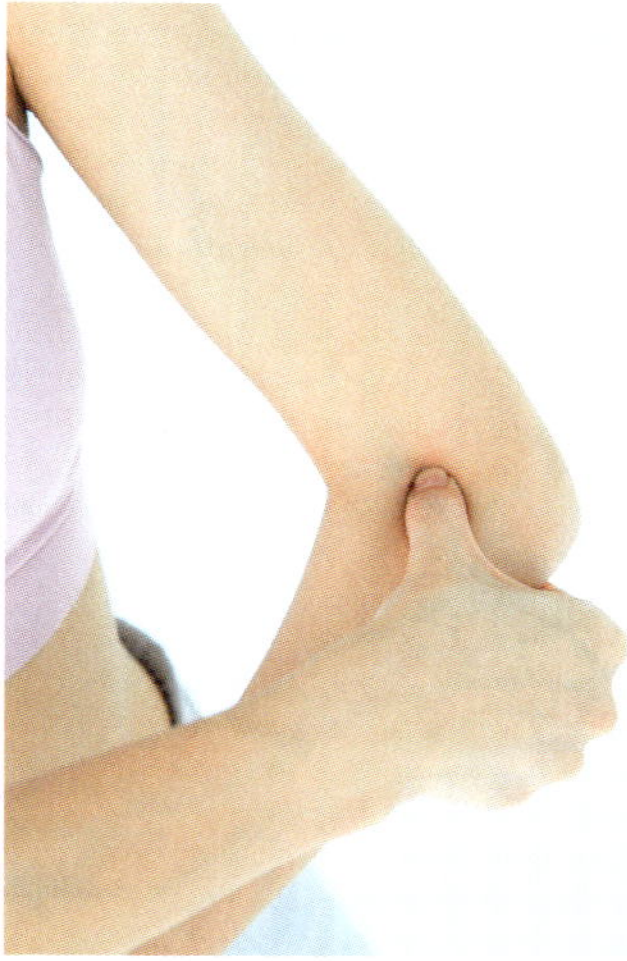

[尺《しゃく》沢《たく》]

ひじを曲げたときにできるシワの上側（親指側）の少しくぼんだ部分。呼吸器系の症状が出ているときにはここを。

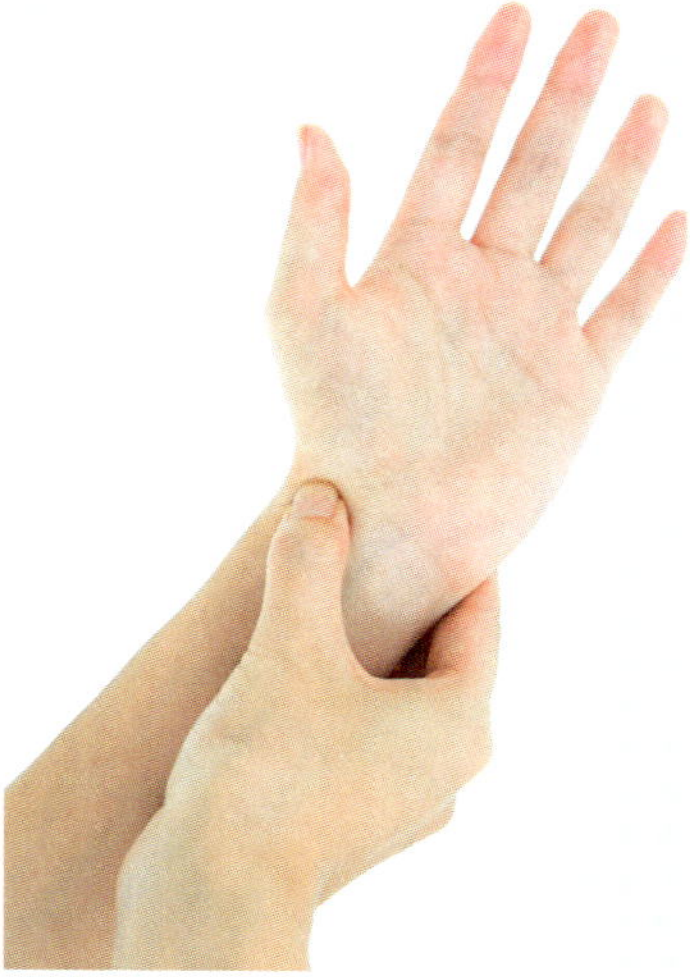

[太《たい》淵《えん》]

手のひらの付け根の親指側。触れると脈を感じる部分です。咳や痰《たん》、のどの痛みがあるときなどに。

肺《はい》が改善すると

- [x] 秋から冬、乾いた空気の季節も
風邪を引きにくくなります
- [x] 呼吸がしやすくなり
疲れにくいからだに
- [x] のどや鼻のムズムズが改善し、
花粉症やアトピー症状も軽減します

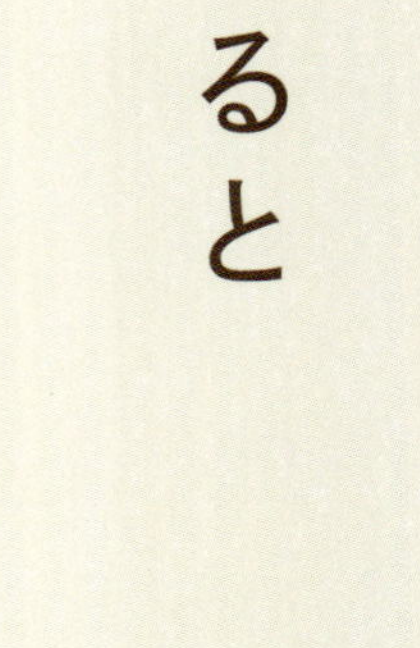

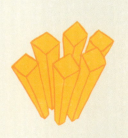

□乾燥していた皮膚が潤いを取り戻し
みずみずしく弾力が出てきます

□ふさぎ込みがちで落ちこみやすい
暗い気分がなくなり、明るい気持ちに

□のどの詰まりが減り、
痰《たん》がからみにくくなります

□乾燥による便秘が改善。
すっきりとした便意を取り戻せます

腎《じん》

ツボ

腎《じん》の機能を高める効果があります。むくみが気になるときや下半身が冷えがちなときに。

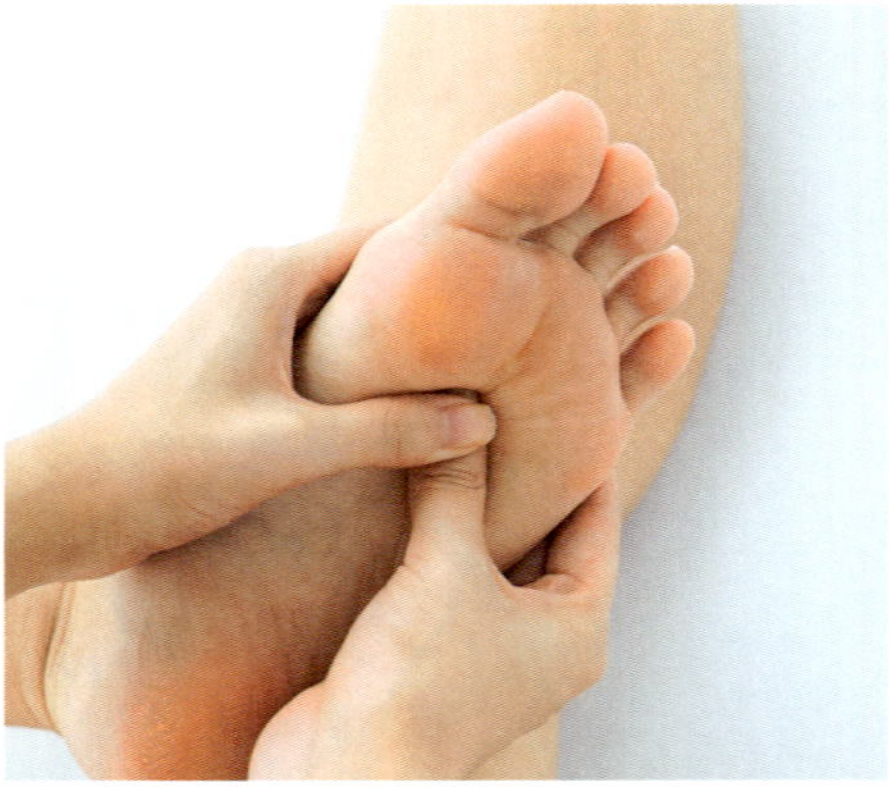

[湧泉《ゆうせん》]

足裏のほぼ中央に位置します。ここはツボ押しすることはもちろん、温めることが大事な部分でもあります。

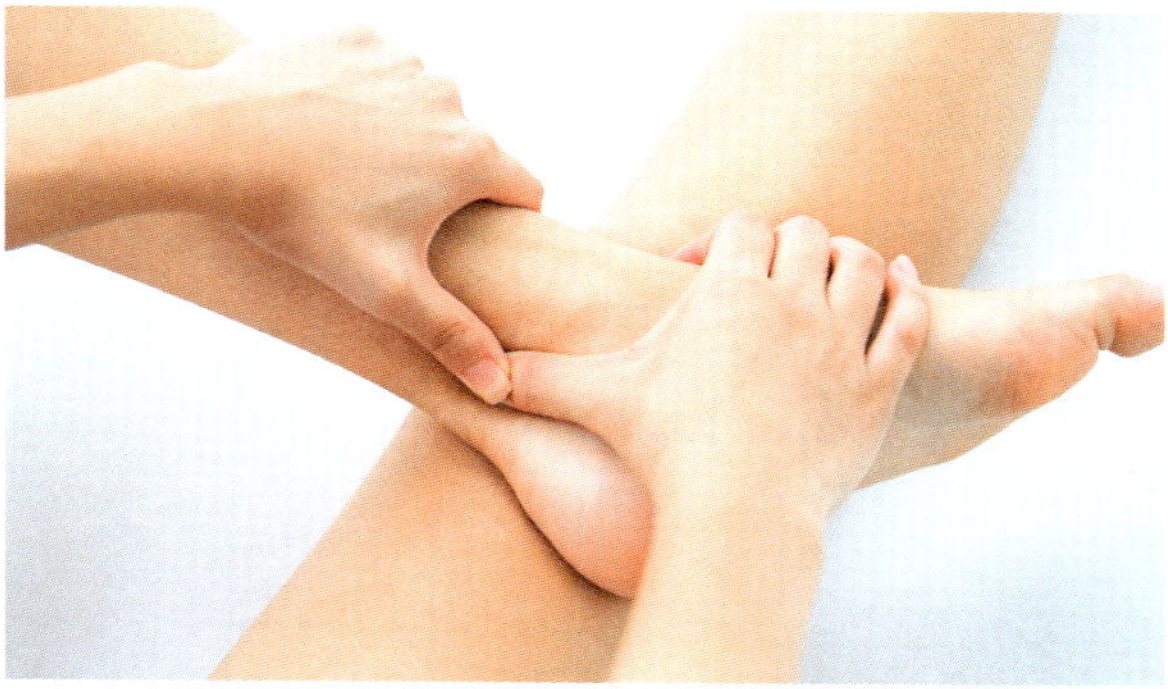

[太渓《たいけい》]

内くるぶしの後ろ側に位置するアキレス腱の凹んだところ。上半身や足裏がほてりやすい人に。

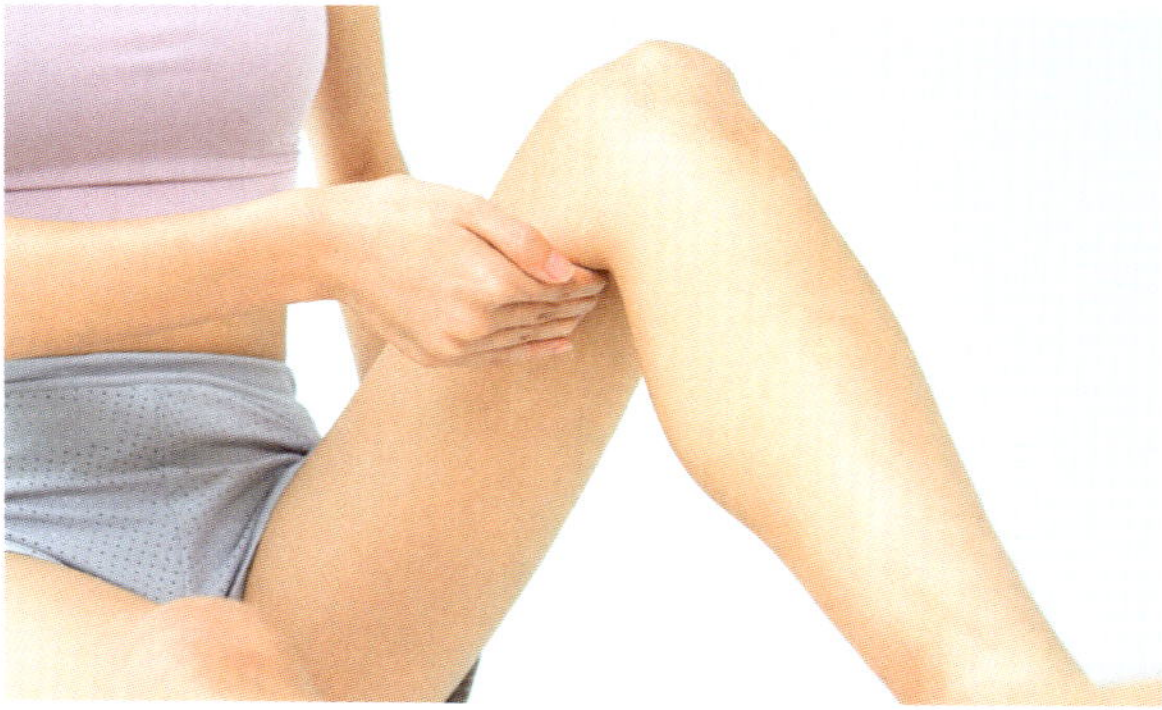

[陰谷《いんこく》]

太腿の裏側にある、ちょうどひざ裏部分。腎が弱り、白髪が増えてきたときや、ひざ関節の痛みの緩和にも有効。

腎《じん》が改善すると

☑ 体内の水分代謝が良くなり、むくみや下半身太りが緩和されます

☑ 肌のくすみがとれて透明感のある明るい肌色に

☑ 排泄機能が正常に戻り、頻尿《ひんにょう》や便秘が改善されます

☑ 髪の毛に潤いやつややかさが戻り、抜け毛や白髪も軽減することに

☑ 婦人科の不調が少なくなり、妊活の後押しに

☑ 腎《じん》の弱りが原因だった腰痛が改善、足腰にも力が戻ります

☑ 物覚えや物忘れなどの老化が軽減され、頭がすっきりしてきます

AND MORE

東洋医学の五臓とからだの巡り

PART 4

知識

そもそも「五臓」とは中国の古代哲学の五行論に基づいて生まれ、数千年の歴史の中でその理論が発展してきました。ここでは東洋医学の観点からもう少し詳しく、私たちのからだの成り立ちや特徴、体質についてお話しします。

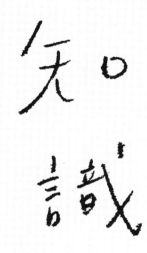

五行《ごぎょう》と五臓《ごぞう》

東洋医学の「五臓《ごぞう》（六腑《ろっぷ》）」は五行説《ごぎょうせつ》を一つの基盤としています。五行説とは、この世に存在する万物は自然界の代表的な物質である「木《もく》」「火《か》」「土《ど》」「金《ごん》」「水《すい》」という五つの要素から成り立っているとするもの。この考え方に基づき、私たちのからだの機能を五つに分類したのが五臓です。

「水《すい》」が「木《もく》」の成長を助け、燃え過ぎた「火《か》」を「水《すい》」が鎮火するというように、五行は関わり合いながらバランスをとっています。それと同じく、五臓もまた互いの働きを高め（相生《そうじょう》）、抑制し合って（相克《そうこく》）バランスを保ち、私たちのからだが常に「中庸《ちゅうよう》」であることを維持してくれているのです。

五行相関図

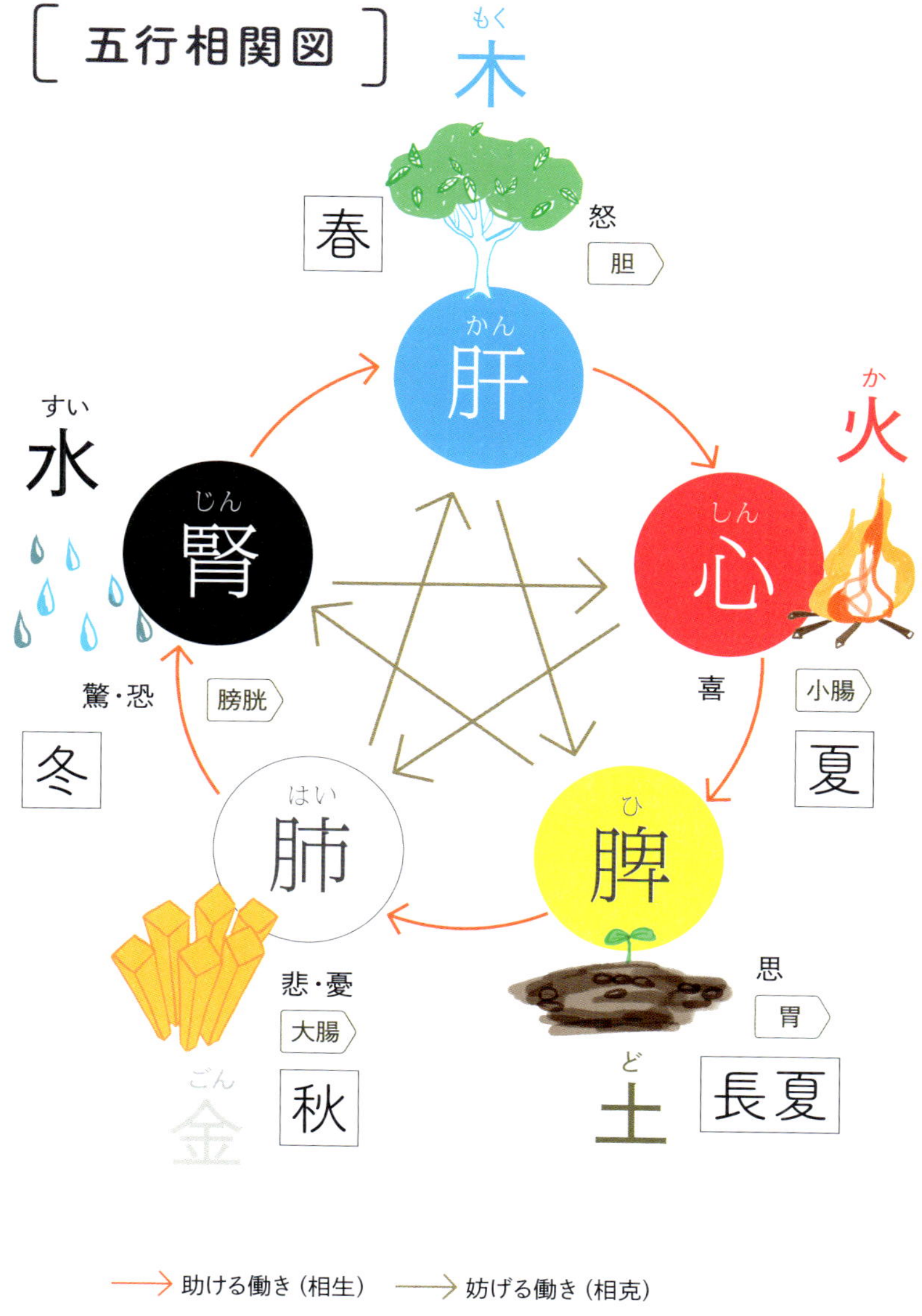
木《もく》
春
怒
胆
肝《かん》
火《か》
心《しん》
喜
小腸
夏
脾《ひ》
思
胃
土《ど》
長夏
肺《はい》
悲・憂
大腸
秋
金《ごん》
腎《じん》
水《すい》
驚・恐
膀胱
冬
助ける働き（相生）
妨げる働き（相克）

東洋医学の気《き》・血《けつ》・水《すい》（津液《しんえき》）の考え方

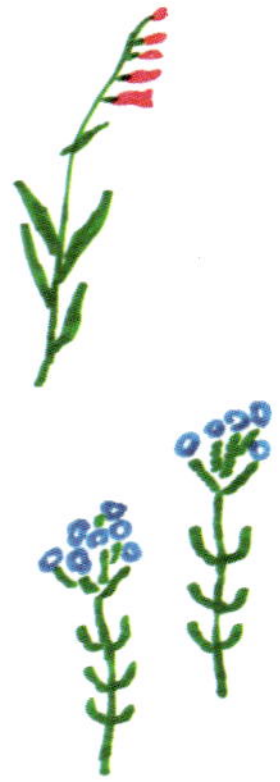

私たちのからだにおいて重要な働きを担っているのが気《き》・血《けつ》・水《すい》（津液《しんえき》）という三つの構成要素です。気は私たちの生命活動に最も重要なエネルギーの素（P30参照）であり、血は血液とその働きを含み、水（津液）は体内に存在する血液以外の水分のことを指します。三つの要素は互いに関係し合いながら、体内を巡り、その機能を発揮しますが、このバランスが崩れるとさまざまな不調を招くことになります。そしてこの三つの要素を体内で育み、からだ中に巡らせているのは他ならぬ「五臓」なのです。

目には見えないけれど、生命活動を支える根源的なエネルギー。全身をくまなく行き来して血や津液の巡りをサポートするほか、からだを温め、外の刺激から身を守り、汗や尿の排泄を調整する作用などさまざまな働きの担い手。

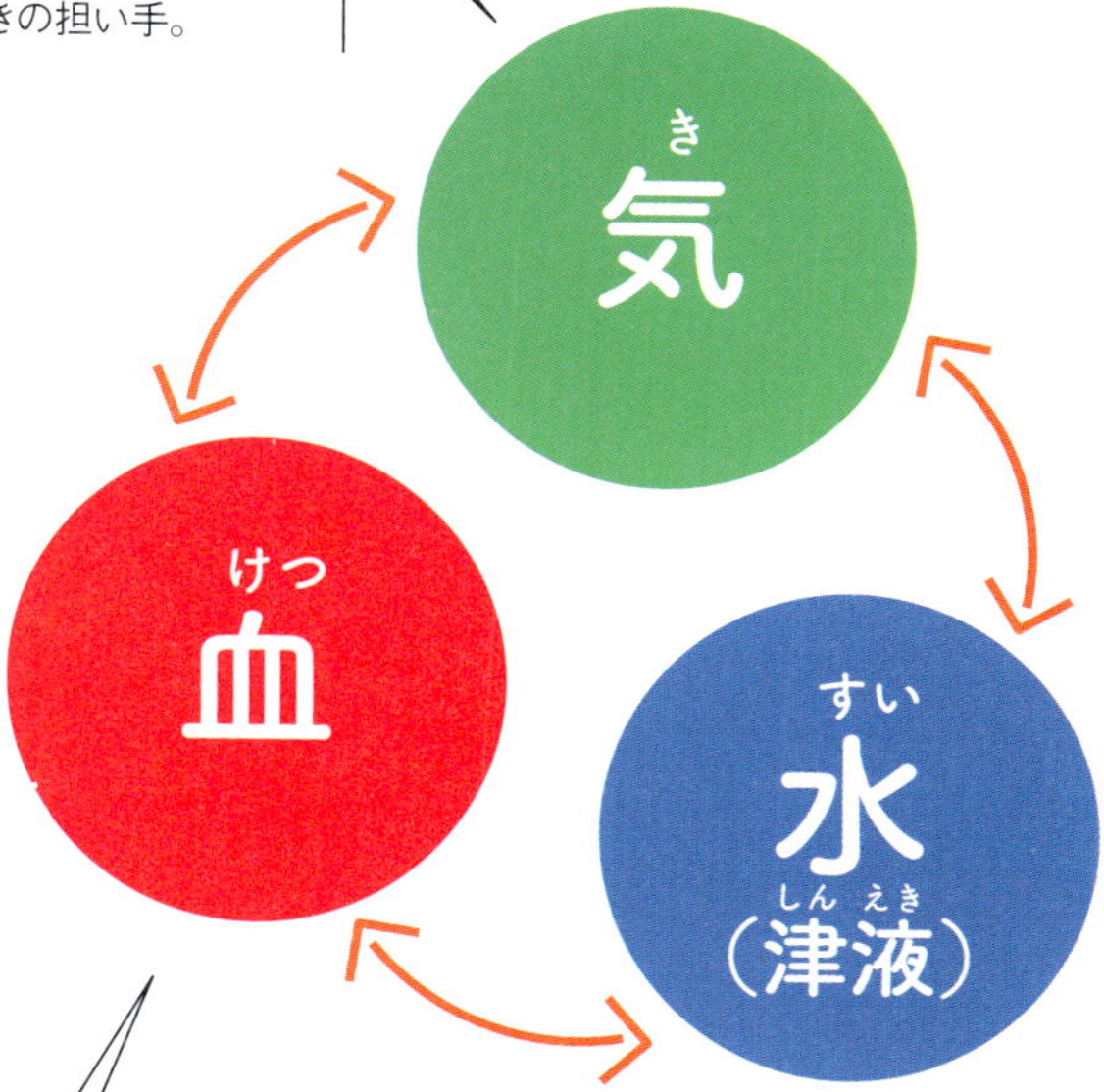

血液だけを指すのではなく、体内におけるさまざまな働きを含んだ重要な要素。全身に栄養や酸素を届け、髪や爪、筋肉などに潤いをもたらし、さらには精神を支える働きも。血がスムーズに流れ、しかるべきところに蓄えられてはじめて健全な状態を維持できる。

血以外の水分のこと。臓腑や関節、骨髄など全身に潤いを与えて五臓の働きや排泄をスムーズにしたり、体温調節を助ける働きも。唾液や胃液、涙、汗なども津液に含まれ、さらには体内で血をつくる重要な要素の一つでもある。

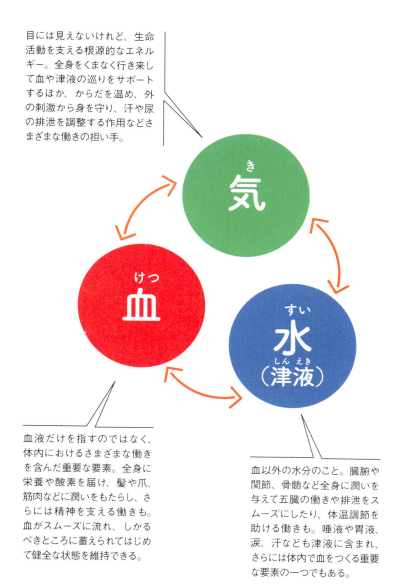

九つの体質について

東洋医学では気《き》・血《けつ》・水《すい》（津液《しんえき》）・精《せい》・陰陽《いんよう》を研究対象として、人間はいくつかの体質に分けられると考えます。

体質についてはさまざまな分類法がありますが、現在、中国で標準化された理論として国に認められているのは、私の師匠である王琦《おうき》先生（P26参照）が提唱する「九つの体質」です。このなかで理想的なのは心身ともにバランスのとれた健康的な平和体質。しかし現代人の多くはそのバランスが崩れ、何らかの不調を抱えています。平和体質以外の八つの体質の場合、どれか一つに当てはまる人もいれば、いくつかの体質を複数併せ持っている人もいます。

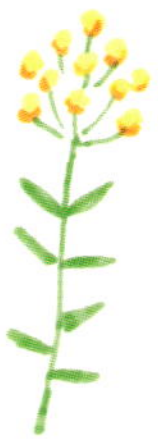

平和《へいわ》体質

すべてのバランスが取れた、
心身ともに健康な体質

- ☑ 心身ともに、とくに不調を感じない
- ☑ 疲れにくく、寒さや暑さに強い。
- ☑ 胃腸の調子が良く、尿や便も正常。
- ☑ 肌はつややかで、血色も良い。
- ☑ 性格は、穏やかで明るい。

気虚《ききょ》体質

普段から疲れやすく体調を
崩しやすい虚弱体質

- ☑ 風邪をひきやすく、なかなか治らない。
- ☑ めまいや息切れを起こしやすい。
- ☑ 目元や顔、からだがむくみがち。
- ☑ 胃腸が弱く、胃下垂の傾向がある。
- ☑ 性格は、もの静かで内向的。

陽虚《ようきょ》体質

いつも手足が冷えている、
慢性的な冷え性体質

- ☑ 寒がりで、夏でも手足が冷えている。
- ☑ お腹をこわしやすく、尿量が多い。
- ☑ 一年中、汗をほとんどかかない。
- ☑ 色白で、下半身がぽっちゃりしている。
- ☑ 性格はクールで、いつも受け身。

陰虚《いんきょ》体質

顔や手足がほてりがちで、
暑さに弱い乾燥ぎみの体質

- ☑ のぼせがあり、目や鼻の中が乾いている。
- ☑ 全身の皮膚が、つねに乾燥しがち。
- ☑ 便が固く、乾いている。
- ☑ 手のひらや足裏がほてり、熱っぽい。
- ☑ 性格はイライラしやすく、せっかち。

痰湿体質《たんしつたいしつ》

温度に弱く梅雨が苦手、
水分代謝が悪い

- ✓ 頭が重く、時々めまいや吐き気がする。
- ✓ 常に体が重苦しく、スッキリしない。
- ✓ 痰《たん》がからみやすく、口の中が粘つくことがある。
- ✓ 肥満体系で、お腹周りがふっくらしている。
- ✓ 性格は、優しくおっとりしている。

湿熱体質《しつねつたいしつ》

からだに水や熱がこもりがちで、
吹き出物ができやすい体質

- ✓ 顔や鼻が脂っぽく、吹き出物やニキビが多い。
- ✓ 常に口の中に苦みを感じ、口臭が気になる。
- ✓ おりものが黄色く、便は粘っこい。
- ✓ 肌色が黄色か青白い傾向がある。
- ✓ 性格は短気な面があり、イライラしがち。

瘀血《おけつ》体質

血液の流れが悪く、
シミやソバカスができやすい体質

- ✓ 顔色が暗く、シミやソバカスが目立つ。
- ✓ 青あざなどの色素沈着ができやすい。
- ✓ 月経時にドロッとした血の塊が出る。
- ✓ やせぎみで、毛髪が抜けやすい。
- ✓ 性格は面倒くさがりで、あせりやすい。

気鬱《きうつ》体質

気が滞ることで気分が落ち込み、
思い悩みがちな体質

- ✓ 眉間にシワができやすい。
- ✓ いつもあちこちにからだの不調を感じる。
- ✓ よくため息をつき、不眠傾向がある。
- ✓ のどに何かが詰まったような感覚がある。
- ✓ 性格は疑り深く、精神的なショックに弱い。

特稟《とくりん》体質

外的刺激や環境に過敏に反応する、現代病的な体質

- ☑ くしゃみや鼻水、鼻づまりの症状がある。
- ☑ 花粉症やアトピー、じんましんが出やすい。
- ☑ 全身のどこかの皮膚にかゆみや湿疹がある。
- ☑ 環境変化や薬物、食べ物、匂いなどに敏感。
- ☑ 性格は神経質で、小さなことが気になる。

INTRODUCE

「九つの体質」チェックは尹先生のサロン「BHY」のHPで受けられます

あなたは、どの体質でしょうか。自己判断だけではわかりにくいという場合、BHYのホームページ上にある「9つの体質診断」へ。無料の問診票に答えるだけで、より正確な診断が受けられます。気になる方は、右のQRコードから診断ページへ。

BHYでは、より知識を得たい方に向けた講座を開催。
HPをチェック！　HP：bhy.co.jp

五臓のまとめ

自然に佇《たたず》む木々は豊かな土壌があってこそ枝をのびやかに伸ばして、葉を青々と茂らせ、そしてきれいな花を咲かせることができます。生きとし生けるもの、私たち人間も、そんな植物と同じです。

健全で巡りのいい五臓であればこそ、五臓が栄養に満ちてきちんと働き、未病対策にもつながります。また、肌や髪などといった外見の美しさや若々しさを手にすることもできるのです。

五臓は私たちの一番近いところにあります。それにもかかわらず目には見えない場所にあるためか、病気でないときには沈黙を守っているからなのか、私たちは見過ごしてしまいがちです。

そんな五臓は季節の流れに影響され、温度や湿度など環境の変化に敏感に反

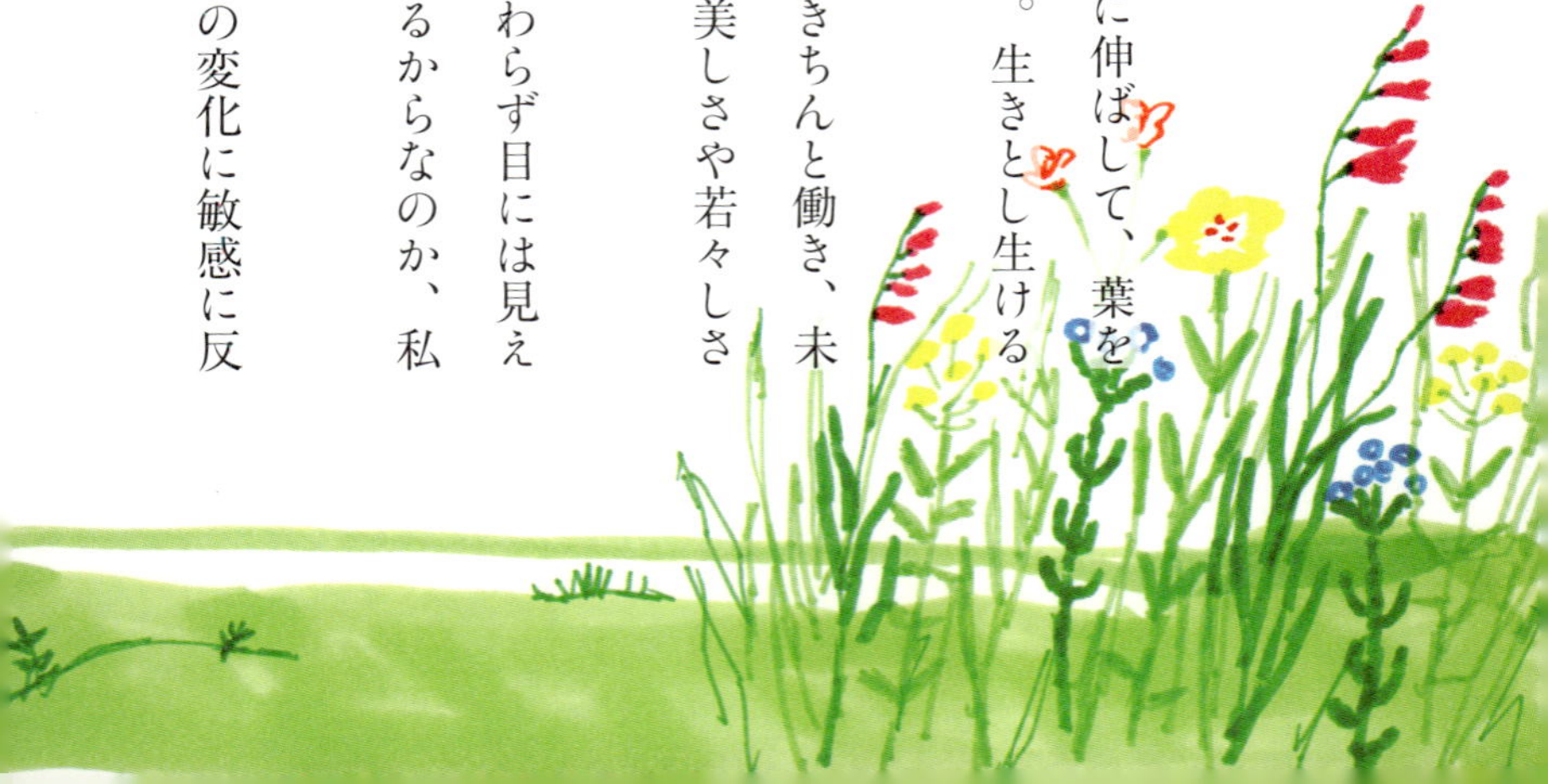

応し、日々の生活に対応するようにつくられています。五臓の調子が悪くなれば不調となって私たちに教えてくれます。そうした五臓のサインに気がつけるか、気がつけないのかが大きな分かれ目です。

だからこそ。五臓の声を聞く力をつけましょう。五臓ともっと会話ができるようになりましょう。そうすれば自らの臓を自ら活性化させることができ、誰もが美しさや健康、若々しさを賢く手に入れることができるのです。

まずはからだの内側の「臓活」から。五臓を健やかな状態に保ちながら、あなたの人生に美しい花を咲かせましょう。

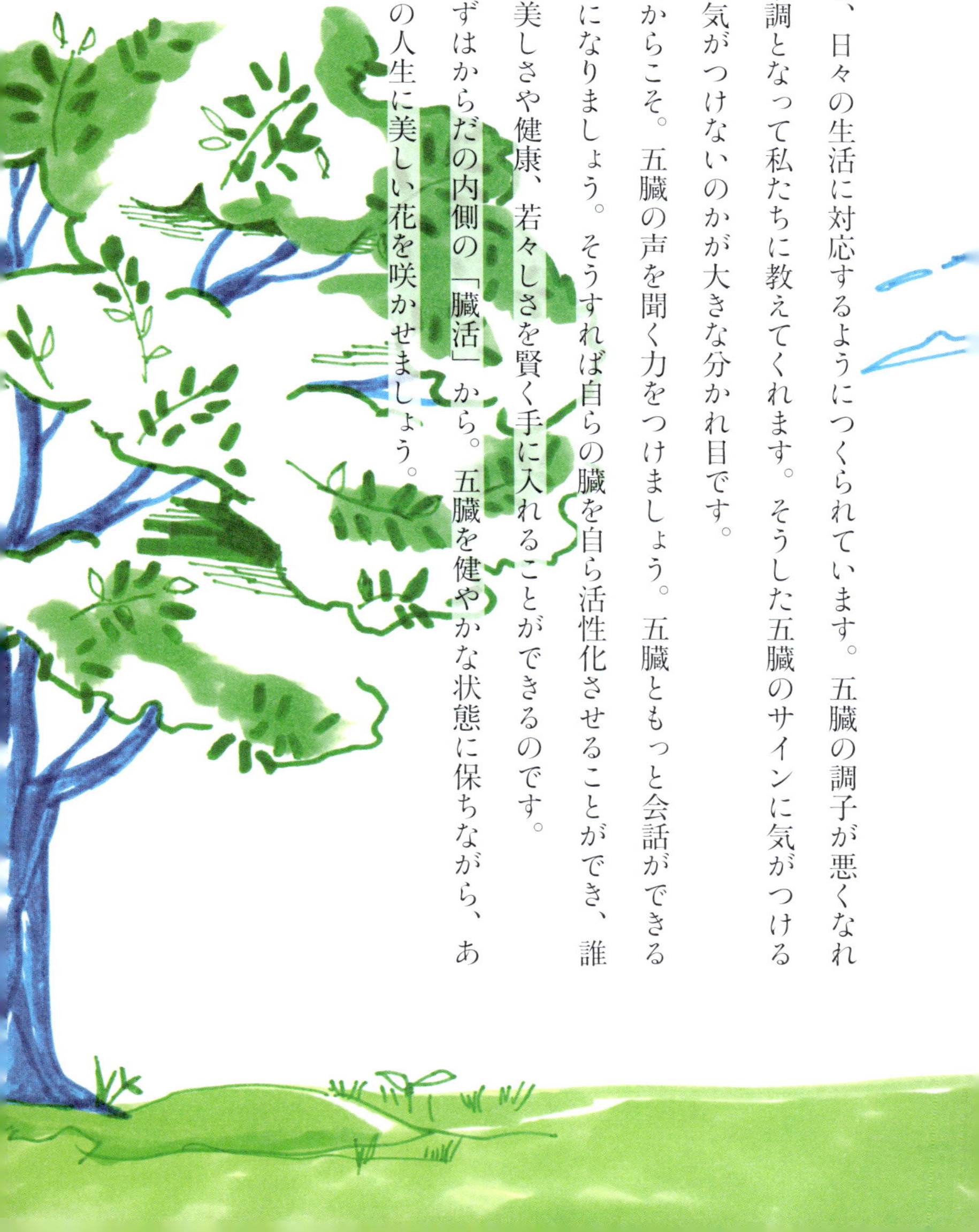

おわりに

本書「みんなの臓活」は、ご自身やご家族などの健康に関心の高い方へ向けて、五臓のサインに気がつくきっかけをお伝えできれば、との思いで書かせていただきました。

このタイミングで出版を決意したのは、18年間のサロンワークと北京中医薬大学での医学的研究を重ねてきたことにより、ホリスティックビューティの理論根拠への確信が深まってきたからです。

からだの調子を整えるには、ご自身の努力が必要です。からだの内側に目を向け、五臓のバランスを整える臓活の大切さを、一人でも多くの方に知っていただきたいと考えております。

東洋医学は歴史もあり壮大で、その本質は非常に奥深いものですが、今回は、よりみなさまにわかりやすくお伝えするため、入門編として知っておきたいことに絞りまとめさせていただきました。少しでもみなさまのお役に立てればと願っております。

最後に、ＢＨＹアカデミーの全セミナーを自ら受けてこの本を企画し、こころを込めて丁寧にまとめてくださったワニブックスの青柳有紀さんをはじめ、この本に関わってくれたすべてのスタッフのみなさまに感謝を申し上げます。

読者のみなさまが、黙々と働き続ける五臓のサインをキャッチし、未病を防ぎ、美しさと若さ、健康を手に入れていただけましたら幸いです。

２０１９年９月　尹　生花

五臓をのぞき、活かす
肝／心／脾／肺／腎

みんなの臓活

北京中医薬大学 医学博士
尹 生花　著

2019年11月11日　初版発行

発行者　横内正昭
発行所　株式会社ワニブックス
〒150-8482
東京都渋谷区恵比寿4-4-9 えびす大黒ビル
電話　03-5449-2711（代表）
03-5449-2716（編集部）
ワニブックスHP　http://www.wani.co.jp/
WANI BOOKOUT　http://www.wanibookout.com/

印刷所　凸版印刷株式会社
DTP　株式会社オノ・エーワン
製本所　ナショナル製本

ISBN978-4-8470-9837-6

Staff

デザイン　橘田浩志（attik）
文　葛山あかね
イラスト　ミヤギユカリ
撮影　長谷川梓
モデル　横川莉那
ヘアメイク　輝・ナディア（Three PEACE）
スタイリスト　高橋由光
校正　玄冬書林
編集　青柳有紀　川上隆子（ワニブックス）

<衣装協力>
ダンスキン／ゴールドウィン カスタマーセンター
0120-307-560

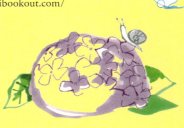

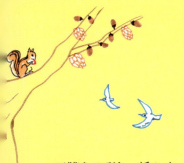